下肢運動器疾患の診かた・考えかた

関節機能解剖学的リハビリテーション・アプローチ

編集 中図 健
一般社団法人 療創会 通所介護 なかずリハビリテーションセンター・代表理事

医学書院

下肢運動器疾患の診かた・考えかた
─関節機能解剖学的リハビリテーション・アプローチ

発　行　2016年5月15日　第1版第1刷©

編　集　中図　健
　　　　なかず　けん

発行者　株式会社　医学書院
　　　　代表取締役　金原　優
　　　　〒113-8719　東京都文京区本郷1-28-23
　　　　電話　03-3817-5600（社内案内）

印刷・製本　三美印刷

本書の複製権・翻訳権・上映権・譲渡権・公衆送信権（送信可能化権を含む）
は株式会社医学書院が保有します．

ISBN978-4-260-02419-8

本書を無断で複製する行為（複写，スキャン，デジタルデータ化など）は，「私
的使用のための複製」など著作権法上の限られた例外を除き禁じられています．
大学，病院，診療所，企業などにおいて，業務上使用する目的（診療，研究活
動を含む）で上記の行為を行うことは，その使用範囲が内部的であっても，私的
使用には該当せず，違法です．また私的使用に該当する場合であっても，代行
業者等の第三者に依頼して上記の行為を行うことは違法となります．

JCOPY　〈出版者著作権管理機構　委託出版物〉
本書の無断複製は著作権法上での例外を除き禁じられています．
複製される場合は，そのつど事前に，出版者著作権管理機構
（電話 03-3513-6969，FAX 03-3513-6979，info@jcopy.or.jp）の
許諾を得てください．

執筆者一覧

編集・執筆

中図　健　一般社団法人　療創会　通所介護　なかずリハビリテーションセンター・代表理事

執筆(執筆順)

田中　謙次　たつえクリニック
奥田　正作　医療法人　清仁会　水無瀬病院
建内　宏重　京都大学大学院医学研究科人間健康科学系専攻
永井　教生　京都下鴨病院リハビリテーション科
小田　千里　医療法人　弘生会　関屋病院
猪田　茂生　伊賀市立上野総合市民病院リハビリテーション課・管理主任
中山　貴文　九州中央リハビリテーション学院理学療法学科
吉澤いづみ　東京慈恵会医科大学附属病院リハビリテーション科

序

　前著『上肢運動器疾患の診かた・考えかた—関節機能解剖学的リハビリテーション・アプローチ』が，セラピストの世界で広く受け入れられ，活用されていることに心より感謝しています。そして引き続き，下肢版を世に送り出せることに，重圧を感じるとともに充実した気持ちでいっぱいです。しかし今回の編集・執筆にあたり，私が法人を立ちあげ，通所介護(なかずリハビリテーションセンター)を開始した時期と執筆時期が重なったことで，想像もつかないほどの多忙に見舞われ，発刊が当初の予定より大幅に遅れてしまいました。執筆をお願いした先生方・発刊を心待ちにしてくださっている先生方には大変ご迷惑をおかけしました。この場を借りて心よりお詫び申し上げます。

　現在，私は介護保険下での治療に携わっており，設立した法人には「療法士が治療の場を創り，療法士が治療理論を創造していく」という意味を込めて「一般社団法人　療創会」と名付けました。大学病院・急性期病院を経て治療現場は変わりましたが，リハビリテーション治療における考えかたは今も変わりはありません。最も重要な治療は急性期にあります。急性期治療が適切に行われた症例は，その後の機能回復・ADL・職業復帰，どれをとっても最短で獲得が可能と言えます。なぜなら，重篤な可動域制限が生じる前に機能訓練が可能だからです。多くのセラピストは，拘縮による可動域制限に悩まされ，その治療に多くの時間を費やしています。つまり，急性期治療が適切に行われなかったということなのです。残念なことに，その状態で亜急性期，慢性期へ移行してしまう例が数多く存在します。そういった症例を治療するために，外来治療を積極的に行う医療機関や介護保険を用いて治療を行う施設も重要な役割を担っています。現在，セラピストは増加する一方であり，職域の拡大・確保は必須と言えます。そのためセラピストは，それぞれの現場において，治療結果を出すことが求められています。セラピスト一人一人が自分は何ができるのか？　ということを念頭に置いて治療に臨まなければ，われわれに未来は無いと断言できます。本書がそのリハビリテーション治療の未来を開拓する一翼を担う存在となってくれれば，編者としてこれ以上の喜びはありません。

　最後に目まぐるしく過ぎていく日々において，いつも私を支えてくれている家族・両親・兄弟・スタッフ，そして慌ただしく運営している施設をご利用いただいているご利用者様に心より感謝申し上げます。

2016年4月

中図　健

目次

I. 腰椎　1

A. 基本構造　1
1. 脊柱の骨格 …………………………………………………… 中図　健　1
2. 腰椎・骨盤を構成する骨格 …………………………………… 中図　健　1
3. 腰椎・骨盤帯の基本構造 ……………………………………… 中図　健　5
4. 腰椎・骨盤帯を構成する筋群 ………………………………… 田中　謙次　11
5. 腰椎・骨盤帯のバイオメカニクス …………………………… 奥田　正作　12
6. 腰椎に生じる変性変化 ………………………………………… 中図　健　15
7. 馬尾神経 ………………………………………………………… 中図　健　16

B. おさえておくべき疾患　18
1. 腰椎椎間板ヘルニア …………………………………………… 中図　健　18
2. 腰部脊柱管狭窄症 ……………………………………………… 中図　健　22
3. 胸腰椎圧迫骨折(高齢者を中心に) …………………………… 田中　謙次　25
4. 腰椎分離症(成長期を中心に) ………………………………… 田中　謙次　26
5. 梨状筋症候群 …………………………………………………… 中図　健　29
6. 骨盤骨折 ………………………………………………………… 田中　謙次　29

C. 臨床症状の診かた・考えかた　32
1. 初診による臨床症状の捉えかた ……………………………… 田中　謙次　32
2. 椎間関節・仙腸関節・筋筋膜性腰痛の診かた ……………… 田中　謙次　35
3. 腰椎が股関節に与える影響(hip-spine syndrome) ………… 建内　宏重　37

D. 治療方法とそのポイント　44
1. 腰椎・骨盤の可動性改善に対するアプローチ ……………… 田中　謙次　44
2. 骨盤底筋群に対するアプローチ ……………………………… 田中　謙次　44
3. 腰椎由来のアライメント不良に対するアプローチ ………… 建内　宏重　49

E. ケーススタディ　田中　謙次　54
1. 梨状筋症候群により殿部痛が疑われた症例 ………………………………… 54

2. 脊柱管狭窄症により腰痛症状が出現した症例 …………………………………… 55
　　■引用文献　56　　■参考文献　58

II. 股関節　　61

A. 基本構造　61
　　1. 股関節の骨格 ………………………………………………… 中図　健　61
　　2. 股関節の基本構造 …………………………………………… 建内　宏重　63
　　3. 股関節を構成する筋群 ……………………………………… 永井　教生　66
　　4. 股関節のバイオメカニクス ………………………………… 永井　教生　70
　　5. 股関節に生じる変性変化 …………………………………… 建内　宏重　74

B. おさえておくべき疾患　76
　　1. 股関節唇損傷 ………………………………………………… 中図　健　76
　　2. 大腿骨頚部骨折 ……………………………………………… 小田　千里　78
　　3. 変形性股関節症 ……………………………………………… 奥田　正作　83

C. 臨床症状の診かた・考えかた　　建内　宏重　90
　　1. 疼痛・可動域制限の解釈 …………………………………………………… 90
　　2. 股関節が腰椎に与える影響 (hip-spine syndrome) ………………………… 94

D. 治療方法とそのポイント　　建内　宏重　98
　　1. 股関節の可動域制限に対するアプローチ ………………………………… 98
　　2. 股関節由来のアライメント不良に対するアプローチ …………………… 102

E. ケーススタディ　　猪田　茂生　107
　　1. 変形性股関節症に対する人工股関節全置換術後に内転制限による
　　　 荷重困難が問題となった症例 ……………………………………………… 107
　　2. 大腿骨転子部骨折に対する骨接合術後の股関節内側部痛および
　　　 外転筋力低下による荷重困難が問題となった症例 ……………………… 109
　　■引用文献　111　　■参考文献　114

III. 膝関節　　115

A. 基本構造　115
　　1. 膝関節を構成する骨格 ……………………………………… 中図　健　115
　　2. 膝関節の基本構造 …………………………………………… 奥田　正作　116
　　3. 膝関節を構成する筋群 ……………………………………… 猪田　茂生　120

4. 膝関節のバイオメカニクス……………………………………猪田　茂生　124
　　5. 膝関節に生じる変性変化………………………………………奥田　正作　127

B. おさえておくべき疾患　127

　　1. 大腿骨骨幹部骨折………………………………………………猪田　茂生　127
　　2. 膝蓋骨骨折………………………………………………………猪田　茂生　129
　　3. 変形性膝関節症…………………………………………………奥田　正作　132
　　4. 鵞足炎……………………………………………………………中図　　健　135
　　5. 腸脛靱帯炎………………………………………………………中図　　健　136
　　6. 半月板損傷………………………………………………………中図　　健　138

C. 臨床症状の診かた・考えかた　中山　貴文　140

　　1. 可動域制限の責任組織と病態の推察方法…………………………………140
　　2. 荷重ができない原因の推察方法……………………………………………145

D. 治療方法とそのポイント　147

　　1. 損傷および炎症組織への対応方法……………………………猪田　茂生　147
　　2. 浮腫への対処方法………………………………………………吉澤いづみ　151
　　3. 筋攣縮，癒着，短縮組織への対処方法………………………猪田　茂生　155
　　4. extension lag への対処方法……………………………………猪田　茂生　160

E. ケーススタディ　猪田　茂生　166

　　1. 骨化性筋炎を起こした大腿骨骨幹部骨折後の症例…………………………166
　　2. 膝蓋骨骨折に対して tension band wiring 法での骨接合術を
　　　施行した症例……………………………………………………………………168
　　■引用文献　170　　■参考文献　172

IV. 足関節　173

A. 基本構造　173

　　1. 足関節を構成する骨格…………………………………………中図　　健　173
　　2. 足関節・足部の基本構造………………………………………奥田　正作　175
　　3. 足関節を構成する筋群…………………………………………永井　教生　180
　　4. 足関節のバイオメカニクス……………………………………永井　教生　183

B. おさえておくべき疾患　186

　　1. 脛骨骨幹部骨折…………………………………………………中図　　健　186
　　2. 足関節果部骨折…………………………………………………小田　千里　190
　　3. 踵骨骨折…………………………………………………………中図　　健　192

4. 有痛性足部疾患 …………………………………………………… 永井　教生 194
　　5. 足根管症候群 ……………………………………………………… 中図　　健 200
　　6. 距骨骨折 …………………………………………………………… 中図　　健 201

C. 臨床症状の診かた・考えかた　　　　　　　　　　　　　　　　猪田　茂生 204
　　1. 背屈可動域制限の責任組織と病態の推察方法 ……………………………… 204
　　2. 荷重時痛の責任組織と病態の推察方法 ……………………………………… 207

D. 治療方法とそのポイント　　　　　　　　　　　　　　　　　　　　　　211
　　1. 浮腫への対処方法 ………………………………………… 吉澤いづみ 211
　　2. 有痛性足部疾患に対する足底挿板療法の考えかた …………… 永井　教生 213

E. ケーススタディ　　　　　　　　　　　　　　　　　　　　　永井　教生 219
　　1. 有痛性踵パッドとシンスプリントを合併した症例 ………………………… 219
　　2. 足関節後方部痛を呈した競泳選手
　　　　―病態把握におけるエコーの有用性 ………………………………………… 223
　　■引用文献　226　　■参考文献　228

索引　231

I　腰椎

A　基本構造

1　脊柱の骨格(図 1)

脊柱(vertebral column)は 32〜35 個の椎骨により構成され，7 個の頚椎，12 個の胸椎，各 5 個の腰椎・仙椎，3〜6 個の尾椎に分けられる。

矢状面で，頚椎・腰椎は生理的前弯を呈し，胸椎・仙椎は後弯を呈することにより，脊柱は全体的に S 字型を描く形態を持つ。

2　腰椎・骨盤を構成する骨格

腰椎の椎体は大きく，上から見ると横に広い楕円形を示す。腰椎は，5 個の椎骨ともにほぼ同じ形状を示すが，第 5 腰椎に関しては少し特徴が異なる。一般的な腰椎の特徴と第 5 腰椎の特徴について述べる(図 2)。

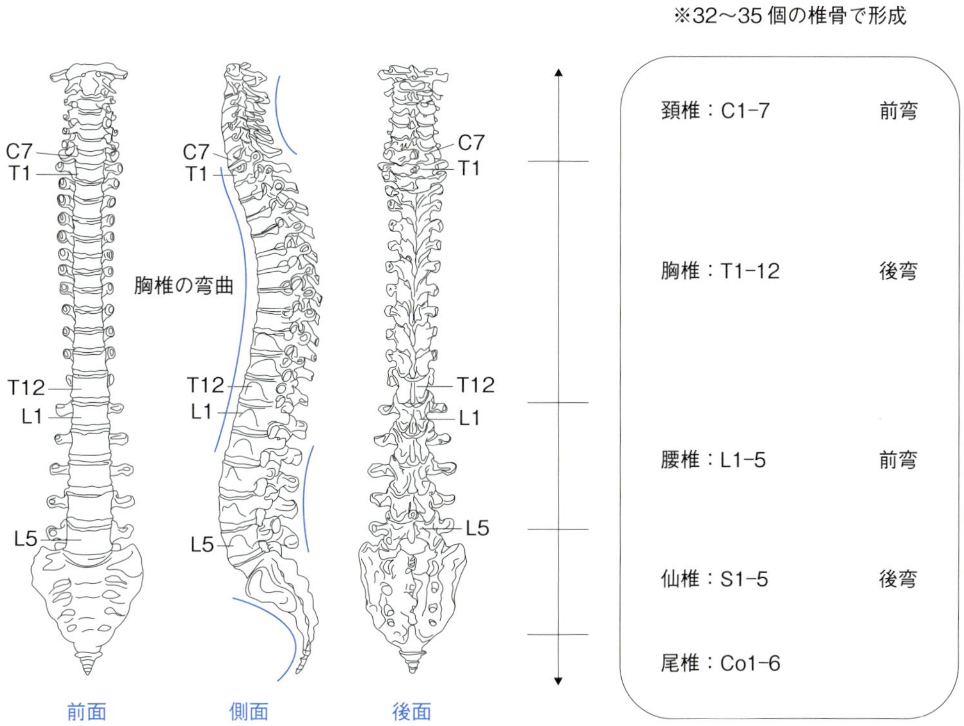

※32〜35 個の椎骨で形成
C7
T1
T12
L1
L5
胸椎の弯曲
前面
側面
後面
頚椎：C1-7　前弯
胸椎：T1-12　後弯
腰椎：L1-5　前弯
仙椎：S1-5　後弯
尾椎：Co1-6

図 1　脊柱

2　I　腰椎

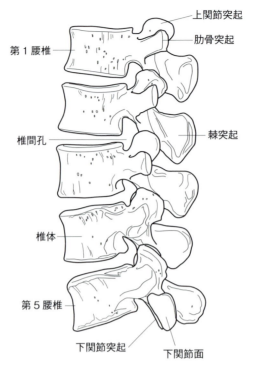

全体像

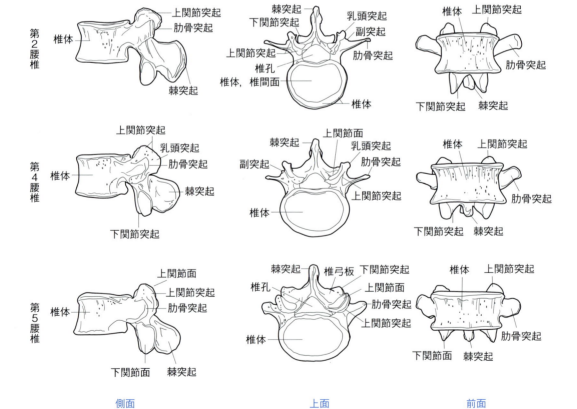

側面　　　　　　　　　　　　上面　　　　　　　　　　　　前面

図2　腰椎

a 腰椎の特徴

椎骨は椎体と椎弓からなり、その間にほぼ三角形の椎孔が存在する。横突起は短く、上関節突起の外面に癒合して、独立した突起とはならない。乳頭突起・副突起は、横突起の一部であり、乳頭突起には、固有背筋が付着する。副突起の前から側方に突出する突起は腰部の肋骨が癒合したもので、肋骨突起と呼ばれる。棘突起は胸椎のものより強靱であるが短く、ほぼ水平に後方へ向かい、その後縁は厚くなっている。頚椎の場合、棘突起が下方に向かい突出するため、触診した際、棘突起から半横指上方に指をずらしたところに椎間関節を触れることができる。対して腰椎は、棘突起の高さと椎間関節は、ほぼ同じ高さに触れることができるといえる。上下関節突起は矢状面に対して、わずかに傾いた関節面を持っている。下位腰椎ほどこの傾きは強い傾向にあり、下位腰椎ほど軽度の回旋運動が可能となることが想像できる。

第5腰椎は、他の腰椎に比べ、椎体は幅が広く扁平で、軽度後下方への傾斜を持っている。この第5腰椎軸と仙骨軸とのなす角度のことを腰仙角(図3)といい、平均140°である。一般的に股関節を屈曲するとこの角度は大きくなり、伸展すると小さくなる。肋骨突起は短いが太く、強靱な腸腰靱帯が付着するところとなる。

骨盤は左右の寛骨(腸骨・坐骨・恥骨)と脊柱(仙骨・尾骨)により形成される(図4)。寛骨は、前方で軟骨性の恥骨結合、後方で仙骨と仙腸関節を形成することにより、安定した骨性部をつくる。骨盤は可動性をほぼ持たず、体幹の圧負荷を両下肢に伝達するための役割を有する。骨盤は、腸骨翼、仙骨外側部の上端、腰椎下部と腸骨稜との間に張る靱帯により構成される大骨盤と下部の小骨盤とに分けられる。小骨盤の骨盤腔は、骨盤内臓を入れるところとなるが、その底は骨盤底の筋板で閉鎖される。

また、骨盤は全骨格中で男女の差異が最も著しい。男性骨盤の特徴をあげると、①がっしりとしている、②重ね合わせ比較すると、高く、狭いことがわかる、③女性の骨盤上口は、より大きくほぼ楕円形をしているが、男性骨盤では岬角が前方に突出し、ハート形を

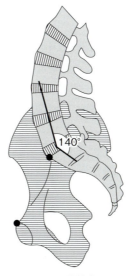

図3　腰仙角
第5腰椎軸と仙骨軸とのなす角度(平均140°)。

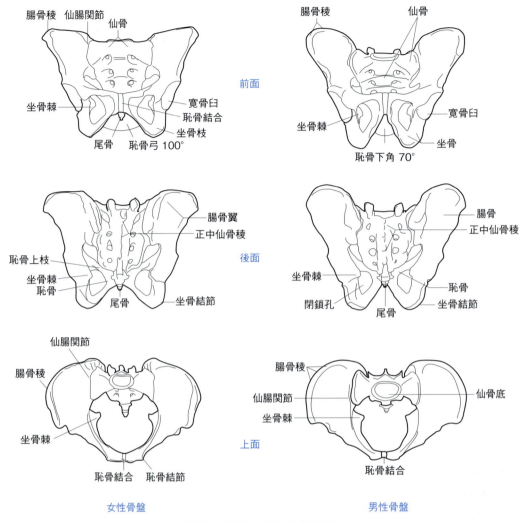

図4　骨盤とそれを構成する骨

呈する．④恥骨下枝間の角度は男性では鋭角（70°）であるが，女性では有意に大きい（90〜100°）．このことから男性ではこの角を恥骨下角と呼ぶのに対し，女性では恥骨弓と呼ぶ（図4），などといった点があげられる．

以下，寛骨（腸骨・坐骨・恥骨），仙骨の特徴を示す．

b 寛骨の特徴

寛骨は，腸骨・坐骨・恥骨が癒合して形成される．

1）腸骨

寛骨の上方に位置する．大きくは腸骨体（恥骨および坐骨と結合）と腸骨翼に分けられる．腸骨翼は，腸骨体から上方に広がる部位で，その上縁は厚い腸骨稜となる．

腸骨稜からは，外・内腹斜筋，腹横筋が停止する．腸骨稜の前方の突起は上前腸骨棘，後方の突起は上後腸骨棘，下方は下前腸骨棘という．中でも上前腸骨棘は，縫工筋・大腿筋膜張筋が起始するとともに，体表から触れやすいことから，骨ランドマークとしてよく

用いられる。

2）坐骨
坐骨体と坐骨枝に分けられる。坐骨体の後面は，坐骨結節が隆起し，座位時，体幹を支持する部位となる。坐骨結節にはハムストリングスが起始するほか，仙骨と寛骨をつなぐ仙結節靱帯・仙棘靱帯が起始する。

3）恥骨
恥骨体・恥骨上枝・恥骨下枝に分けられる。恥骨体の内側面が左右の恥骨を結合（恥骨結合）し，左右の寛骨を連結させる。

c 仙骨の特徴
仙骨は，出生時には5個の分離した仙椎から成り立っている。出生後，それらの椎骨は癒合し，1個の骨となる。仙骨の上部は仙骨底となり，椎間板を介して第5腰椎と関節を形成する。後面から見ると，癒合した棘突起が骨性隆起，正中仙骨稜を形成する。外側面は，腸骨と関節（仙腸関節）を形成するための耳型の耳状面がある。

3 腰椎・骨盤帯の基本構造

腰椎骨・腰仙骨間連結と，仙骨と腸骨を連結する仙腸関節について述べる。

a 腰椎骨間結合の構造

椎骨は，椎体間に存在する椎間円板（線維性軟骨）による椎間結合と上下関節突起の間にできる左右椎間関節で成り立つ。いわゆる3つの巴機構（tripod system）により，機能的脊柱単位（図5a）が構成され，靱帯結合により椎骨間の支持性が高められている。靱帯は椎体靱帯と椎弓靱帯に分けられ，椎骨同士をしっかりとつなぎ，機械的な負荷や様々な圧に抗することを可能にしている。以下にそれぞれの関節構造と椎弓靱帯について述べる。

1）椎間結合の構造
椎体の上下面は薄い硝子軟骨に覆われ，椎体間には線維軟骨性の椎間円板が介在する。
椎体と椎間円板が交互に重なりできる柱を，前後から，椎体靱帯（前縦靱帯と後縦靱帯）が付着し支持している。前後縦靱帯は，正常な脊柱弯曲の維持にも大きく関与している。

① 椎間円板（intervertebral disc）（図5b）
線維輪と中心部の髄核からなる。髄核は水分を多量に含みやわらかい。弾力に富み，強い膨張性があり，線維輪とともに衝撃吸収装置として効果的に働き，圧を椎体の関節面に均等に分散させる役割を持つ。大部分は無血管であり，常に力学的荷重（腰椎は前弯アライメントを呈するために，特に後方部位）が発生している。線維輪の圧抵抗力が減少し，髄核が線維輪から外に漏れ出した状態を，ヘルニア（「B-1．腰椎椎間板ヘルニア」参照⇒18頁）という。ヘルニアが馬尾や神経根を圧迫すると，いわゆる末梢神経障害を呈することとなる。

② 前縦靱帯（anterior longitudinal ligament）（図6）
脊柱の前面を上下に走る帯状の靱帯で，後頭骨底部から起こり，仙椎前面まで達する。深層線維は椎間円板と結合する。

6　I　腰椎

tripod systemにより構成
1. 椎間板（軟骨結合）
2. 椎間関節（滑膜性関節）×2

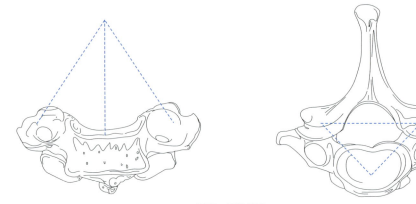

a. 腰椎の関節構造

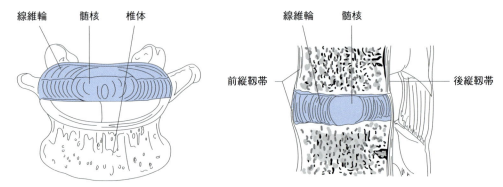

b. 椎間円板

図5　腰椎の関節構造と椎間円板

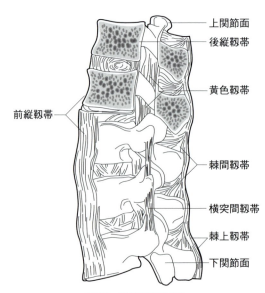

図6　椎体靱帯構造

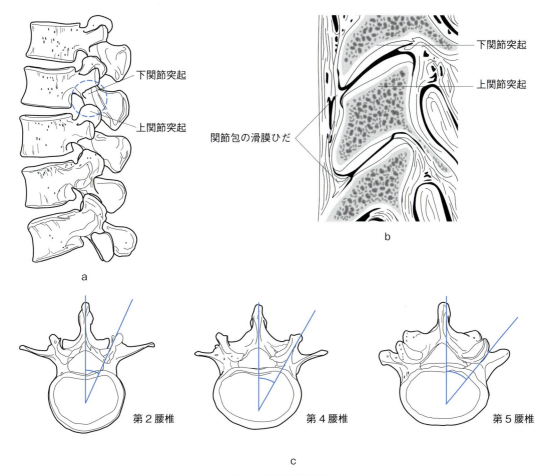

図7 椎間関節構造
a. 椎間関節は上関節突起と下関節突起により構成される。
b. 椎間関節面を通る矢状断面図。椎間関節包は関節面の辺縁にまで入り込み，しばしば黄色靱帯と固く結合する。
c. 各椎間における上関節面の傾きの違い。

③ 後縦靱帯(posterior longitudinal ligament)（図6）

椎体と椎間円板の後面に沿い，脊柱管の前壁を縦走する。大後頭孔前縁より起こり，仙骨管の前壁に達する。椎間円板の線維輪と結合するが，前縦靱帯に比べ薄く，外側部の結合は弱いことから，ヘルニアは外側方向に起こりやすいといえる。

2) 椎間関節(facet joint)の構造（図7）

椎弓の上下関節突起間に，両側に構成される滑膜性の関節である。上下関節突起はわずかに傾いた関節面を持つ。関節面はほぼ垂直で矢状方向を向いている。上関節突起の関節面はやや凹面をなし，内側を向いているが，下関節突起はやや凸面をなし，外側を向いている。上関節突起の外側面にある乳頭突起は，固有背筋の起始と停止の場となる。

上関節面は，上位腰椎ほど鋭角となり，下位腰椎では鈍角を呈す。つまり，下位腰椎にいくほど回旋運動が可能となりうる（図7c）。

関節包は関節面の辺縁にまで入り込み，関節面内面から関節腔に突出する三日月形の滑膜ひだを有する。この滑膜ひだはわずかに疎性結合組織を含むが，多くは血管に富む密性

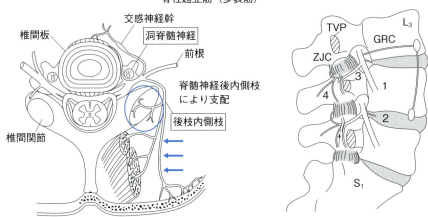

図8 椎間関節を支配する神経メカニズム
1：前枝，2：前枝から椎間板への枝，3：後枝，4：後枝内側枝．

結合組織からなる．滑膜ひだの役割は，関節面辺縁の腔を満たすことである．椎骨の関節運動を担う部位であるため，リハビリテーションを行う際に，この関節構造の理解は重要な意味を持つ．

- **椎間関節を支配する神経について**

　椎間関節は，脊髄神経後内側枝により支配を受けている．図8を見てわかるように，神経は髄節レベルの運動・感覚を支配するだけでなく，椎間関節（髄節，1つ下位レベル）と脊柱起立筋も支配する．つまり，ヘルニアや椎間孔の狭窄による神経根への侵害刺激は，単一神経根への筋力低下・しびれ・感覚障害を生じるだけでなく，椎間関節・脊柱起立筋へも影響を及ぼすことが理解できる．

　また，図9は椎間関節周辺に存在する知覚受容器の分布を示したものである．

　椎間関節周辺には運動・位置覚をつかさどる機械的受容器（低閾値，ルフィニ終末・パチニ小体）と侵害受容器（高閾値，自由神経終末）が主に存在する．椎間関節包内では機械的受容器よりも侵害受容器が多く存在し，脊柱起立筋・腱には機械的受容器が多く存在していることがわかる．

3）椎弓靱帯の構造

① 黄色靱帯（flava ligament）（図6）

　軸椎以下の椎弓板下縁から，下位椎弓の上縁に張る厚い靱帯である．構成成分が弾性線維であり，脊柱の屈伸に応じて伸縮し，厚さも変化する．屈曲の際，伸張し，関節の過屈曲を防ぐ役割を持つ．黄色靱帯は伸展時，前方にたわみ込むため，椎体の骨棘や椎体すべり症があると，馬尾・神経根を圧迫させる要因となる．また，黄色靱帯自体に肥厚性変性などが生じていると，椎体すべりにより前後から馬尾・神経根を圧迫させる要因（pincer effect）となる．

② 棘間靱帯（interspinous ligament）（図6）

　棘突起間の薄い靱帯であり，腰椎で最も強い．棘突起と直角の線維はないことから脊柱

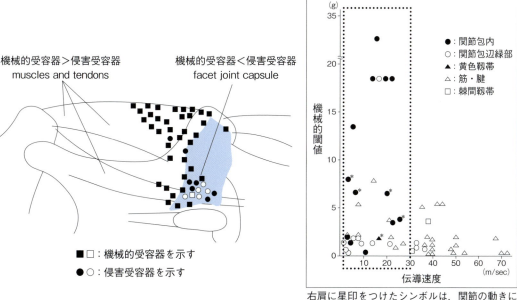

図9　椎間関節に存在する知覚受容器
機械的受容器(低閾値)→ルフィニ終末・パチニ小体($A\beta$線維支配)
侵害受容器(高閾値)→自由神経終末(C線維支配)

の屈伸を妨げることはない。
③ 横突間靱帯(inter transverse ligament)(図6)
　横突起間を結ぶ短い靱帯である。腰椎でよく発達しており、副突起間を結んでいる。ある椎骨に生じた揺れが、ほかの椎骨に波及することを防いでいる。

b 腰仙骨間連結の構造
　第5腰椎と第1仙椎との間で結合される。基本的にはほかの椎間間結合と構造は同じであるが、腰仙角(「A-2.腰椎・骨盤を構成する骨格」参照⇒1頁)が140°であることから、椎間円板は前方は厚く、後方は薄い楔状である。腰仙連結の外側には第4,5腰椎の肋骨突起と腸骨稜を結ぶ腸腰靱帯(iliolumbar ligament)(図10)がある。

c 仙腸関節の構造(図10d)
　腸骨と仙骨の関節面(耳状面)から形成される。すなわち、対向する腸骨の仙骨盤面と仙骨の外側面との間の前下方の一部分にできる関節である。仙腸関節は、滑膜性の関節(半関節)であるが、その可動性は強靱な靱帯(前方は前仙腸関節靱帯、後方は後仙腸靱帯・骨間仙腸靱帯による)と固い関節包により、著しく制限されている。個人差や性差もあるが、基本的にはわずかな回転運動が可能となっている(「A-5.腰椎・骨盤帯のバイオメカニクス」参照⇒12頁)。
　また、両側の仙腸関節安定化・横軸に対する骨盤の後方傾斜を防ぐため、仙結節靱帯と

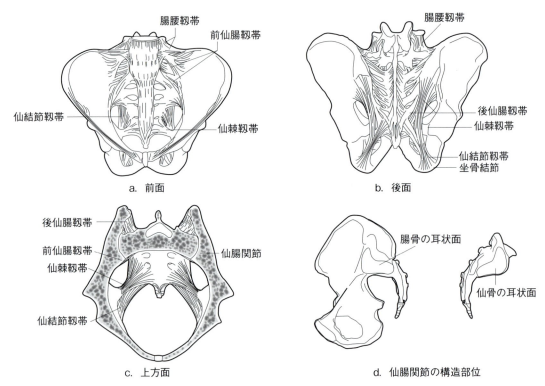

図10 骨盤帯を形成する靱帯構造

仙棘靱帯が存在している。
　いわゆる仙腸関節痛は慢性感染症や退行性変性(強直性脊椎炎・骨関節炎など)，外傷が原因で起こりうる。

① 前仙腸靱帯(sacroiliaca ventralia ligament)
　仙骨・腸骨の耳状面の前下縁から，前上縁の範囲で，両骨の前面に張る。
② 後仙腸靱帯(sacroiliaca dorsalia ligament)
　表層と深層線維に分別される。表層は，外側仙骨稜下部から外上方に走行し，上後腸骨棘に停止する。深層は，仙骨粗面後部・外側仙骨稜から腸骨の仙骨盤面の辺縁に停止する線維である。
③ 仙結節靱帯(sacrotuberale ligament)
　坐骨結節から起始し，上・下後腸骨棘から仙骨および尾骨の側縁にかけて広く付着する。
④ 仙棘靱帯(sacrospinale ligament)
　坐骨棘から起始し，仙結節靱帯の前方で交叉して内後方に走行し，仙骨下部および尾骨の側縁に停止する。

- 仙腸関節を支配する神経について
　仙腸関節は，関節前面にL5, S1前枝などが，下面は上殿神経，S1, 2後枝外側枝が，後面はL5後枝，S1, S2外側枝などが分布する(図11)[1]。

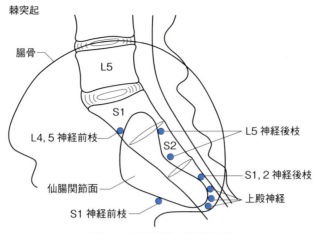

図11 仙腸関節の神経支配
仙腸関節の神経支配は豊富であり，関節前面(L5，S1前枝など)，下面(上殿神経，S1，2後枝外側枝)，後面(L5後枝，S1，S2外側枝など)が分布する。
(大瀬戸清茂，他：神経ブロック法手技LV 仙腸関節ブロック，股関節ブロック．外科治療59：341-344，1988 より一部改変)

4 腰椎・骨盤帯を構成する筋群

脊椎に付着する筋群・腹部筋群(腹壁の筋)・体幹の安定に寄与する筋群(インナーユニット)に分けて解説する。

a 脊椎に付着する筋群

腰椎に付着する主な筋として，脊柱起立筋(最長筋，腸肋筋)・多裂筋・腰方形筋・広背筋・腸腰筋(大腰筋)があげられる。

脊柱起立筋は，強い体幹伸展・同側への側屈筋である。腰腸肋筋・胸最長筋は，骨盤と胸腰椎，胸郭の間を結びつけている。

多裂筋は，頚椎から存在するが，特に腰部で発達している。腸肋筋，最長筋と胸腰筋膜(背側と腹側)に覆われ，1つの区画(コンパートメント)を形成している。下位腰椎でのコンパートメント内では，多裂筋が占める割合は少ないが，仙骨上では，ほぼ多裂筋のみの存在となる。多裂筋は，浅層の長い線維，椎弓板尾側から2，3椎下位の乳頭突起および椎間関節に向かう短線維，その中間に位置する中線維に分かれる。腰椎伸展作用を有するほか，腰椎間の分節的なコントロールを行っていると考えられる。

腰方形筋は後腹壁筋に分類される。しかし，腰椎に直接付着することから，腰椎安定化作用への貢献は大きいと考えられる。腰椎を取り囲むように，大腰筋・多裂筋とともに位置し，腰椎と腸骨稜，第12肋骨のスペースを埋める。体幹側屈筋と考えられているが，立位時，垂直方向への重量負荷により，収縮力の増加を認めることから，荷重下での腰椎安定性に寄与していると考えられる[2]。

大腰筋は，腸骨筋とともに腰椎から大腿骨小転子に至る強力な股関節屈筋である。前述のように腰椎を取り囲む筋の1つであり，腰椎の安定性に直接寄与する。また腰椎から，

大腿骨と身体重心をまたいで存在していることから，姿勢制御において重要な役割を持つと考えられている。

留意点として，腰椎屈曲位では，屈曲方向に回転モーメントが作用する。つまり，腰椎屈曲位でのトレーニングは，腰椎後弯を増強させるため，注意が必要である。

b 腹壁を構成する筋群

腹壁を構成する主な筋は，腹直筋・外腹斜筋・内腹斜筋・腹横筋・腰方形筋である。

外腹斜筋は，対側への回旋，内腹斜筋は同側への回旋作用を持つ。互いに協調しながら，体幹の回旋運動制御を行っている。また，同側の内・外腹斜筋の収縮は腰方形筋とともに側屈を起こす。

腹横筋は，腰椎・肋骨・骨盤に付着し，腹斜筋とともに，腹部臓器を包み込むように存在している。線維走向から，屈曲要素はほぼないといえる。腹横筋の中央部と内腹斜筋の一部は，胸腰筋膜に起始し，腹腔内圧を調整する役割がある。腹横筋の上部では，腹直筋鞘の深葉に筋膜が停止するが，下部では深葉がなく，腹直筋の前に筋膜を出す。

下腹部の刺激により，腹部の活動・体幹安定化が得られるのは，それら要因が関与していると考えている。

c インナーユニット

腹腔を取り囲む，腹横筋・横隔膜・骨盤底筋・多裂筋の4筋を，インナーユニットと呼ぶ。個々の機能のほか，腹腔内圧の維持・上昇を行う。腹横筋などが収縮して，腹腔内圧を上昇しようとしても，骨盤底筋が底面で支持しきれなければその機構はうまく働かない。

5 腰椎・骨盤帯のバイオメカニクス

1）腰椎屈曲・伸展

腰椎は，約65°（屈曲50°，伸展15°）の可動性を有している[3, 4]。

屈曲・伸展域の角度では上位腰椎に比べて下位腰椎の可動性が大きくなり，年齢の増加とともに可動性は低下する[5]。

屈曲時は，下位腰椎の上関節面を上位腰椎下関節面が前上方へとすべる。棘上靱帯・棘間靱帯などの，後方にある靱帯は緊張し，椎体矢状面における前方回旋を制動している[5]（図12a）[5]。また，屈曲に伴い，椎間孔は19%，脊柱管は11%拡大する[6]。

伸展時は，下位腰椎の上関節面上を上位腰椎下関節面が下向きやや後方へすべる[7]。前縦靱帯は緊張し，後方靱帯は弛緩する（図12b）[5]。中間位を基準とすると腰椎の完全伸展では，椎間孔の直径が11%，脊柱管容量が15%減少する[6]。

正常の椎間板では，腰椎伸展時に前方線維輪が拡大，後方は狭小化し，楔状となる。これにより，髄核は前方へ移動するといわれており，屈曲時では前後反対の現象が起こる[6]。しかし，変性した椎間板では伸展した際，椎間板内圧の増加により，髄核が損傷している側へ移動する。このため，髄核が後方へと移動することもある。正常の椎間板と変性した椎間板では，異なった動きがみられることがある[8]。

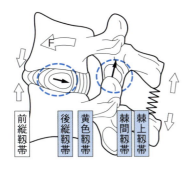

a. 屈曲
腰椎屈曲に伴い，髄核は後方へ移動，椎間板は後方に厚みを増し，椎間関節は離開する。前縦靭帯は弛緩し，後方の靭帯は緊張する。

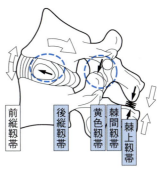

b. 伸展
腰椎伸展に伴い，髄核は前方へ移動，椎間板は前方へ厚みを増し，椎間関節は圧迫する。前縦靭帯は緊張し，後方の靭帯は弛緩する。

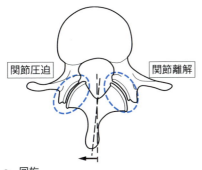

c. 回旋
腰椎の右回旋に伴い，左腰椎は圧迫，右腰椎は離解する。

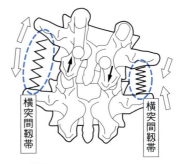

d. 側屈
腰椎の右側屈に伴い，凸側の靭帯・椎間関節包が伸長，上位椎間関節は上方へ移動する。凹側の軟部組織は弛緩し，上位椎間関節は下包へ移動する。

図12 腰椎の動き

〔Kapandji AI（著），塩田悦仁（訳）：カパンジー機能解剖学Ⅲ 脊柱・体幹・頭部. pp 93-95, 医歯薬出版, 2008 より一部改変〕

2）回旋

体幹の回旋可動域は，約125°である。内訳は，頚椎90°，胸椎30°，腰椎5°であり，腰椎の可動性は乏しい。矢状面状に腰椎椎間関節面が存在することが，大きな要因であるといえる。

右回旋時，上位腰椎の左下関節面が下位腰椎の左上関節面を圧迫し，上位腰椎の右下関節面が下位腰椎の右上関節面から離解する[5]（図12c）。回旋運動は，椎間関節による制動が最も大きい。次に，椎間板，棘上・棘間靭帯によって制動されている。

椎間板の実験で，椎間板は曲げに対してよりも捻れに対して強い抵抗を示す。回旋では回転方向の衝突した椎間関節による制動が最も大きく，次に椎間板，ほかに棘上・棘間靭帯によっても制動される。

3）側屈

腰椎側屈可動域は，左右各15〜20°である[9]。対側に存在する，軟部組織（横突間靭帯など）の伸張・椎間関節の衝突により可動性は制限される（図12d）[5]。

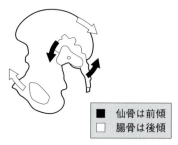
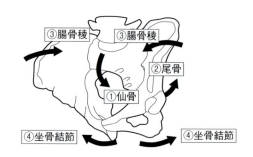

仙骨が腸骨に対して前傾し，腸骨は仙骨に対して後傾する。

①仙骨上部は前下方へ，②尾骨は後方へ，③両腸骨稜は近づき，④坐骨結節は広がる。

a．ニューテーション

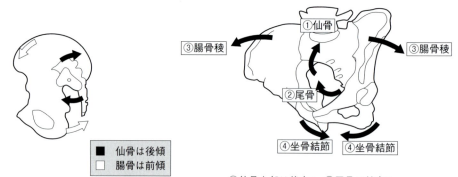

仙骨が腸骨に対して後傾し，腸骨は仙骨に対して前傾する。

①仙骨上部は後方へ，②尾骨は前方へ，③両腸骨稜は広がり，④坐骨結節は近づく。

b．カウンターニューテーション

図13　仙腸関節の動き

〔Neumann DA（著），嶋田智明，他（監訳）：筋骨格系のキネシオロジー．p 323，医歯薬出版，2005，ならびにKapandji AI（著），塩田悦仁（訳）：カパンジー機能解剖学Ⅲ　脊柱・体幹・頭部．p 61，医歯薬出版，2008 より一部改変〕

4）腰椎カップリングモーション

　腰椎側屈時，わずかな回旋運動が連動して起こる。このように，1つの運動軸に対して別の運動が生じることを，カップリングという。

　たとえば，腰椎の右側屈に伴い，左回旋が生じる。頚椎では，同側回旋が生じ，腰椎の動きとは異なる。腰椎のカップリングは，頚椎ほどの信憑性はなく，信頼性は低い。

5）仙腸関節のニューテーション・カウンターニューテーション

　仙腸関節のニューテーション（nutation），カウンターニューテーション（counter nutation）とは，矢状面上での，腸骨に対する仙骨の相対的な動きである。

　ニューテーションは，うなずきとも呼ばれている。つまり腸骨に対する，仙骨の相対的な，前屈・前傾運動を意味している（図13a）[5, 9]。カウンターニューテーションは，起き上がりとも呼ばれている。つまり腸骨に対する，仙骨の相対的な，後屈・後傾運動を意味している（図13b）[5, 9]。

　ニューテーションの際，仙骨上部は下前方へうなずき，尾骨は後方へ移動する。左右の腸骨稜は近づき，坐骨結節は広がる。仙棘靱帯・仙結節靱帯はこの動きを制限する[5]。ま

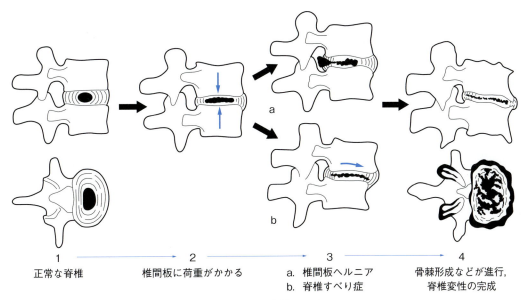

図14 椎間板変性のゆくえ
〔馬場久敏：腰椎変性疾患．松野丈夫，他(総編集)：標準整形外科学，第12版．p563，医学書院，2014より〕

た，カウンターニューテーションはその逆で，仙骨上部は後方へ，尾骨は前方へ移動する。左右の腸骨稜は離れ，坐骨結節は近づく。仙腸靱帯はこの動きを制限する。

6 腰椎に生じる変性変化

　脊椎と椎間板で構成されている脊柱は，絶えず荷重にさらされており，それらの組織は多椎間にわたり加齢に伴う変性変化をきたす(図14)[10]。人間は退行変性を生じるが，必ずしもしびれや痛みが出現しているわけではない。つまり，これらの現象は病的とはいえず，脊柱を安定化させようとする反応であるといえる。しかし，機械的ストレスや力学的ストレスなどが加わったとき，症状として出現することがある。以下は各組織の退行性変化である。

a 椎間板と椎間関節

　椎間板は中心部にあるプロテオグリカンを含むゼラチン状の髄核組織と，コラーゲン線維(TypeⅠ)を多く含む線維軟骨の層状構造からなる線維輪で構成されている。それらは膨潤圧を保っており，軸方向にかかる圧を吸収する緩衝剤として働く。また，常に荷重にさらされており，血流に乏しく，変性変化を生じやすい。椎間板の変性変化は髄核のプロテオグリカン量が減少し，コラーゲン線維が増加する。つまり，髄核の膨潤圧が低下し，含水量が減少し，結果，椎間板は狭小化し，周辺に膨隆することで起こる。

　椎間関節は上下の関節突起からなり，関節包に包まれている。胸椎に比べ腰椎の椎間関節面は矢状面に近く，前方への剪断力，回旋力に対して強く拮抗する[11]。椎間関節は脊柱に対する全荷重の16％を受けており，残りの84％は椎間板が受けている[12]。関節突起に骨棘ができたり，力学的ストレスが加わることで，椎間関節の炎症が惹起される。

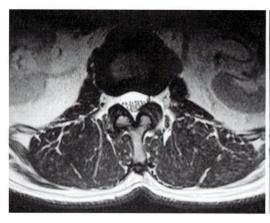 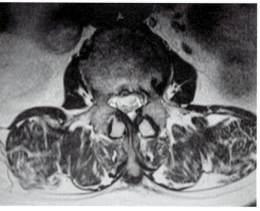

図15 筋肉の変性
a. 正常。b. 脊柱起立筋の脂肪変性などが目立つ。

b 脊椎骨

　加齢によって骨密度は低下し，椎体は変性や外傷に対して抵抗力が低下する。また，椎体同士の衝突や，椎間関節がすり減ることで，椎間板との接合部において骨棘形成を認める。また，椎間関節でも同様に，関節突起の辺縁に骨棘形成を認め，神経狭窄の一因となる。

c 靱帯

　腰椎部の各種靱帯は引っ張り力には抵抗するが圧縮力にはたわむ。黄色靱帯は軸椎以下の上位椎弓下縁前面から下位椎弓上縁を走行し，側方は椎間関節の前方関節包に達するものである。多量の弾性線維を含むため，脊柱の屈伸に際して椎弓間の距離が変わっても，常に緊張した状態にあり，脊柱管内に膨隆することはない。しかし，弾性低下や靱帯肥厚などの変性が進むと弛緩し，椎間板腔の狭小化に伴い脊柱管内に膨隆し，後方からの狭窄要素となる。脊柱管の後方から側方にかけて存在する黄色靱帯が，退行変性により肥厚すると，後方や側方からの圧迫因子となる。

d 筋肉（図15）

　筋肉組織の加齢のメカニズムは明らかではないが，高齢者においては筋肉の萎縮や変性，筋間質に脂肪化や線維化が形成される。また活動量低下に伴う廃用性筋萎縮や，ごく通常的な加齢によっても下肢筋力は年に1％程度低下しているといわれている。脊柱起立筋のサルコペニアは，胸腰部では円背や腰椎後弯など，いわゆる腰曲がりと呼ばれる老人姿勢の原因となる[13]。

7 馬尾神経

　脊髄は，脊柱管の中で骨性に保護されている（図16）。延髄（環椎の上面に相当）から脊

A. 基本構造　17

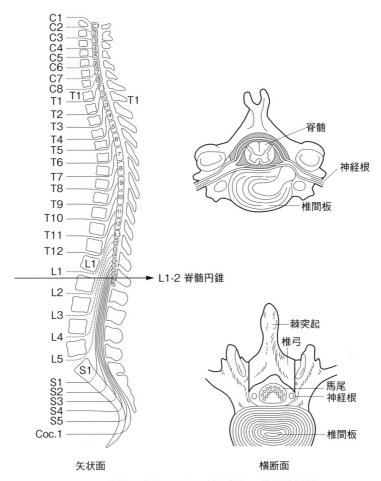

図16　脊椎と脊髄，馬尾，神経根との位置的関係
L1-2より高位には脊髄が存在し，それより下位には脊髄は存在せず馬尾のみが存在する。

髄円錐(L1-2高位)まで存在しており，それ以遠は末梢神経に属する馬尾のみが存在する。脊髄および馬尾は，硬膜およびくも膜に包まれ，くも膜下腔には脳脊髄液があり，神経を保護している。

脊髄からは左右31対の脊髄神経が外側に出ており，これに対応して脊髄も31分節(頚髄8，胸髄12，腰髄5，仙髄5，尾髄1)に分かれる。脊髄の全景をみると，2か所に大きな膨らみがあり，頚膨大(cervical enlargement)からは上肢を支配する腕神経叢が，腰膨大(lumbar enlargement)からは下肢を支配する腰神経叢・仙骨神経叢がそれぞれ出ている。

腰椎疾患(腰部脊柱管狭窄症，腰椎ヘルニア，分離症など)の場合，損傷髄節レベルに脊髄は存在しないため，呈する障害はいわゆる末梢神経障害となる。頚部疾患との最大の違いは，脊髄症(myelopathy)による痙性麻痺症状を呈さないことである。

B おさえておくべき疾患

1 腰椎椎間板ヘルニア

a 定義，発生要因

　腰椎椎間板ヘルニア（lumbar disc herniation：LDH）とは，椎間板組織が脱出することにより，腰・下肢痛が惹起された状態をいう．加齢とともに生じる椎間板の退行変性が原因で生じるほか，重量物挙上やスポーツなどでの力学的負荷によるものも多く，若年層での発生率も高い．また，遺伝性・精神社会学的側面，仕事中の姿勢なども発生に深く関与していることが指摘されている．特に姿勢に関しては，立位時の椎間板内圧を100%とした場合，上体の屈曲で150%，屈曲位で物を挙上させた場合では220%以上になるといわれている．日々の作業肢位が椎間板内圧を上昇させるきっかけとなりうるので，姿勢指導は疼痛を軽減させる目的でも重要な要素といえる（図17）[14]．

b 発生年齢，高位

　20歳代，30〜40歳代，次いで10歳代，50〜60歳代の活動性の高い男性に多い．発生高位は，L4-5椎間板が最も多く，次いでL5-S1椎間板である．上位腰椎でのヘルニアはまれである．

c 分類

　ヘルニアは，突出型（protrusion）と脱出型（extrusion）に分けることができる（図18a）．脱出型の場合，後方支持組織として存在している後縦靱帯を破って脊柱管内へ進出する．Macnabの分類（図18b）[15]は，後縦靱帯穿破の有無を加味した分類として有名である．
　後縦靱帯は，正中に走るcentral portionと椎間板レベルに菱形に広がるfan-like portionからなる（図19）．下位腰椎にいくほど後縦靱帯の椎間板に対する被覆は少なくなり，

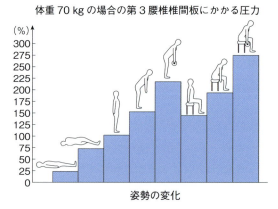

図17　姿勢の変化に伴う椎間板内圧の変化
（川上俊文：図解腰痛学級，第5版．p251，医学書院，2011より）

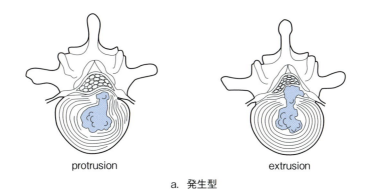

a. 発生型

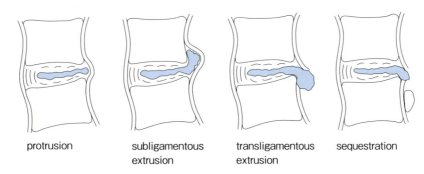

b. Macnabの分類

図18 ヘルニアの分類
後縦靱帯穿破の有無を加味してヘルニアの脱出様式を分類している。
(Macnab I, et al : Spondylogenic Backache : Soft Tissue Legions. In : Backache. pp 120-147, Williams & Wilkins, 1990 より)

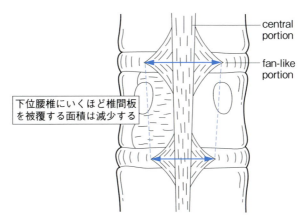

図19 後縦靱帯の椎間板に対する被覆面積の違い

後面全体の1/4以下となる。このため下位腰椎では，ヘルニアが後外側から脱出しやすい状態といえる。ヘルニアが脱出することにより，神経根・馬尾を圧迫し疼痛が出現する。現在は，ヘルニアの圧迫に伴う機械的因子と，炎症性サイトカインなどの科学的因子の両因子の存在が疼痛発現に関与しているとされ，着目されている。

支配神経根	L4	L5	S1
主な責任椎間高位	L3-4	L4-5	L5-S1
深部反射	膝蓋腱反射	—	アキレス腱反射
感覚領域 / 感覚麻痺	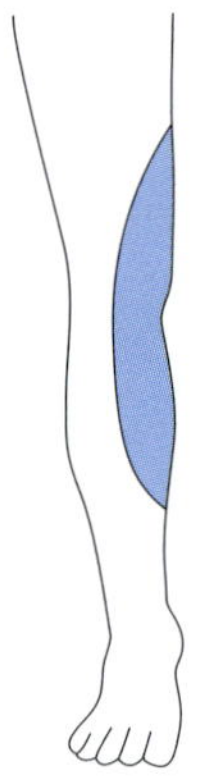	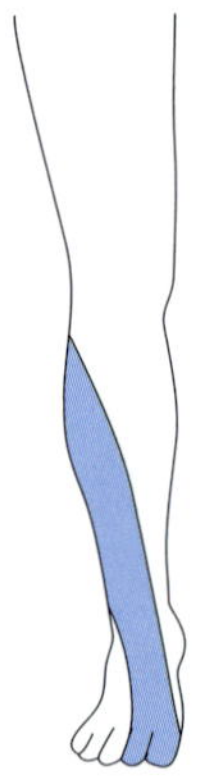	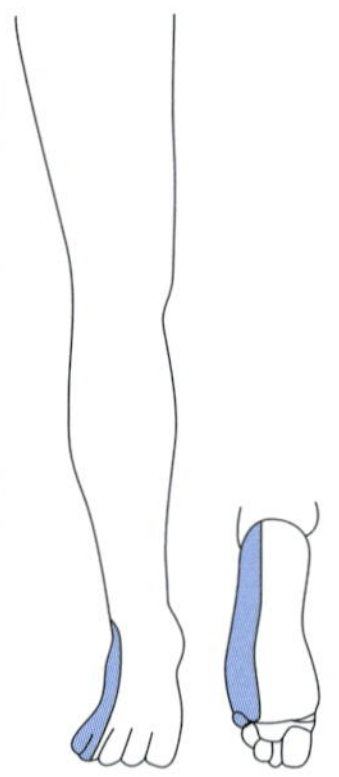
支配筋	大腿四頭筋	前脛骨筋 長母趾伸筋 長趾伸筋	下腿三頭筋 長母趾屈筋 長趾屈筋

図20 脊髄神経の支配領域
〔馬場久敏：腰椎変性疾患．松野丈夫，他（総編集）：標準整形外科学，第12版．p 565，医学書院，2014 より〕

d ヘルニア高位と神経根圧迫の関係

たとえばL4/5でヘルニアが突出した場合，L5神経根が圧迫を受けることとなる。それぞれの高位でヘルニアによる圧迫を受けた神経根は，髄節レベルに応じた感覚障害と運動麻痺を呈する（図20）[16]。比較的大きなヘルニアが正中背側に発生（正中ヘルニア）した場合，馬尾神経が圧迫される。馬尾神経が圧迫された場合，下肢に多根性の感覚・運動麻痺が生じるほか，膀胱直腸障害が発生する。このような障害は，馬尾圧迫症候群（cauda equina compression syndrome）と呼ばれる。

e 症状解釈

まず，主訴が腰痛か下肢痛なのかを聴取することが重要である。一般的に主訴が腰痛（安静時痛）で急性発症の場合，腫瘍性疾患や椎間板炎などが疑われるので，血液検査や腫瘍マーカーなどの検査を考慮すべきである。

下肢痛を訴えれば，ヘルニアによる疼痛の可能性が高い。青壮年に発症しやすい巨大ヘルニア・遊離ヘルニアは，脊柱管内の大部分を占拠してしまうので，症状は両側性の知覚・運動障害を生じ，重度例になると排尿障害を生じる場合がある。場合によっては，症状が不可逆性となるので，早急な外科的治療の対象となる。

中高年以降に発症頻度が高い椎間孔狭窄症などは後屈，側屈により症状が発現される。多くはL5/S1レベルの片側のL5神経根障害である。一般的に分離症や脊柱管狭窄症にて安静時痛を訴える場合は少ない。詳しくは「B-2．腰部脊柱管狭窄症」（22頁）を参照。

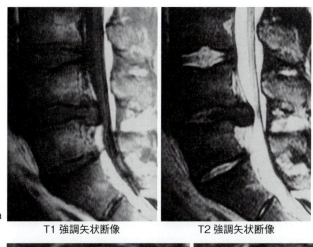
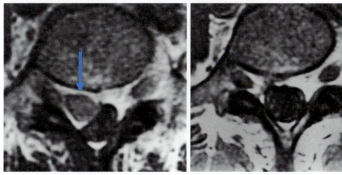

図21　MRIから捉えるヘルニア像
a. MRIより捉えるヘルニア像。
b. 初診時認められていたヘルニアが3か月後に消失しているのがわかる。
〔菊地臣一：腰椎変性疾患．内田淳正（監修），中村利孝，他（編）：標準整形外科学，第11版．pp 528, 530, 医学書院, 2011 より〕

f 画像所見の特徴

　単純X線，脊髄造影，椎間板造影検査などがあげられるが，最も優れているのはMRI（図21）[17]といえる．腰部脊柱管狭窄症との鑑別・高齢者の確定診断に有用となる．また，術後の症状再発が，ヘルニアの再発によるものなのか，瘢痕組織などによる圧迫症状なのかの鑑別にも有効である．

g 治療方法

　通常，保存療法が選択される．多くの場合，突出したヘルニアは3か月程度で消失する．理由は，肉芽の血管から遊走した貪食細胞により貪食されるためである．保存療法中は，姿勢指導，安静保持，ブロック注射，コルセットによる腰部支持性の補強を行う．しかし，馬尾症状を有する場合，運動麻痺が急激に進行〔徒手筋力テスト（MMT）3以下〕している場合は外科的治療の適応である．
　外科的治療は，経皮的髄核摘出術，椎間板切除術，脊椎固定術などが行われる．

2 腰部脊柱管狭窄症

a 定義，臨床症状

腰部脊柱管狭窄症(lumbar spinal canal stenosis：LCS)とは，脊柱管内を走行している神経組織(馬尾，神経根)と周囲組織(骨あるいは軟部組織)との相互関係が何らかの理由で破綻し，神経症状が惹起された状態をいう[17]。

狭窄の原因としては，先天性(発育性)と後天性に分けられる。多くは，後者の加齢による変性変化(退行変性)が多く，L4-5椎間が好発部位である。狭小化した脊柱管や硬膜管を通る神経に，機械的圧迫が加わることと，それに伴う阻血状態が生じるため，下肢症状が出現する。平林らは，LCS国際分類を改変し，表1のように示している[18]。

腰痛患者の3%が，疫学的にはLCSであることが示唆されている[19]。山崎らの調査では，地方一般住民(50歳以上)の有病率は，12.5%[20]，性別・年代別において差はなく，有病率は60〜70歳代が高く，この年代においては，女性が男性より有意に頻度は高かったと報告している[20]。

LCSの臨床症状は，腰痛・下肢の疼痛・しびれ，そして最も特徴的なものが，神経性間欠跛行である。LCSの間欠跛行は，姿勢により下肢症状が変化することが特徴で，前傾姿勢で症状は改善し，後屈すると症状は増悪する。自転車駆動や前屈歩行では硬膜外圧は低く，症状は出現しにくいという特徴を有する。

b 間欠跛行の鑑別

間欠跛行がみられた際，神経性か血管性であるかの鑑別が重要となる。方法としては，姿勢因子・下肢知覚障害・立位負荷試験・下肢動脈の脈拍異常により鑑別できる[21]。

①**姿勢因子**：LCSの場合，前屈姿勢により脊柱管狭窄が減少するため，下肢症状が軽快する。

②**立位負荷試験**：神経性の場合，立位のみで下肢症状が誘発されるが，血管性の場合は歩行負荷により初めて下肢症状が出現する。

③**下肢動脈の触診**：血管性では下肢動脈拍動の欠如を認めるため，足背動脈や後脛骨動脈を触診する。

④**下肢知覚障害**：神経性ではL5，S1領域に知覚障害を認めることが多いが，血管性では知覚障害は認めないことが多い。

さらに神経性間欠跛行は，自覚症状，他覚症状により，①神経根型，②馬尾型，③混合型の3つに分類される(表2)[22]。

①**神経根型**：自覚症状は下肢・殿部の疼痛を主訴とし，片側性の疼痛を訴えることが多い。神経学的所見は単根性障害を示す。

②**馬尾型**：自覚症状は，両下肢・殿部・会陰部の異常感覚が特徴的である。主訴は，しびれ，灼熱感，ほてりといった愁訴が多い。下肢の脱力も多くの症例で訴える。また，疼痛は訴えないが，膀胱直腸障害を伴っている場合もある。他覚所見では多根性障害を呈し，アキレス腱反射が消失している場合が多い[23]。

③**混合型**：神経根型と馬尾型の症状が混在している。

表1　改変 LCS 国際分類

```
Ⅰ．病因別分類
 1)先天性
   (a)脊柱管癒合不全
   (b)脊椎分節不全
 2)発育性
   (a)特発性
   (b)骨成長異常(軟骨無形成症，Morquio 病など)
 3)後天性
   (a)変性性
     ①脊椎症性
     ②脊椎すべり症性
     ③脊椎側弯症性
     ④椎間板ヘルニア性
   (b)脊椎すべり症性/脊椎分離症性
   (c)外傷後性(破裂骨折，上関節突起骨折など)
   (d)手術後性
     ①椎弓切除後
     ②脊椎固定術後
     ③椎間板手術後(摘出，CP, PN)
   (e)増骨性(OPLL, OYL)
   (f) 腫瘍性(転移，原発)
   (g)その他
 4)合併性
   (a)先天性/発育性/後天性
   (b)変性性/すべり症性/外傷後性/手術後性/増骨性/腫瘍性/その他
 5)混合性(異なった椎間に併存)
   (a)先天性/発育性/後天性
   (b)変性性/すべり症性/外傷後性/手術後性/増骨性/腫瘍性/その他
Ⅱ．部位別分類
 1)中心性
 2)外側性
   (a)入口部
   (b)中間部
   (c)出口部
 3)合併性
```

〔平林　洌，他：腰部脊柱管狭窄症の概念と分類．整形外科 53(8)：876, 2002 より許諾を得て転載〕

表2　神経性間欠跛行

	自覚症状	他覚所見
神経根型	下肢・殿部の疼痛	単根性障害
馬尾型	下肢・殿部・会陰部の異常感覚	多根性障害
混合型	神経根型＋馬尾型	多根性障害

〔馬場久敏：腰椎変性疾患．松野丈夫，他(総編集)：標準整形外科，第 12 版．p 580, 医学書院，2014 より〕

血管性間欠跛行をきたす疾患は，閉塞性動脈硬化症や Buerger 病があげられる．前者は 50 歳代以降の高齢者に，後者は 20〜40 歳代の若年・壮年者に発症する．血管性間欠跛行は姿勢と症状との関係は無関係であり，拍動異常や下肢末梢の冷感，壊疽などの症状が

出現する．高齢社会や食生活の欧米化に伴う動脈硬化患者数の増加により，血管性間欠跛行は今後増えると予測され，両者の鑑別がますます重要となる．

c 画像診断

単純X線では，骨棘形成に伴う椎間腔の狭小化，脊柱管前後径の測定を行う（図22a）．
MRIでは，神経の圧迫，黄色靱帯をはじめとする軟部組織の評価を行う（図22b）．脊髄造影では各姿勢における造影剤の通過性（後屈で途絶することが多い）を評価する．ただし，出現している症状が必ずしも画像所見とは一致しないため，理学所見が重要となる．

d 保存療法

LCSは，腰椎椎間板ヘルニアと異なり，症状が急性増悪することが少なく，保存療法が選択されることが多い．保存療法後，手術を行っても術後成績に大きな差はないことから，まずは第1に，保存療法が選択される[24]．

しかし，馬尾型に有効な保存療法は少ないのが現状である．

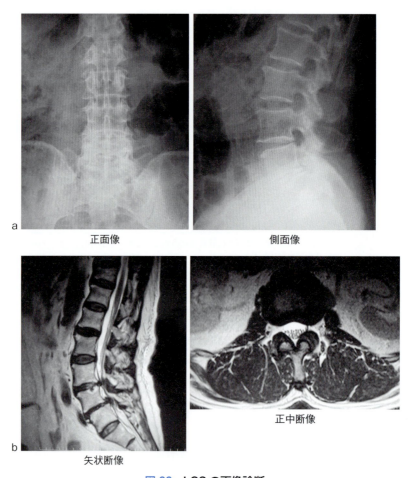

図22 LCSの画像診断
a. 単純X線．b. MRI（T2強調画像）．

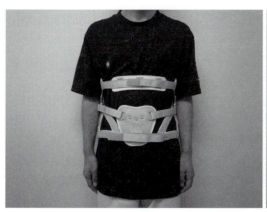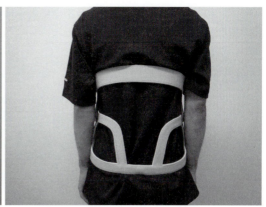

図23　Williams型装具
（写真提供：有限会社永野義肢）

保存療法には，①薬物療法，②神経ブロック療法，③装具療法，④運動療法がある。
①**薬物療法**：消炎鎮痛薬，カルシトニンが多く用いられ血流改善と鎮痛作用を図る。
②**神経ブロック療法**：椎間関節ブロック，硬膜外ブロック，腰部神経根ブロック，腰部交感神経節ブロックなどがあり，各種症状に応じて用いられる[25]。
③**装具療法**：LCS患者には前屈矯正位および保持目的にWilliams型装具が処方されることが多い（図23）。長期間使用における廃用性筋萎縮も考えられるので留意が必要である。
④**理学療法**：物理療法と運動療法がある。運動療法では体幹機能の改善だけではなく，股関節機能や全身の姿勢アライメント改善目的に運動療法を展開する。また運動療法だけではなく，腰部に過負荷とならない姿勢など，日常生活の動作指導やストレッチ，筋力トレーニングなど自主トレーニング指導も行う。

e 外科的治療

裏辻は，外科的治療の適応として[25]，①尿失禁や肛門周囲の知覚異常がある，②徒手筋力テスト（MMT）で3以下の筋力低下がある，③保存的治療で改善なく，日常生活動作（ADL）に著しい支障をきたし手術を希望される症例としている。外科的治療には大きく分けて，除圧術・固定術がある。

除圧術には，椎弓切除術，開窓術，脊柱管拡大術があり，多くは除圧術のみで良好な成績を得る。不安定性を有する症例には腰椎後側方固定術（PLF），腰椎後方椎体間固定術（PLIF）などの固定術も併用される。固定術の場合，数か月〜数年後，再狭窄や隣接椎間関節障害が問題となる場合がある。

3 胸腰椎圧迫骨折（高齢者を中心に）

a 特徴，臨床症状

骨粗鬆症を基盤とする圧迫骨折は，予後良好な疾患として，従来，保存療法が選択されてきた。しかし，中には遅発性神経障害を呈する症例も存在することから，手術に至る例

b 発症機序・症状

もある。原因として，癒合不全による偽関節・遷延性疼痛・後弯変形・圧潰の進行に伴うことがあげられる。

転倒や尻もち，重いものを持った，前かがみなどの軽微な要因を機に発症することが多い。しかし，時折，明らかな誘因なく発症する例も存在する。起居動作・立ち上がり時に痛みが誘発されるものの，立ってしまうと痛みが消失するなどの特徴がある。棘突起の叩打痛も多くの症例で認められ，胸腰椎移行部の骨折では，腸骨部や下腹部に痛みを訴えることもある。

c 治療の考え方

保存療法の問題として，固定・安静期間や方法などにばらつきが大きく，確立された方法がないことがあげられる。

予後不良因子としては，椎体後壁損傷・既存骨折・多椎骨折・骨萎縮（Ⅲ度）があげられている。また，その他，後壁損傷例で臥床期間が短い，初期治療の遅延，胸腰椎移行部損傷，ステロイド使用中なども要因としてあげられる[26, 27]。発症から治療開始までの期間が，圧潰率や痛みに影響を与えるといわれ[28]，なるべく早期に治療を開始することが重要である。

仮骨形成は，2〜4週で始まる。椎体後方から徐々に椎体全体に広がり，8〜12週で骨癒合が完成する。受傷後2週間に骨折部の荷重と開大を繰り返すと骨吸収が進み骨癒合遷延の可能性が高くなる。

そのため，受傷後2週間は，特に局部の安静が重要と考えられる。多くの施設では，硬性コルセット完成後，活動は許されることが多い。反面，徹底した非荷重安静を推奨する施設もある[29]。

d 管理上の注意

廃用症候群の予防は何より重要である。

症例は，背中が円くならないように，仰臥位や無理な伸展運動を行う傾向がある。結果，癒合不全を招くおそれがある。円背例は特に，仰臥位の禁止も考慮に入れる。胸腰椎移行部骨折では，初期荷重や，訓練開始時期を考慮する必要がある。外固定に加え適切に伸展筋力の強化を行うことで脊椎後弯増強や骨折椎骨の圧潰をある程度防ぐことが可能である。

過剰な伸展は避けるべきであるが，背筋群の強化による，アライメントの改善は重要な治療となる。

4 腰椎分離症（成長期を中心に）

a 定義，発生要因

腰椎分離症は，椎弓の関節突起間部に発生する疲労骨折である。発育期のスポーツ選手の腰痛では，常に想定しておく必要がある。

体幹伸展・回旋ストレスが，椎間関節を介して，関節突起部に加わることが原因と考えられている．ほとんどは，第5腰椎に発生する．症状は年齢により異なる．成人以降の分離症(偽関節)において，分離症そのものが腰痛・下肢痛の原因になることは少ない．

b 成長期における分離症

発育期では，スポーツ活動中の腰痛(伸展・回旋時痛)が主症状となるが，下肢痛も生じることもある．下肢痛の原因は，椎間板ヘルニアとの鑑別が必要となるが，骨折による出血が神経根を刺激するためと考えられている．

そのため出血が吸収される，1～2週間で下肢痛が消失することが多い．

発育期の腰椎分離症の診断には，理学所見が重要となる．①腰椎伸展で増強する疼痛，②Kempテスト陽性(図24)，③限局した棘突起の圧痛所見の3点が陽性の場合，分離症を強く疑う．限局した棘突起の圧痛は，自覚症状消失後も続き，"pin-point tenderness"と呼ばれている[30]．これらを満たさない場合，単純X線画像にて分離症と診断されても腰痛の原因は分離症以外にある可能性も考えねばならない[30]．

c 保存療法

治療は，成長期のスポーツ選手が多いことから，骨癒合・スポーツ復帰の2つの面から考えていく必要がある．骨癒合率は病期により異なる(図25)[31]．

初期から進行期は，骨折による痛みが原因であるため，骨癒合の促進が最優先される．約3か月のスポーツ休止と硬性コルセットの装着にて，ほぼ全例，骨癒合が得られる．分離部への負担の軽減・骨癒合後の再発予防のために，股関節周囲の柔軟性を高めることは重要である．

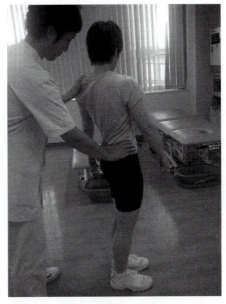

図24　Kempテスト
腰椎の伸展，回旋により痛みが誘発されると陽性である．

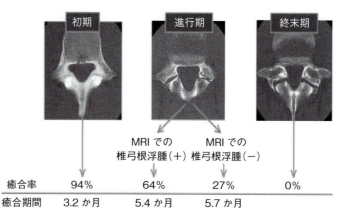

図 25　病期分類と骨癒合率
CT による病期分類と骨癒合率（西良らによる）
初　期：疲労骨折による骨吸収が部分的にみられる時期。
進行期：完全骨折となる。明らかな骨性のずれ，隙間を認める。
　　　　MRI での椎弓根浮腫の有無で骨癒合率は変わる。
終末期：偽関節となり，骨癒合は望めない。
〔徳橋泰明，垣内雅明，大島正史，西良浩一（出席）：座談会　腰椎分離症 NOW.
THE SPINE perspectives 8(1)，2011 より〕

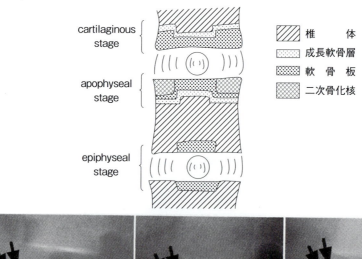

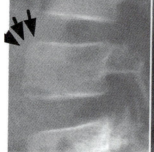
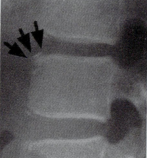
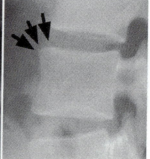

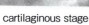
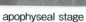

図 26　発育期腰椎の矢状断像から見た解剖（上）と腰椎椎体年齢
椎体年齢の一番若い cartilaginous stage（c-stage）から apophyseal stage（a-stage）ではすべり
の発生，増加のリスクが一番高く，a-stage から epiphyseal stage（e-stage）でもみられる。しか
し椎体成長の終了した e-stage ではすべりの進行はみられない。
（西良浩一，他：発育期腰椎終板障害．整・災外 43：1261-1268, 2000 より）

d すべり症

　分離症にすべり症を合併することは少なくない。分離症からのすべり症の発生や悪化は，椎体の成長度合い（椎体年齢）により異なる。

　cartilaginous stage（c-stage）から apophyseal stage（a-stage）で，一番リスクが高い。成長が終了した epiphyseal stage（e-stage）では，すべりの進行は認められない（図26）[30]。選手生命や将来を左右する可能性があるため，成長期の分離症は，しっかりとした知識を持って対応する必要がある。

5 梨状筋症候群

a 定義，基礎解剖

　梨状筋症候群とは，梨状筋下で起こる，坐骨神経の絞扼性神経障害である[32]。

　大殿筋および中・小殿筋の深層には，骨盤と大腿骨の間を横断するように，頭側から梨状筋，上双子筋，内閉鎖筋，下双子筋，大腿方形筋が存在する（「Ⅱ．股関節　A-3．股関節を構成する筋群」の図10　外旋六筋参照⇒69頁）[33]。そもそも坐骨神経は，梨状筋と坐骨棘に挟まれ，絞扼されやすい部位を走行している。梨状筋と坐骨神経の解剖学的関係は，Beaton の分類が有名である（図27）[34]。

　主症状は，下肢への放散痛・殿部痛であるため，腰椎疾患（特に根性腰痛）との鑑別が重要となる。神経根由来の坐骨神経痛との鑑別は，腱反射の低下の有無により鑑別できる。

　画像診断はきわめて困難であり，理学所見が重要となる。ストレステストとして，Freiberg テスト（股関節屈曲内転内旋強制）（図28）が陽性となる。また，梨状筋以外に内閉鎖筋や上・下双子筋の内部に存在する腱様組織が絞扼因子になるという報告もある[33]。

　梨状筋症候群の治療は，梨状筋を含めた，外旋筋群へのリラクゼーションと坐骨神経の滑走性の改善を目的とした運動療法が必要となる。

6 骨盤骨折

a 定義

　骨盤骨折は，仙骨（尾骨），腸骨，恥骨，坐骨のいずれかの骨の連続性が断たれた状態をいう。発生頻度は低いが，多発骨折だけでみると，全体の約20％と高率を占める[35]。

　骨盤骨折は，骨盤輪の骨折（骨盤輪損傷）と寛骨臼の骨折に分けて考えられる。

b 骨盤輪の骨折（骨盤輪損傷）

　骨盤輪の骨折には，恥骨結合の離開，仙腸関節脱臼，血管損傷や周囲組織損傷を伴うことが多く，骨盤輪損傷と呼ばれる。骨盤輪損傷は，寛骨臼骨折を除いた骨盤部損傷の総称である[36]。

　強力な外力（転落や交通事故など）により起こり，複数の臓器損傷を伴う。また，骨盤周囲にはたくさんの血管が走行しているため，損傷時，腹腔内に大量の出血を伴うことがある。そのため，多発外傷となることが多く，迅速な対処が迫られる。

　骨盤輪は，体重支持と下肢からの反力を受け止める役割がある。損傷後の骨盤輪の不安

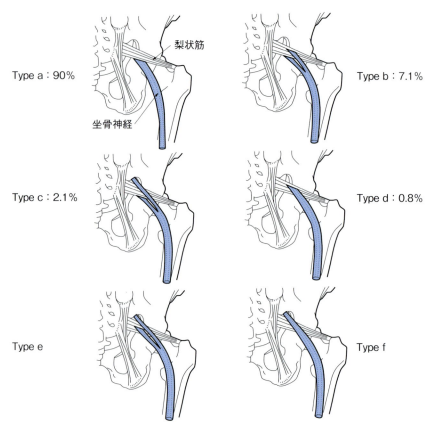

図 27 梨状筋と坐骨神経の関係
Type a が最も多く，Type b，c がこれに続く．Type e，f は理論上考えられるが実際にはみられないようである．坐骨神経が 2 本に分かれ腱様の梨状筋内を貫通するタイプのものに本症候群を発症しやすい．
(Beaton LE : The sciatic nerve and the piriformis muscle : their interrelation—a possible cause of coccygodynia. J Bone Joint Surg 20 : 686, 1938 より)

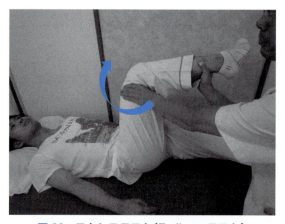

図 28 ストレステスト(Freiberg テスト)
股関節を他動的に屈曲・内転・内旋させたときに殿部痛が出現すると陽性である．

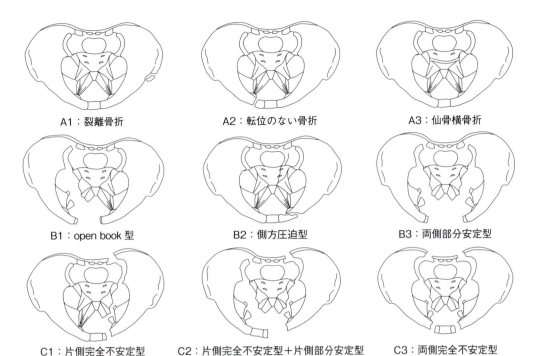

図29　包括的骨盤骨折分類
A：安定型，B：部分安定型，C：完全不安定型。
骨盤骨折の分類は数多くある。
本図はAO（欧州）とOrthopaedic Trauma Association（OTA）との協議による，包括的分類。
（新藤正輝：骨盤輪損傷の診断と治療．北海道整形外科外傷研究会学会誌23：76-85，2007より）

定性は，その後の日常生活に大きな支障をきたす可能性がある．骨盤輪の骨折は，安定型・部分不安定型・完全不安定型に分けられる（図29）[36]。

① **安定型**（全骨盤骨折の50〜70%）：小児に多い裂離骨折や，高齢者の転倒時の恥骨・坐骨の単独骨折などが含まれる。

② **部分不安定型**（全骨盤骨折の20〜30%）：前方が不安定な状態をさす。後方は回旋が不安定なことがあるが，垂直方向の安定性は保たれた状態であり，治療として前方の安定化が必要となる。

③ **完全不安定型**（全骨盤輪骨折の10〜20%）：完全不安定型は，前方・後方とも回旋ならびに垂直方向に不安定である。観血的整復と骨盤輪全体の安定化が必要な骨折である[35]。

C 寛骨臼骨折

　寛骨臼骨折は，骨盤輪損傷と同じく高エネルギー外傷で起こることが多いため多発外傷となりやすく，他臓器損傷や四肢の骨折を合併しやすい。

　寛骨臼は，前柱（anterior column）と後柱（posterior column）により構成される。

　骨折型分類は，AO分類がよく用いられる（図30）[35]。多くの血管が骨盤輪の周囲に存在するため，出血による出血性ショック伴うことが多い。臓器損傷は約10%に認められ

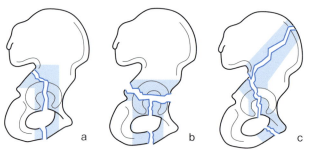

図30　寛骨臼骨折のAO分類
a：A型。前柱か後柱いずれかの損傷。
b：B型。A型に横方向の骨折が加わったもの。
c：C型。前柱，後柱ともに骨折したもの。
〔玉井和哉：成人の骨折と脱臼．松野丈夫，他（総編集）：標準整形外科学，第12版，p800，医学書院，2014より〕

る。うち死亡率は5〜15%である[35]。変形治癒や骨癒合不全は少ないが，強固な痛みが残存することがある。治療は全身状態の管理が最優先される。

　機能障害や遷延性疼痛を防ぐためには，解剖学的整復肢位の保持，骨盤輪・荷重ラインの安定化を図ることが重要である。それらを考慮したうえで，体位変換・可動域・筋力訓練を考えていく必要がある。医師から局部の運動を制限されることも多く，可能な範囲内で運動を行っていく必要がある。

C　臨床症状の診かた・考えかた

1　初診による臨床症状の捉えかた

　脊椎破壊性病変・腫瘍・感染性疾患・内科疾患からの腰下肢痛などはリハビリテーション対象外となってくるのでここでは，除外して考えていく（図31）[37]。腰椎疾患で出現する神経症状は，下位脊髄・円錐の障害・馬尾障害・各神経根障害である。ここでは神経根，馬尾の障害について述べる。

a　神経症状

　腰部神経根症状は，ヘルニアによるものが多い。ほかに，椎間孔部での狭窄，分離症分離部に生じた骨棘との摩擦・摩耗などでも出現する。単一神経根の障害では，デルマトームに一致した感覚障害，支配筋の筋力低下を認める。高位に応じた，腱反射の低下・消失，神経伸展テストが陽性となる（表3）。

　馬尾神経障害の多くは，多根障害であり，脊柱管狭窄症により生じる。神経の循環障害が関与しているといえる。歩行や後屈姿勢で症状が出現，増悪する傾向にある。臨床症状は，下肢痛・しびれ・馬尾性間欠跛行である。また，陰部症状（間欠性陰茎勃起・会陰部

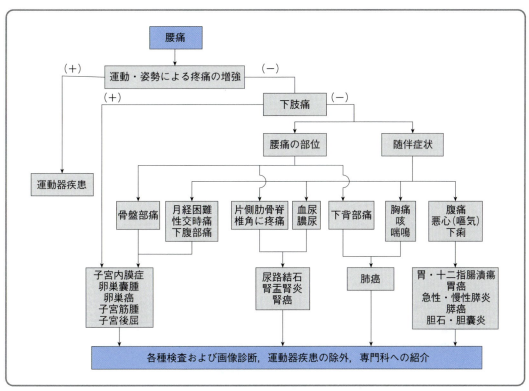

図31　他臓器疾患との鑑別のポイント
上記のように他臓器からの痛みのほかに，腫瘍性疾患や感染性疾患なども除外しておく必要がある．
〔吉本三徳：内科的・婦人科的疾患による腰・下肢痛．山下敏彦（編）：腰痛クリニカルプラクティス，整形外科臨床パサージュ，p 249，中山書店，2010〕

表3　神経学的高位診断

障害神経根	L4	L5	S1
責任高位	L3/4	L4/5	L5/S1
脊椎所見	後屈制限	前屈制限	前屈制限
大腿神経伸張テスト	陽性	陰性	陰性
下肢伸展挙上テスト	陰性	陽性	陽性
疼痛部位 知覚障害	大腿前面～膝内側 殿部	殿部～下腿外側	殿部～下腿後面
筋力低下	大腿四頭筋ほか	前脛骨筋，中殿筋 長母趾伸筋ほか	
深部腱反射	膝蓋腱反射 ↓～−		アキレス腱反射 ↓～−
筋萎縮	大腿部	腓腹部	腓腹部

のしびれなど）や膀胱直腸障害（残尿感や排尿困難など）を有することも少なくない．
　発症初期は，安静時に症状は認めず，無症状例が多い．病状の進行とともに，持続立位や安静時下肢痛，しびれ，筋力低下，排尿障害などが出現してくる．
　馬尾障害と神経根障害は合併していることも多い．脊柱管狭窄症により生じる間欠跛行

の特徴は，休憩や姿勢の変化により，すぐに症状の改善を認めることである．血管性間欠跛行との鑑別が必要である．

b 評価の進め方

問診にて大まかに障害部位や病態を推察する．常に疼痛を生じている状態や夜間痛の出現は，脊椎破壊性疾患や感染などの可能性もある．必ず医師の診断による治療が必要である．発症初期では，炎症の可能性を常に考える必要がある．急性の椎間関節痛では，関節内での出血の可能性も考えられる．

その状態に対して，徒手的治療を行うことは，病態の悪化をもたらす場合もある．

障害部位の推察には，痛みを誘発する方向（屈曲，伸展）・部位（下肢痛の有無）の特定が重要となる（表4）．

1）前屈・後屈障害による違い

腰痛疾患では，下肢痛の有無に加え，後屈時・前屈時に痛みが強くなるものに分けて考えると，原因を絞りやすい（表4）．

伸展時の症状発現は，椎間関節障害・脊柱管狭窄症・腰椎分離症やすべり症・仙腸関節障害が原因として考えられる．屈曲時の症状発現は，椎間板障害・圧迫骨折・筋筋膜性腰痛・仙腸関節障害が原因として考えられる．椎間板ヘルニアは，神経根の障害される位置により，後屈・前屈どちらでも症状が誘発される可能性がある．

脊椎圧迫骨折は，起居動作時に痛みを強く訴える．胸腰椎移行部の圧迫骨折は，起居動作時の強い痛みに加え，下腹部・鼠径部などにも痛みを訴えることがある．それらの症状が認められた場合，当該疾患を強く疑うべきである．

2）下肢痛の有無，痛みの部位

腰殿部痛に下肢痛を伴うかにより，腰痛疾患の原因を大きく分けることが可能である．

腰痛に下肢痛を伴うものは，椎間板ヘルニアなどによる神経根症状，梨状筋症候群を含めた末梢神経障害，仙腸関節・椎間関節などからの関連痛が考えられる．

痛みの部位や理学所見などにより，各病態の鑑別を進めていく．下肢痛に加え，神経脱落症状がある場合，椎間板ヘルニアなどの神経根障害を疑う．その場合，各障害高位レベルに一致した症状が出現する．神経根障害では時間経過に伴い，腰痛より下肢の痛み・し

表4 腰痛の分類

下肢痛の有無	痛みの条件	原因
下肢痛を伴わない腰痛	伸展にて増強	椎間関節，仙腸関節，分離症，すべり症，終板障害
	屈曲にて増強	椎間板，筋筋膜性腰痛，圧迫骨折，仙腸関節，終板障害
	（腰痛性）間欠跛行	筋筋膜性腰痛
下肢痛を伴う腰痛	伸展時に増強	神経脱落症状あり 椎間板ヘルニア（外側型，椎間孔）
		神経脱落症状なし 椎間関節，狭窄症，仙腸関節，成長期分離症
	屈曲時に増強	椎間板ヘルニア，仙腸関節
	間欠跛行	腰部脊柱管狭窄症，下肢閉塞性動脈疾患

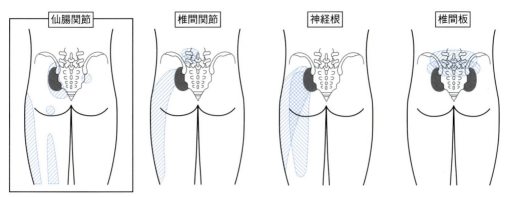

図 32 疼痛域による腰椎疾患との鑑別
疼痛域(斜線部)の焦点が仙腸関節付近にあるか否かで，主な腰椎疾患と鑑別できる．黒塗り部は仙腸関節障害に共通する自覚疼痛域を示す．
(村上栄一：仙腸関節の痛み—診断のつかない腰痛．p 56，南江堂，2012 より許諾を得て転載)

びれが主訴となることも多い．運動麻痺・筋力低下や感覚障害などは，ある程度進行しないと自覚症状として訴えることは少なく，理学検査にて確認する必要がある．

梨状筋症候群などに生じる，末梢神経障害との鑑別も必要である．仙腸関節由来の下肢痛は，デルマトームと一致しない．また，腰殿部痛とつながらない下肢痛を訴えることがある．椎間関節障害でも殿部・大腿外側に痛みを訴えることがあり，その特徴を理解することは治療上重要である(図 32)[38]．

2 椎間関節・仙腸関節・筋筋膜性腰痛の診かた

a 椎間関節性腰痛

椎間関節由来の症状の場合，体幹伸展・回旋にて痛みの再現を認める．

疼痛部位を聴取すると，障害椎間関節をピンポイントで訴え，障害椎間関節や多裂筋に圧痛所見を認める．その他，殿部や大腿外側への放散痛も出現していることが多い．

治療としては，腰背筋，特に多裂筋のリラクゼーションや伸張性改善，椎間関節の可動域改善が必要となる．また，股関節の伸展制限を認めることも多いため，全身的なアライメントの評価治療が必要である．

b 仙腸関節性腰痛

仙腸関節性腰痛の歴史は古く，1905 年に Goldthwait らにより提唱されている[39]．しかし，仙腸関節性腰痛の概念はいまだ確立されていない．理由として，①仙腸関節由来の腰痛有病率が未確認，②理学的検査手技における特異性と感度が不明，③健常者，腰痛患者の陰性率・陽性率が明らかではないことなどがあげられている[40](表 5)．

仙腸関節性腰痛の最も多い疼痛自覚部位は，上後腸骨棘(以下，PSIS)から頭尾外側に帯状に広がる領域である．多くの患者は，PSIS とその近傍 2 cm をさす[41]．関節裂隙を越えて頭側に疼痛が広がることはあまりない．また，関連痛と思われる下肢の痛みを伴うことが多い．部位は，殿部・鼠径部・大腿外側などであるが，デルマトームに一致しないことが特徴としてあげられる．

表 5 仙腸関節由来の痛みの特徴

- 仙腸関節部の痛みの自覚(PSIS を示す)
- 仙腸関節部の圧痛(PSIS の腸骨側)
- デルマトームに一致しない下肢痛(鼠径部・殿部・股関節外側・大腿外側など連続しない分節的な痛み)
- 股関節周囲や下肢の疼痛部に圧痛なし
- 片側性が多い
- ソファーに深く腰かけたときの痛み
- 固い所に座ったときの痛み
- 車から降りるときの痛み
- 患側を下にした側臥位での痛み
- あぐら時の痛み
- 脚を組んだときの痛み
- 誘発テスト(Freiberg, Patrick など)時の骨盤固定操作による疼痛軽減,陰性化

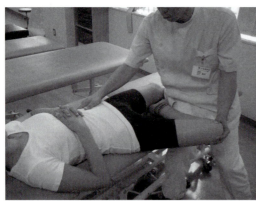

a. Patrick テスト(骨盤固定なし)

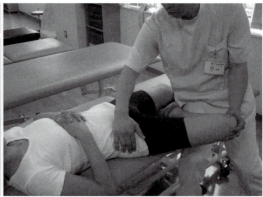

b. Patrick テスト(骨盤固定あり)

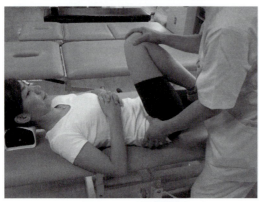

c. Freiberg テスト(骨盤固定あり)

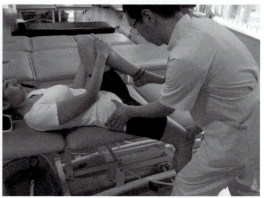

d. Gaenslen テスト(骨盤固定あり)

図 33 各種検査

a, b:Patrick テストのように骨盤固定を行うときと行わないときの症状変化をみる。
c, d では「骨盤固定あり」のみであるが,同様に固定がない場合と比較する。
単に各テストが陽性というだけで,仙腸関節の痛みとはいえない。テストにより股関節,仙腸関節,梨状筋,腰椎への影響も考えられる。各テストとも骨盤固定なしで陽性が出た場合,a, b のように骨盤の固定ありと,固定なしでの症状の差をみる必要がある。

村上によると[41]，圧痛点としては，PSIS下方，PSIS内側，仙結節靱帯の圧痛を認めることが多い。疼痛誘発テストは特異性は低いが，Newtonテスト変法，Gaenslenテスト，Patrickテストの順に誘発率が高いとのことであるが，筆者の経験ではFreibergテストも誘発率の高いテストで臨床上有用である(図33)。

仙腸関節由来の腰痛を呈する例では，骨盤の前傾角が増強していることが多い。その状態で荷重がかかると，仙腸関節への剪断力増加が生じる。また，運動時，骨盤内に生じた回旋ストレスなどが後方靱帯に刺激を与え，痛みとして感知しているのではないかと考えられている[41]。実際，ブロック注射でも，関節内よりも後方靱帯に行うほうが効果的である。そのことからも痛みの発信源は，後方靱帯が関与している可能性が高いといえる[41]。

仙腸関節包および関節の後方靱帯には，知覚神経終末の存在が確認されている(「A-3. 腰椎・骨盤帯の基本構造」参照⇒5頁)。つまり，仙腸関節自体も痛みの発生源になりうることが予測できる。

c 筋筋膜性腰痛

筋筋膜性腰痛は，「腰背筋やその筋膜，およびそこを貫通している皮神経への刺激変化による腰痛」と定義されている[42]。

多裂筋・脊柱起立筋は，胸腰筋膜に覆われ，1つのコンパートメントを形成する。このコンパートメント内圧の上昇により，コンパートメント症候群を引き起こす。加齢による骨盤後傾・腰椎前弯角の減少・腰背筋群の機能低下などにより，立位・歩行時，体幹前傾角度が強まる。体幹前傾角度増強により，腰背筋群が持続伸張された状態となる。さらなる体幹前傾角度増強を防ごうと腰背筋群の活動亢進が生じる。

この持続的な腰背筋群の筋収縮および伸張によりコンパートメント内で筋内圧の上昇，筋血流の低下が起こり，痛みの発生へとつながる(図34, 35)[43〜46]。

腰背筋群の筋内圧は，臥位よりも立位や歩行時において高い。この状態では，長時間歩行を持続することが困難となる(腰痛性間欠跛行)。しかし，腰背筋内圧の上昇・筋血流の低下を認めるものの，腰椎後弯位では，持続的なものではない。膝に手を置いて体重を支持する，体幹を後ろにそらして休憩すると症状は寛解する。

3 腰椎が股関節に与える影響(hip-spine syndrome)

a hip-spine syndromeとは

hip-spine syndromeは，1983年にOffierskiとMacNabにより提唱された概念である[47]。原著では，大腿部前面に生じる疼痛に関して，股関節の炎症から大腿部前面に疼痛が放散している場合と，L3-4間の不安定性や第4腰神経根の絞扼から生じている場合とがあり，それらはいずれも加齢に伴って増加し併存することもあるため鑑別が容易でないことが述べられている。

症状の原因がどこにあるかによって，hip-spine syndromeは表6のように分類されている。特にcomplex hip-spine syndromeとsecondary hip-spine syndromeについては，詳細な評価が必要である。整形外科的には，神経根部あるいは股関節への局所麻酔薬注射により原因を特定することが有用である。

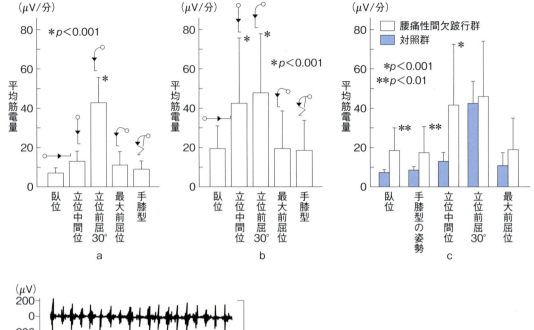

図34 腰痛性間欠跛行例の筋電図
a. 健常群。b. 腰痛性間欠跛行群。c. 健常群と腰痛性間欠跛行群の対比。d. 歩行時の筋放電パターン。
臥位や立位中間位においても健常人と大きな差がみられる。
歩行時では持続的な収縮パターンを示しており、健常人において30°前屈位で歩いたときに再現がみられる。
〔a〜c：荒井　至，他：腰痛性間欠跛行の電気生理学的検討．整形外科 49(5)：602，1998 より許諾を得て転載〕
〔d：紺野慎一：筋肉の生理・病態．菊地臣一（編）：腰痛，第2版．p101，医学書院，2014 より〕

表6　hip-spine syndrome の分類

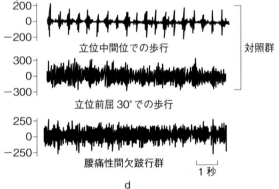

b 腰椎と股関節との関連性

　　secondary hip-spine syndrome においては，症状を有する部位とは別の部位に本質的な機能障害がある。そのため，股関節と腰椎との機能的な関連性から障害構造を紐解き，機能障害を有している部位へのアプローチが重要になる。ここでは，腰椎から股関節に影響を与えている場合について考える。

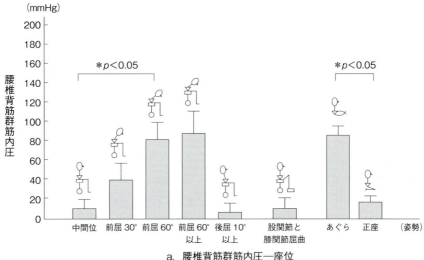

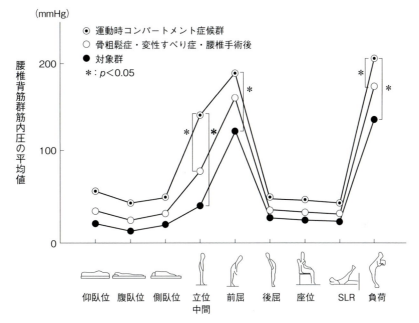

図35 腰背筋の筋内圧

腰背筋部の内圧は同じ坐位でも体幹の前傾が強いほど高い。
また，正常群に比較して骨粗鬆症例やコンパートメント症候群の症例では安静臥位の時点でも内圧は高く，立位では大きな差となる。
これは腰椎の前弯の低下，消失などにより体幹前傾が強まったせいだと思われる。

〔a：紺野慎一：筋肉の生理・病態．菊地臣一（編）：腰痛，第2版．p93，医学書院，2014より．
b：紺野慎一，他：腰椎背筋群のコンパートメント内圧上昇と腰痛．臨整外 28：419-426，1993より〕

1）腰椎由来の疼痛

　腰椎由来の疼痛を，殿部や鼠径部など股関節周囲に訴えることは多い。特に，L2領域が腰殿部，鼠径部に該当するため，L2神経根が障害されるすべての疾患において疼痛が

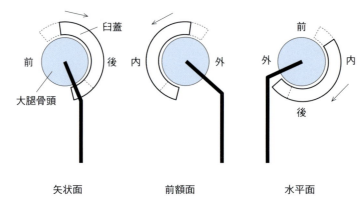

図36 骨盤のアライメントと股関節被覆率との関連性
骨盤の後傾，反対側下制，反対側への回旋が生じると，股関節の被覆率は低下する。
同様に，骨盤の支持側あるいは前方への並進運動も，股関節の被覆率を低下させる。

股関節周囲に出現する可能性がある。また，下位腰椎の障害に関しては，脊髄神経を介して分節性に伝達されるだけではなく，内臓性の交感神経求心路を介して非分節性に主としてL2領域に伝達されるとされており[48]，これによっても腰殿部や鼠径部に疼痛を生じることがある。

実際に，人工股関節全置換術(total hip arthroplasty：THA)術後に新たに股関節周囲に疼痛を生じたケースにおいては，腰部脊柱管狭窄症，変性すべり症，腰椎椎間板症，腰椎椎間板ヘルニアなどの合併症が報告されている[49]。

2）アライメント不良による影響

腰椎のアライメントは仙骨・骨盤のアライメントと強く関連する。そして，骨盤のアライメントは臼蓋と大腿骨頭よりなる股関節の被覆率に影響を与える。骨盤が後傾，反対側下制，反対側回旋の方向へ回転すると，骨頭に対する臼蓋の被覆率は低下する(図36)。

骨盤が後傾すると，矢状面からみて臼蓋が後方へ回転するだけでなく，前額面からみた臼蓋の傾斜角(Sharp角)が増加し臼蓋形成不全と同様の像を呈することが報告されている(図37)[50]。すなわち，骨の形態としては異常がなくても，骨盤が後傾することにより臼蓋形成不全を有する患者と同様の力学的環境がつくり出されてしまう。

被覆率の低下は，荷重面の減少に伴う単位面積当たりの負荷の増大を意味しており，関節への圧力が増加する。実際に，加齢による腰椎後弯変形から骨盤の後傾が生じ股関節の被覆率が低下することが，高齢者で発症する一次性の変形性股関節症の一因になると考えられている[51]。

また，特に骨盤の前方並進と支持側への並進も，同様に股関節の適合性を低下させる。このような骨盤の並進移動は，上半身のアライメント異常と関連しやすい[52]。上半身が後方偏位すると骨盤の位置は前方へと変位し後傾方向へ傾斜しやすく，上半身が前方変位すると骨盤は後方へと変位し，前傾方向へ傾斜しやすくなる(図38)[52]。また，上半身と下半身とのアライメントの関連性は前額面においても同様である。上半身が支持側の反対側へ変位すると骨盤は支持側へ変位しやすくなる。これらは立位を保持するなかで力学的平衡を保とうとする全身の反応である。その証拠に，前述の報告(図38)[52]では，3つの異

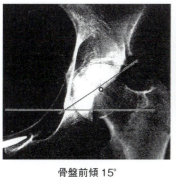 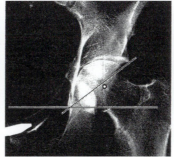 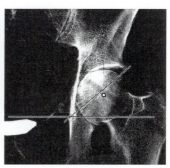

	骨盤前傾 15°	正常	骨盤後傾 15°
CE 角	47°	45°	36°
Sharp 角	35°	38°	42°

図 37　骨盤前後傾と臼蓋骨頭指数との関連性
骨盤が後傾化することにより，CE 角は減少し Sharp 角が増大し，臼蓋形成不全と同様の像を示す傾向にある．
(中村泰裕，他：立位 2 方向 X 線計測値からみた高齢者の一次性股関節症．関節外科 23：46-55, 2004 より)

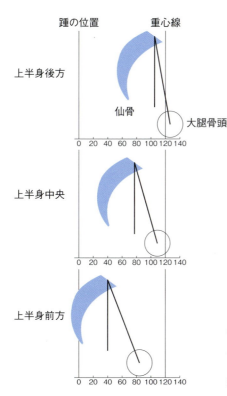

図 38　上半身のアライメントと骨盤位置との関連性
上半身が後方へ変位すると骨盤は前方変位・後傾しやすく，上半身が前方へ変位すると骨盤は後方変位・前傾しやすくなる．
(Schwab F, et al：Sagittal plane considerations and the pelvis in the adult patients. Spine 34：1828-1833, 2009 より一部改変)

なる姿勢パターンにおいて，重心線の位置には差がない．すなわち，重心の前後位置を変化させないように，上半身と下半身を逆方向に変位させていると考えられる．したがって，股関節のアライメントにおいて重要な骨盤傾斜をみる際には，腰椎・骨盤，股関節の局所のアライメントだけではなく，全身の姿勢にも目を向ける必要がある．
　立位姿勢において，重心線は股関節中心の近くを通る(図 39)[53]．したがって，重心線が前方あるいは後方へ変位し，股関節中心と重心線との距離が大きくなると，重力により

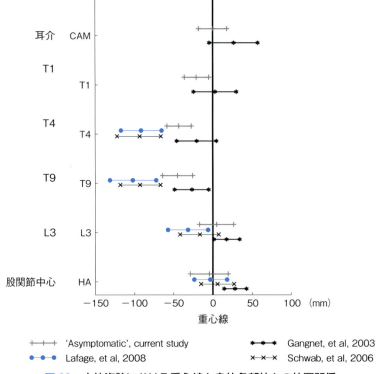

図39 立位姿勢における重心線と身体各部位との位置関係
重心線は，ほぼ股関節中心を通る。
(Steffen JS, et al : 3D postural balance with regard to gravity line : an evaluation in the transversal plane on 93 patients and 23 asymptomatic volunteers. Eur Spine J 19 : 760-767, 2010 より一部改変)

股関節にかかるモーメントは増大する。その結果，身体はそれに対抗するモーメントを発揮するため関節周囲筋の筋張力や靱帯による張力を高める必要があり，関節への負荷は増大する。前述した高齢者における一時性変形性股関節症の要因としても，股関節に対する重心の前方化があげられている。また，トレンデレンブルグを生じ上半身が支持側の反対側へ変位するような姿勢を呈すると，骨盤の反対側下制と支持側変位，それに重心の反対側変位が加わり，関節への圧力はかなり高くなると予測される(図40)。

3) 腰椎の安定性と股関節の運動性

すべての股関節周囲筋の起始部は，骨盤あるいは腰椎である。したがって，腰椎・骨盤の安定性は股関節周囲筋の作用に大きな影響を及ぼす。起始部が不安定な状態では筋は十分な張力を発生させることができないため，筋腱の過使用による障害をきたしやすい。

股関節運動時に適切な腰椎・骨盤の安定性をつくり出すためには，股関節運動の主動作筋が張力を発生するよりも早く，腰椎・骨盤を安定させておく必要がある。そのため，健常者では，股関節の屈曲や外転，伸展運動時にそれぞれの主動作筋よりも体幹の安定化筋 (特に腹横筋や多裂筋など) が早期に活動する (図41)[54]。普段，われわれが意識することのないこのようなフィードフォワード制御が，運動の遂行には重要である。

しかし，腰痛患者ではこのような体幹安定筋の筋活動開始が遅延しているという報告がある[55, 56]。さらに，股関節疾患患者においても，股関節運動に伴う多裂筋の筋活動遅延が

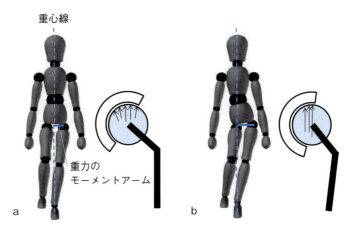

図40 姿勢の変化が股関節への圧力に与える影響
aの姿勢に対してbのようにトレンデレンブルグを生じ，かつ上半身重心が反対側へ変位している場合，股関節の接触面積は減少し，かつ重力によるモーメントは増大するため，関節面での圧力が増大する。

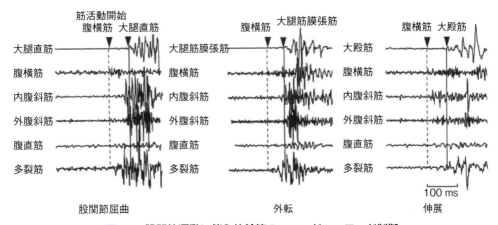

図41 股関節運動に伴う体幹筋のフィードフォワード制御
股関節の屈曲，外転，伸展に際して，それぞれの主動筋である大腿直筋，大腿筋膜張筋，大殿筋よりも，腹横筋の筋活動が早期に生じている。
(Hodges PW, et al : Contraction of the abdominal muscles associated with movement of the lower limb. Phys Ther 77 : 132-142, 1997 より一部改変)

みられている[57]。このことは，股関節の運動に問題がある股関節疾患患者において，その基盤となる腰椎・骨盤の安定性も不十分であることを示しており，事実，多裂筋の筋活動遅延は股関節伸展運動時の骨盤前傾の増大につながりやすい[57]。このような筋活動の時間的協調性は，臨床で徒手的に判断できるものではなく，今のところ的確に評価できる方法はない。しかし，股関節の運動機能障害があるケースでは，常に腰椎・骨盤の安定性の問題も視野に入れておくことが必要である。

D 治療方法とそのポイント

1 腰椎・骨盤の可動性改善に対するアプローチ

a 腰椎可動性に対するアプローチ

　腰痛疾患に対するアプローチを考えていく際には，ヘルニアや狭窄を認める脊柱管自体に直接アプローチを行うことは不可能である．また，急性症状を呈するヘルニアなどでは，安静(コルセット装着を含む)，ブロック注射などが治療の第1選択となる．

　しかし，姿勢や動作が症状発現や増悪を招いている場合には，アプローチしていくことは可能である．脊柱管狭窄症由来の馬尾症状などは，静的脊柱管の狭小化に加え，立位・歩行時における腰椎前弯の増強が二次的圧迫因子となる．その場合，多くは腰椎伸展拘縮・股関節屈曲拘縮を生じている．それらを改善させることにより，歩行時，脊柱管内の神経の血行改善がみられ，症状寛解につながる．

　椎間関節性腰痛・分離症・すべり症などでも，骨盤前傾・腰椎の過前弯姿勢が，分離部へのストレス増大，椎体前方への剪断力増加の原因となる．そのため，骨盤前傾・腰椎の過前弯姿勢の改善が必要となる．

　治療対象としては，腰椎椎間関節，腰部伸展筋群(特に多裂筋)，股関節屈曲作用を持つ腸腰筋，大腿筋膜張筋，内転筋，大腿直筋，股関節前面に存在する靱帯があげられる．

　筋膜性腰痛・胸腰椎圧迫骨折や腰椎椎間板ヘルニアでは，骨盤後傾・腰椎前弯角の低下・後弯変形などが症状発現・増悪につながる．多くの腰椎椎間板ヘルニア症例では，腰椎前弯の消失により，下位腰椎部での過剰運動が起こり，同部位に過負荷が生じることとなる．腰部多裂筋・腰方形筋など，腰部伸筋群緊張や椎間関節可動性低下に対するアプローチ方法を示す(図42〜44)．

b 仙腸関節へのアプローチ

　骨盤前傾角度が増強した状態で荷重が加わると仙腸関節への剪断力が生じる．

　股関節屈曲拘縮は，骨盤前傾による腰椎前弯角を増強させる．その結果，多裂筋の緊張増大につながり仙骨のうなずき(ニューテーション)を高める結果となる．

　ここでは，仙腸関節の可動域改善へのアプローチ方法，後仙腸靱帯のストレッチを示す(図45，46)．

2 骨盤底筋群に対するアプローチ

　腹腔の底部を構成する骨盤底筋群は，荷重下では，臓器の重み負荷を常に受け続けている．骨盤底筋群の機能不全は，尿失禁や臓器脱などの症状を引き起こす要因となり，高齢者や妊娠・出産というイベントを機に，多くの女性が苦しんでいる．

　骨盤底筋群は，①腰椎-骨盤帯のコントロール，②腹腔内圧の維持・コントロールにも関与しており，姿勢保持にも大きな役割を有している．このことから，近年では尿失禁な

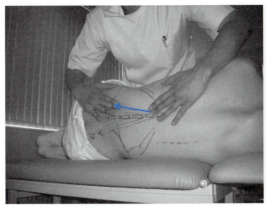 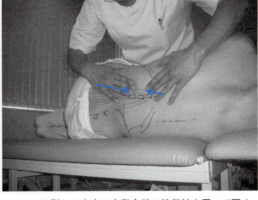

多裂筋の筋線維に沿って牽引　　　　　　そのまま引いた方向に自動介助で筋収縮を用いて戻す

図42　多裂筋治療

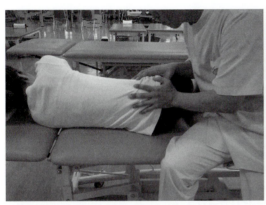 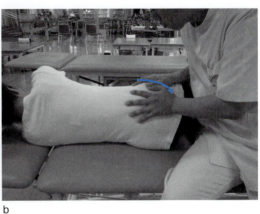

a　　　　　　　　　　　　　　　　　　b

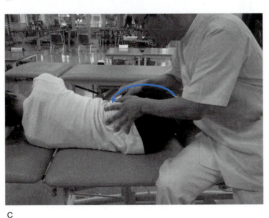

図43　腰方形筋　腹斜筋群へのアプローチ
a. 中間位。
b. 骨盤より尾側に牽引し，腰方形筋を伸張位にする。
c. セラピストの動きに合わせて頭側位骨盤を引き上げる。

c

どの泌尿器系の問題だけではなく，姿勢制御不良症例に対する重要なアプローチポイントとなっている。

　骨盤底筋群の訓練を行う際に困難なのは，収縮法や収縮感をうまく伝え，自覚してもらうことといえる。そのことから，まずはボール刺激を用いて，骨盤底筋群の位置を意識させることを目的とした方法を荒木らは紹介している[58]。

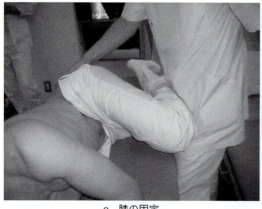
a. 膝の固定

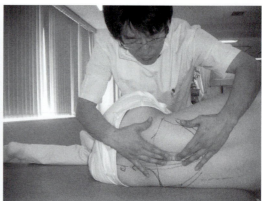
b. 上下の棘突起に指を当てる

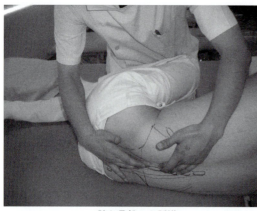
c. 膝と骨盤から誘導

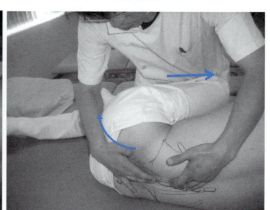
d. 椎間関節を開く

図44 椎間関節のモビリゼーション
a. 片方の膝，あるいは両方の膝をセラピストの身体で固定する。
b. 対象とする椎間の頭側の棘突起に一方の手指を当て，尾側側にもう一方の手を当てる（頭側側が固定）。
c〜d. セラピストの体重移動により股関節の屈曲，骨盤後傾が起こる対象となる椎間の棘突起間に開きが出るところまで操作する。

　大殿筋や大腿二頭筋などの大きな筋の固さが骨盤底筋への意識をさらに難しくしていると考えられる（図47）。
　訓練は，リラクゼーションや腹式呼吸を用いての横隔膜，骨盤底筋の動きをイメージすることから始め，徐々に骨盤底筋の選択的な収縮を促していく。収縮感が得られにくい場合，まずは臓器の重さを取り除いた姿勢，背臥位で殿部下肢をクッションなどで挙上した状態（骨盤底を上に向ける）や肘をついての四つ這いなどで行うことが多い（図48）。
　わが国では，内診が現実的ではないため骨盤底筋群の収縮確認は，深呼吸や腹圧負荷をかけた状態で，会陰腱中心で収縮確認する（図49）。通常，骨盤底筋の収縮課題では，会陰腱中心は頭側に移動するのに対し骨盤底筋の機能不全例では下がってくることも多い。坐骨のラインより下がってくることは異常と考えられる。会陰腱中心自体もデリケートな場所であることから，抵抗を示す場合には，尾骨や尾骨筋を触診して骨盤底筋の収縮を確認することが望ましい。しかし，その方法だと骨盤底の上下移動が確認できないというデメリットがある。

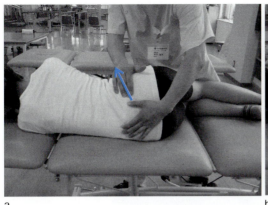
a

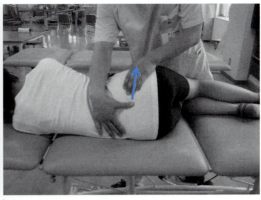
b

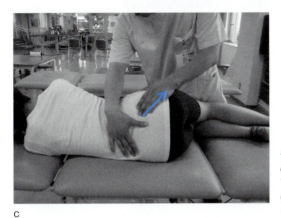
c

図 45 後仙腸靱帯の伸張
仙腸関節の後面の靱帯を伸張．a．上部，b．中間部，c．下部，に分けて行う．患者の膝をセラピストの体幹で止め，一方の手で仙骨部を固定する．仙腸関節後方の靱帯を触診する．もう一方の手で仙腸関節後方を開くように寛骨を操作する．

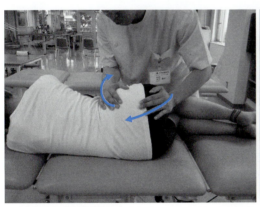

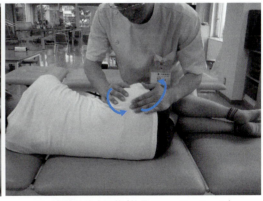

a. 寛骨の前方回旋（仙骨カウンターニューテーション）　　b. 寛骨の後方回旋（仙骨ニューテーション）

図 46 仙腸関節の可動域訓練

　坐位では，坐骨支持を骨盤の前後傾などで強調することや，タオルなどで坐骨・尾骨・恥骨のスクエア間を埋め，局所に刺激を入れることで収縮を感じやすくする．骨盤底筋の収縮が意識できてくると，収縮を維持しながら，軽い下肢の運動を行うなど機能的に使えるように練習をする．
　徐々に収縮コントロールができてくれば，立位での運動やエアスタビライザー，セラ

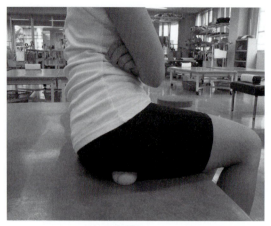

図47 骨盤底筋周辺のリラクゼーション
テニスボールほどのゴムボールなどを用いて坐骨周辺の筋の柔軟性を獲得。骨盤底筋の収縮を得られやすい環境をつくる。男性など骨盤底筋の緊張の高い例では，ボールを尾骨，坐骨間や正中にもってきて尾骨筋，骨盤底筋のマッサージにも用いる。

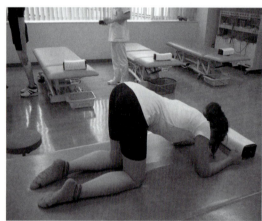

a．肘をついての四つ這い位

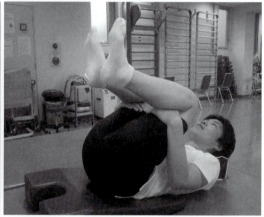

b．腰を高くし，膝や足を抱えて会陰部を上方に向けるスリングなどで下肢を支持すると，努力性が少なく行える

図48 骨盤底筋群の収縮訓練
背臥位や，膝立て位での収縮訓練でもかまわないが収縮感が得られにくい場合もある。写真では，肘をついての四つ這い(a)，膝を抱えた姿勢での訓練(b)を紹介している。上記姿勢や腹臥位などでは骨盤底筋群を臓器の重みなどから解放することで，収縮感が得られやすい。

ピーボールなど高度なエクササイズや実際の動作場面に進んでいく。

〔項をまとめるにあたりご指導いただいた田舎中真由美先生（フィジオセンター）に深謝いたします。〕

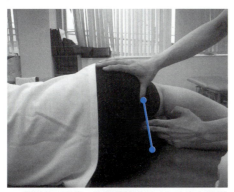
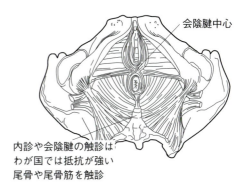
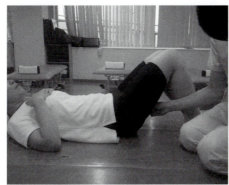
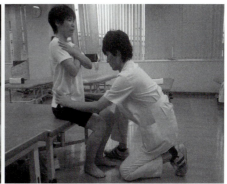

a. 側臥位で通常，坐骨結節のラインよりも頭側骨盤底筋群の収縮課題やせきなどの腹圧負荷で収縮およびその方向を確認する

b. 会陰腱中心の解剖図。女性なら肛門と腟の間，男性なら肛門の少し前

c. 同様に背臥位などでも収縮の確認

d. 側臥位，背臥位や坐位で腹部の筋収縮を確認する（上前腸骨棘の内下方を触診）

図49 会陰腱中心の触診（骨盤底筋群の収縮の確認）

3 腰椎由来のアライメント不良に対するアプローチ

a 骨盤・腰椎のアライメント異常に由来する障害へのアプローチ

　骨盤・腰椎のアライメント異常は，臼蓋と骨頭とのアライメントを変化させ股関節の被覆率に影響を与える。また，骨盤・腰椎は脊柱の土台となる部分であるため，脊柱全体のアライメントや上半身の質量中心の位置にも大きな影響を与える。

　骨盤・腰椎のアライメント改善のためには，他動的な治療だけでは効果が乏しい。患者自身が骨盤・腰椎のアライメント変化を自覚しながら行うほうがその後の姿勢の改善につながりやすい。腰椎のアライメントの位置覚の誤差は，立位，座位，四つ這い位の順に大きくなる[59]。したがって，立位での姿勢変化が最も鋭敏に知覚されやすいということになるが，実際には，立位では股関節周囲筋の緊張などで骨盤・腰椎の動きを生じにくいことが多いため，椅子座位や高くしたベッド端での座位などで行う。

　また，腰椎のアライメント修正に際してはカップリングモーションも考慮して，回旋や側屈の複合運動を行う。腰椎が屈伸中間位にある場合，回旋と側屈は反対方向に生じる（例：左回旋と右側屈）。報告により異なるが，腰椎が伸展位の場合も回旋と側屈は反対方向の組み合わせになりやすく，腰椎が屈曲位の場合は，回旋と側屈が同方向となりやすい。

健常者では，加齢に伴い骨盤が後傾し腰椎の前弯が減少する。しかし，わが国で多い二次性の変形性股関節症患者では，前期あるいは初期のころから骨盤は前傾し腰椎前弯が増強しており，中高年で進行期，末期と病状が進行しても，骨盤の前傾や腰椎の前弯は維持される[60]。そのうえ，脊柱の可動性は加齢とともに低下するため，進行期，末期の変形性股関節症患者，あるいは人工股関節全置換術（THA）の術後患者においては，骨盤前傾，腰椎前弯位で可動性が低下した状態になっていることが多い。そのため，術後には骨盤・腰椎のアライメント不良により立位や歩行時の股関節伸展制限が生じやすくなる。骨盤後傾・腰椎後弯方向への運動とその位置での安定化運動を座位から行い，立位でもアライメントを維持できるように進めていく。

b 骨盤・腰椎の安定性低下に由来する障害へのアプローチ

骨盤・腰椎のアライメント不良を引き起こす原因の1つに，骨盤・腰椎の安定性低下がある。骨盤・腰椎の安定性が低下すると，骨形態や関節包・靱帯による制動に頼る傾向になりやすい。そのため，関節可動域の最終域付近で姿勢を保持しやすく，機能的に重要となる関節の中間位でのアライメントの保持が困難となる。

アプローチとしては，骨盤・腰椎の安定化筋の収縮練習，および上下肢の運動や重心移動に伴う骨盤・腰椎の安定化練習を行う。筋を随意的に，かつ選択的に収縮させるのは困難な場合も多いが，その場合は筋の運動学を考慮し，共同筋のなかで筋の相対的な活動比率が高くなる課題を選択して行う。

腹横筋は，四つ這い位での上下肢挙上やサイドブリッジ，カールアップなどでよく活動する[61]（図50）。しかし，サイドブリッジは外腹斜筋の筋活動が，カールアップは腹直筋の筋活動がそれぞれ高いため，外腹斜筋や腹直筋に対して相対的に腹横筋の筋活動を高めたければ，四つ這い位での上下肢挙上運動が推奨される。また，可能であれば運動時に下腹部を脊柱のほうに向かって軽く引き込むように意識すると，腹横筋の筋活動だけをさらに選択的に高めることも可能である[62]。もちろん，運動時には骨盤・腰椎の適切なアライメントを保持することに留意する。

また，座位での体幹傾斜による重心移動を行うことにより，腹横筋，腹斜筋，腸腰筋の相互作用による骨盤・腰椎の安定化運動を行うこともできる（図50）。

多裂筋は，四つ這い位での上下肢挙上や仰臥位での両脚あるいは片脚でのブリッジなどでよく活動する[61]（図51）。しかし，仰臥位でのブリッジ運動では，脊柱起立筋も同様に強く活動する。脊柱起立筋に対して相対的に多裂筋の活動を高めたければ，四つ這いでの上下肢挙上運動が推奨される。

骨盤・腰椎周囲の筋活動を改善していくためには，日常的な座位や立位姿勢にも目を向ける必要がある。座位，立位ともに，直立位に比して slump sitting（骨盤後傾，胸腰椎後弯位）あるいは sway back posture（骨盤前方変位，胸椎後弯）では，多裂筋や内腹斜筋，胸部の脊柱起立筋の筋活動が低下しやすい（図52）[63]。また，sway back posture では姿勢保持時の腹横筋の筋活動も低下しやすい[64]。種々の座位姿勢での筋活動を比較した報告では，骨盤前傾，腰椎前弯を維持して胸椎部はリラックスした姿勢（lumbo-pelvic upright sitting）を保持しているときは，骨盤後傾，胸椎・腰椎が後弯し脱力した姿勢（slump sitting）よりも多裂筋，内腹斜筋，腰腸肋筋の活動が増加する。しかし，さらに興

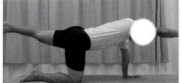
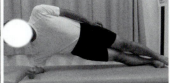
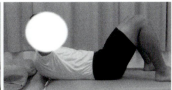
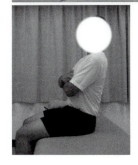

図 50　腹横筋の筋活動が高まる運動

外腹斜筋や腹直筋に対して相対的に腹横筋の筋活動を高めるには，四つ這いでの上下肢挙上がよい（右側の腹横筋がより働く）。腰椎のアライメントを変えずに随意的に下腹部を引き込むようにすると腹横筋の筋活動をさらに高めることができる。座位での体幹後傾運動では，腹横筋，内腹斜筋，腸腰筋の相互作用により，骨盤・腰椎の安定性を高めることができる。

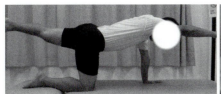
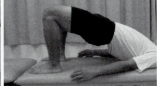
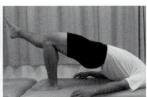

a.　四つ這いでの上下肢挙上運動　　b.　両脚でのブリッジ　　c.　片脚でのブリッジ

図 51　多裂筋の筋活動が高まる運動

下肢挙上側の多裂筋の筋活動が高まるので，脊柱起立筋に対して相対的に多裂筋の活動を高めるには，四つ這い位での上下肢挙上がよい。

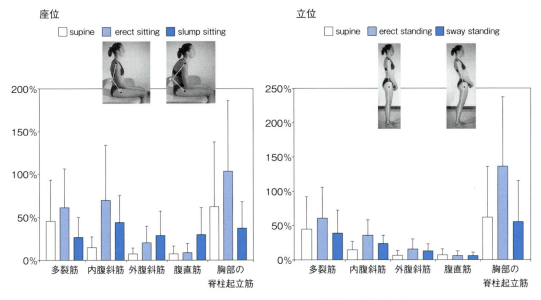

図 52　座位・立位の姿勢の違いと体幹筋筋活動の変化

座位，立位ともに，崩れた姿勢（slump sitting, sway standing）では，多裂筋や内腹斜筋，脊柱起立筋の筋活動が減少している。また立位では，直立位に比して sway standing で外腹斜筋と腹直筋の筋活動が増大する。

（O'Sullivan PB, et al：The effect on different standing and sitting postures on trunk muscle activity in a pain-free population. Spine 27：1238-1244, 2002 より一部改変）

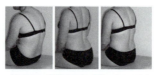
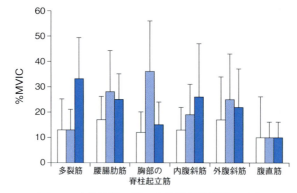

図53 座位姿勢の違いと体幹筋筋活動の変化

骨盤前傾，腰椎前弯位で胸椎部はリラックスした姿勢(lumbo-pelvic upright sitting)では，ほかの姿勢よりも多裂筋と内腹斜筋の筋活動が増大する傾向にある。
(O'Sullivan PB, et al：Effect of different upright sitting postures on spinal-pelvic curvature and trunk muscle activation in a pain-free population. Spine 31：E707-712, 2006 より一部改変)

味深いことに，lumbo-pelvic upright sitting では，胸椎・腰椎ともに伸展させた姿勢(thoracic upright sitting)よりもさらに多裂筋や内腹斜筋の筋活動が高く，胸部の脊柱起立筋の筋活動は低く抑えられる(図53)[65]。すなわち，lumbo-pelvic sitting では，骨盤・腰椎の安定化筋を持続的に活動させるとともに，過剰な脊柱起立筋の活動を軽減することができる。骨盤・腰椎の安定性改善には時間を要する。そのため，エクササイズとしての筋活動の改善運動だけではなく，日常生活での姿勢への配慮を患者自身が継続して行っていくことが重要である。

c 骨盤・腰椎以外の部位のアライメント異常に由来する障害へのアプローチ

腰椎のアライメント障害が，骨盤や腰椎など局所の問題のみならず全身の姿勢異常の影響で生じている場合がある。その場合，腰椎のアライメント障害を改善するために，姿勢の修正が必要である。

たとえば，上部体幹(胸郭)の位置が前後に変位することによって，腰椎のアライメントは変化する[66](図54)。上部体幹が前方へ変位すると，胸椎の後弯は減少するとともに上位腰椎での前弯が強くなり，骨盤は後方変位および前傾する。上部体幹が後方へ変位すると，胸椎の後弯が増大するとともに上位腰椎前弯は減少するが下位腰椎では逆に前弯が増大しやすい。骨盤は前方変位および後傾する。

矢状面で骨盤・腰椎のアライメントを整え，機能的な姿勢を獲得するためには，身体重心の位置を適切な位置に保持したままで，重心線上に股関節中心を位置させるとよい(図55)。

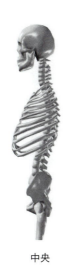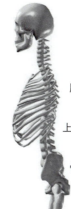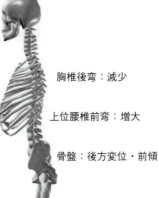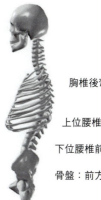

中央　　　　　　前方　　　　　　　後方

図54　上部体幹の前後変位と脊柱アライメント変化との関連性
上部体幹の前後変位により，腰椎・骨盤のアライメントは影響を受ける。

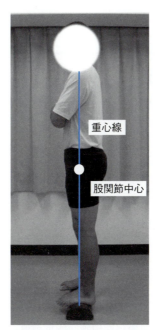

図55　機能的な姿勢を獲得するための方法
重心線の位置と重心線に対する股関節中心の位置の2つを制御する。重心線と股関節中心とを一致させることで，上半身重心と下半身重心とが重心線上に位置するようになり，適切なアライメントを獲得できる。重心線の位置は，支持基底面を工夫することで容易に制御できる。

　同様に，上部体幹が側方に変位することによっても腰椎のアライメントが変化する[67]（図56）。上部体幹が左側に変位している場合は，胸椎は右側屈，腰椎は左側屈，骨盤は右変位および左下制しやすい。胸郭を左右に動かすことにより，胸椎と腰椎に逆方向の側屈運動を生じさせることが可能である。

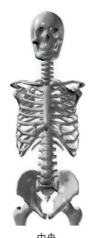

胸椎：右側屈

腰椎：左側屈

骨盤：右変位・左下制

中央　　　左変位

図 56　上部体幹の左右変位と脊柱アライメント変化との関連性
上部体幹の左右変位により，腰椎・骨盤のアライメントは影響を受ける。

E　ケーススタディ

1　梨状筋症候群により殿部痛が疑われた症例

症例：30 歳代，女性

診断名：椎間板ヘルニア疑い（梨状筋症候群）

画像所見：腰椎前弯増強

現病歴：以前より殿部痛あり（特に長距離歩行後出現）。階段昇降時，右大腿後面への放散痛を主訴として来院。椎間板ヘルニア疑いでリハビリテーション開始となる。

初診時評価：

- 主訴：右殿部痛，右下肢放散痛（大腿後面）。
- アライメント：骨盤前傾角度増強，腰椎過前弯。
- 圧痛所見：梨状筋，上双子筋，両側多裂筋，L5/S1 椎間関節。
- SLR：陽性。また，股関節内旋位で増強。
- Freiberg テスト：陽性。
- Pace テスト：陰性。
- PLF テスト：115°。
- Ober テスト：陽性。
- Thomas テスト：陽性。

上記所見より，梨状筋症候群の存在を疑いリハビリテーションを開始した。

> **Thinking Point !!**
> ❶ 鑑別すべき疾患
> ❷ リハビリテーションを進めるにあたり留意すべき事項

a Thinking Point の解釈
1）鑑別すべき疾患
　殿部痛・下肢放散痛・SLR 陽性所見は，椎間板ヘルニア，梨状筋症候群の両方に出現する症状である．Freiberg テスト陽性所見，股関節内旋位での SLR 時の疼痛増強，梨状筋・双子筋に認められた圧痛所見は，梨状筋症候群の存在を強く疑う所見となる．

2）リハビリテーションを進めるにあたり留意すべき事項
　梨状筋は，仙骨前面より大転子上部に付着する筋である．骨盤前傾角度が増強すると，股関節後方から上方に筋アライメントが変化する．そのアライメント変化は，梨状筋に股関節外転の役割を生じさせる．結果，歩行時，梨状筋に過負荷を発生させ，疼痛を発生させたと考えられる．治療は，梨状筋を含めた外旋六筋へのリラクゼーション，坐骨神経の滑走訓練が必要となる．腰椎・骨盤の前傾アライメントを軽減させ，歩行時，梨状筋への負荷を軽減させる必要がある．

b Thinking Point を考慮してアプローチした結果
　5 週間で症状が消失し，リハビリテーション終了となった．

❷ 脊柱管狭窄症により腰痛症状が出現した症例

症例：40 歳代，男性
診断名：腰部脊柱管狭窄症
画像所見：腰椎前弯消失，L4/5 間の椎間板ヘルニア，黄色靱帯肥厚あり
外科的治療：内視鏡下脊柱管拡大術により，黄色靱帯切除，椎間関節一部切除．年齢を考慮し，腰椎の急激な変性進行を予防するため，ヘルニアは摘出せず温存．
現病歴：高校在学中より腰痛あり．20 歳代の頃，腰痛と右下腿痛，右母趾のしびれを感じ受診．腰椎椎間板ヘルニアの診断を受ける．40 歳代前半の頃，強い腰痛と両下腿のしびれが出現し長距離歩行困難となる．
　腰痛は軽減したので様子をみていたが，数か月後，歩行時，両下腿のしびれ増強，歩行継続が困難となる．その後，症状の軽減がみられないことから受診し，脊柱管狭窄症の診断を受ける．
術前評価：
- 馬尾性間欠跛行（歩行時の両下腿のしびれ）
- 筋力：母趾伸展筋；R4 L4＋
　　　　股関節外転筋；R4 L4
　　　　股関節伸展筋；R4 L4
- 体幹伸展テスト：両下腿にしびれを再現

・JOA 腰痛疾患治療成績判定基準：14 点

> **Thinking Point !!**
> ❶ 手術による影響の考慮
> ❷ 長期予後を考えてのリハビリテーションプログラム

a Thinking Point の解釈

1）手術による影響の考慮

　術後，侵襲の影響による症状の悪化に留意する必要がある．術後初期には，腰椎の回旋や過剰な屈伸は禁忌とし，対称的な筋活動を用いた体幹安定化訓練を軽負荷から始める．

　「いきみ」や高負荷での動作訓練は再出血などのリスクがあるため避ける．また，侵襲部位の治癒過程における神経根の癒着防止も考慮する必要がある．

2）長期予後を考えてのリハビリテーションプログラム

　症例は，椎間板ヘルニアと当該関節への負荷量増大による椎間関節，黄色靱帯の肥厚・変性により脊柱管狭窄症を発症したと考えられる．手術により，狭窄症に対する症状は改善されているが，L4/L5 椎間板ヘルニアは残存したままである．

　術前より認める腰椎前弯消失が続けば，椎間板への負荷増大が生じ，その結果，ヘルニアによる症状の再発の可能性も考えらえる．そのため，腰椎生理的前弯獲得訓練，体幹安定性向上訓練が必要となる．また同時に，腰部への負担軽減を目的とした，股関節・胸郭部へのアプローチも重要である．

b Thinking Point を考慮してアプローチした結果

　3 か月後，間欠跛行（－），筋力は回復し母趾伸展筋：R4 L5，体幹伸展テストは陰性，JOA 腰痛疾患治療成績判定基準 22 点となり，リハビリテーション終了となった．

■ 引用文献
1) 大瀬戸清茂，他：神経ブロック法手技 LV 仙腸関節ブロック，股関節ブロック．外科治療 59：341-344，1988 より一部改変
2) Richardson C，他（著），齋藤昭彦（訳）：傍脊柱メカニズムと腰椎の支持．腰痛に対するモーターコントロールアプローチ．pp 53-66，医学書院，2008
3) Pearcy MJ, et al：Three-dimensional X-ray analysis of normal movement in the lumbar spine. Spine 9：294-297, 1984
4) Pearcy MJ, et al：Axial rotation and lateral bending in the normal lumbar spine measured by three-dimensional radiography. Spine 9：582-587, 1984
5) Kapandji AI（著），塩田悦仁（訳）：カラー版 カパンジー機能解剖学Ⅲ 脊柱・体幹・頭部．原著第 6 版，p 61, pp 93-95，医歯薬出版，2008
6) Inufusa A, et al：Anatomic changes of the spinal canal and intervertebral foramen associated with flexion-extension movement. Spine 21：2412-2420, 1996
7) Lorenz M, et al：Load-bearing characteristics of lumbar facets in normal and surgically altered spinal segments. Spine 8：122-130, 1983
8) Beattie PF, et al：Effect of lordosis on the position of the nucleus pulposus in supine subjects. A study using magnetic resonance imaging. Spine 18：2096-2102, 1994
9) Neumann DA（著），嶋田智明，他（監訳）：筋骨格系のキネシオロジー．p 323，医歯薬出版，2005
10) 馬場久敏：腰椎変性疾患．松野丈夫，他（総編集）：標準整形外科学，第 12 版．p 563，医学書院，2014
11) 庄野泰弘，他：脊椎の機能解剖とバイオメカニクス．越智隆弘，他（編）：脊椎・脊髄損傷，NEW

MOOK 整形外科 No.4, pp 1-13, 金原出版, 1998
12) Adams MA, et al : The effect of posture on the role of the apophysial joints in resisting intervertebral compressive forces. J Bone Joint Surg 62 : 358-362, 1980
13) 星野雄一, 他：ロコモーティブシンドロームとサルコペニア. Modern Physician 31 : 1351-1355, 2011
14) 川上俊文：図解腰痛学級, 第5版. p 251, 医学書院, 2011
15) Macnab I, et al : Spondylogenic Backache : Soft Tissue Legions. In : Backache. pp 120-147, Williams & Wilkins, 1990
16) 馬場久敏：腰椎変性疾患. 松野丈夫, 他(総編集)：標準整形外科学, 第12版. p 565, 医学書院, 2014
17) 菊地臣一：腰椎変性疾患. 内田淳正(監修), 中村利孝, 他(編)：標準整形外科学, 第11版. pp 520-542, 医学書院, 2011
18) 平林 洌, 他：腰部脊柱管狭窄症の概念と分類. 整形外科 53(8)：876, 2002
19) 紺野慎一：腰部脊柱管狭窄症. 総合リハ 37：509-515, 2009
20) 山崎 健：腰部脊柱管狭窄症の疫学調査と QOL 調査：MBOrthop 23：11-18, 2010
21) 鳥畠康充：腰部脊柱管狭窄と血液疾患. 臨整外 41：865-870, 2006
22) 馬場久敏：腰椎変性疾患. 松野丈夫, 他(総編集)：標準整形外科学, 第12版. p 580, 医学書院, 2014
23) 藤本吉範, 他：鑑別診断. 越智隆弘, 他(編)：腰部脊柱管狭窄(症). NEW MOOK 整形外科 No 9, pp 81-88, 金原出版, 2001
24) Sengupta DK, et al : Lumber spinal stenosis. Treatment strategies and indication for surgery. Orthop Clin North Am 34 : 281-295, 2003
25) 裏辻雅章：腰部脊柱管狭窄症の保存的治療. 臨整外 41：871-876, 2006
26) 久芳昭一, 他：胸腰椎圧迫骨折の臨床経過と予後予測. 整・災外 59：368-371, 2010
27) 井口貴裕, 他：脊椎圧迫骨折の予後不良因子の検討. 整・災外 54：723-726, 2005
28) 吉田 徹, 他：骨粗鬆症性椎体骨折の椎体癒合不全について. 日本腰痛会誌 8：166-172, 2002
29) 岸川陽一：骨粗鬆症性脊椎圧迫骨折の初期治療における非荷重安静期間の重要性. 日脊会誌 20：54, 2009
30) 西良浩一, 他：発育期終板障害. 整・災外 43：1261-1268, 2000
31) 徳橋泰明, 垣内雅明, 大島正史, 西良浩一(出席)：座談会 腰椎分離症 NOW. THE SPINE perspectives 8(1), 2011
32) Kapandji AI(著), 塩田悦仁(訳)：カパンジー機能解剖学Ⅱ 下肢. 原著第6版, pp 56-57, 医歯薬出版, 2010
33) 中野 隆, 他：末梢神経の機能解剖(8). 理学療法 24：996-1009, 2007
34) Beaton LE : The sciatic nerve and the piriformis muscle : their interrelation-a possible cause of coccygodynia. J Bone Joint Surg 20 : 686, 1938
35) 玉位和哉：成人の骨折と脱臼. 松野丈夫, 他(総編集)：標準整形外科学, 第12版. p 800, 医学書院, 2014
36) 新藤正輝：骨盤輪損傷の診断と治療. 北海道整形外科外傷研究会学会誌 23：76-85, 2007
37) 吉本三徳：内科的・婦人科的疾患による腰・下肢痛. 山下敏彦(編)：腰痛クリニカルプラクティス, 整形外科臨床パサージュ, p 249, 中山書店, 2010
38) 村上栄一：仙腸関節の痛み―診断のつかない腰痛. p 56, 南江堂, 2012
39) Goldthwait JE, et al : A consideration of the pelvic articulations from an anatomical, pathological and clinical standpoint. Boston Med Surg J 152 : 593-601, 1905
40) 菊地臣一：仙腸関節由来の腰痛. 腰痛, p 114, 医学書院, 2003
41) 村上栄一：仙腸関節由来の腰痛. 日本腰痛会誌 13：40-47, 2007
42) 諸富武文：筋筋膜性腰痛症について. 日本臨床外科医学会雑誌 28：169-171, 1967
43) 荒井 至, 他：腰痛性間欠跛行の電気生理学的検討. 整形外科 49(5)：602, 1998
44) 紺野慎一：筋肉の生理・病態. 菊地臣一(編)：腰痛, 第2版. p 101, 医学書院, 2014
45) 紺野慎一：筋肉の生理・病態. 菊地臣一(編)：腰痛, 第2版. p 93, 医学書院, 2014
46) 紺野慎一, 他：腰椎背筋群のコンパートメント内圧上昇と腰痛. 臨整外 28：419-426, 1993
47) Offierski CN, et al : Hip-spine syndrome. Spine 8 : 316-321, 1983
48) Nakamura SI, et al : The afferent pathways of discogenic low-back pain. Evaluation of L2 spinal nerve infiltration. J Bone Joint Surg Br 78 : 606-612, 1996
49) 飯田 哲, 他：人工股関節置換術後の疼痛に影響を及ぼす腰椎疾患の検討. 日本人工関節学会誌 35：269-270, 2005
50) 中村泰裕, 他：立位2方向X線計測値からみた高齢者の一次性股関節症. 関節外科 23：46-55, 2004

51) 宍戸孝明：脊椎アライメント障害．久保俊一，杉山　肇（編）：変形性股関節症—基本と UP TO DATE．pp 56-61，南江堂，2010
52) Schwab F, et al：Sagittal plane considerations and the pelvis in the adult patients. Spine 34：1828-1833, 2009
53) Steffen JS, et al：3D postural balance with regard to gravity line：an evaluation in the transversal plane on 93 patients and 23 asymptomatic volunteers. Eur Spine J 19：760-767, 2010
54) Hodges PW, et al：Contraction of the abdominal muscles associated with movement of the lower limb. Phys Ther 77：132-142, 1997
55) Hodges PW, et al：Delayed postural contraction of transversus abdominis in low back pain associated with movement of the lower limb. J Spinal Disord 11：46-56, 1998
56) Silfies SP, et al：Differences in feedforward trunk muscle activity in subgroups of patients with mechanical low back pain. Arch Phys Med Rehabil 90：1159-1169, 2009
57) Tateuchi H, et al：Pelvic instability and trunk muscle recruitment patterns in patients with total hip arthroplasty. J Electromyogr Kinesiol 23：151-158, 2013
58) 荒木邦子，他：テニスボールを用いた骨盤底筋訓練プログラム．スポーツ産業学研究 20：227-230, 2010
59) Preuss R, et al：The effect of test position on lumbar spine position sense. J Orthop Sports Phys Ther 33：73-78, 2003
60) Okuda T, et al：Stage-specific sagittal spinopelvic alignment changes in osteoarthritis of the hip secondary to developmental hip dysplasia. Spine 32：E816-819, 2007
61) Okubo Y, et al：Electromyographic analysis of transversus abdominis and lumbar multifidus using wire electrodes during lumbar stabilization exercises. J Orthop Sports Phys Ther 40：743-750, 2010
62) Bjerkefors A, et al：Deep and superficial abdominal muscle activation during trunk stabilization exercises with and without instruction to hollow. Man Ther 15：502-507, 2010
63) O'Sullivan PB, et al：The effect on different standing and sitting postures on trunk muscle activity in a pain-free population. Spine 27：1238-1244, 2002
64) Reeve A, et al：Effects of posture on the thickness of transversus abdominis in pain-free subjects. Man Ther 14：679-684, 2009
65) O'Sullivan PB, et al：Effect of different upright sitting postures on spinal-pelvic curvature and trunk muscle activation in a pain-free population. Spine 31：E707-712, 2006
66) Harrison DE, et al：How do anterior/posterior translations of the thoracic cage affect the sagittal lumbar spine, pelvic tilt, and thoracic kyphosis? Eur Spine J 11：287-293, 2001
67) Harrison DE, et al：Lumbar coupling during lateral translations of the thoracic cage relative to a fixed pelvis. Clin Biomech 14：704-709, 1999

■ 参考文献

- 森　於菟，他：総説・骨学・靱帯学・筋学．解剖学　第 1 巻．金原出版，1982
- 坂井建雄，他（監訳）：プロメテウス解剖学アトラス　解剖学総論/運動器系，第 2 版．医学書院，2011
- 中図　健（編）：上肢運動器疾患の診かた・考えかた—関節機能解剖学的リハビリテーション・アプローチ．医学書院，2011
- 松野丈夫，他（総編集）：標準整形外科学，第 12 版．医学書院，2014
- 相磯貞和（訳）：ネッター解剖学図譜，第 2 版．丸善，2001
- 整形外科リハビリテーション学会（編）：関節機能解剖学に基づく整形外科運動療法ナビゲーション　下肢・体幹．メジカルビュー社，2008
- 青木隆明（監修），林　典雄：運動療法のための機能解剖学的触診技術　下肢・体幹，第 2 版．メジカルビュー社，2012
- 山嵜　勉（編）：整形外科理学療法の理論と技術．メジカルビュー社，1997
- McRae R（著），小野啓郎（監訳）：図解整形外科診察の進め方，第 4 版．医学書院，2000
- 高橋和久，他：病態把握・手術に必要な生体工学．越智隆弘，他（編）：腰部脊椎管狭窄（症），NEW MOOK 整形外科 No 9．pp 13-19，金原出版 ,2001
- 小森博達：高齢者の腰痛—その見方とリハアプローチ．J Clin Rehabil 9：225-230，2000
- 佐藤勝彦，他：姿勢による椎間板内圧の変化—ヘルニアに伴う椎間板と健常椎間板との比較．臨整外 34：543-548，1999
- 出村　諭，他：手術所見からみた病態—1）術野からみたヘルニアの種々相．MB Orthop 16：10-16,

2003
- 関口美穂，他：腰椎椎間板ヘルニアの疼痛機序．臨整外 46：1111-1119，2011
- 金森昌彦：装具療法．越智隆弘，他(編)：腰部脊柱管狭窄(症)．NEW MOOK 整形外科 No 9，金原出版，2001
- McGill S(著)，吉澤英造，他(訳)：腰痛―最新のエビデンスに基づく予防とリハビリテーション．ナップ，2005
- Richardson C，他(著)，齋藤昭彦(訳)：腰痛に対するモーターコントロールアプローチ．医学書院，2008
- 菊地臣一(編)：腰痛，第2版．医学書院，2014
- 寺山和雄，他(監修)：腰背部の痛み．南江堂，1999
- 宗田 大(編)：復帰をめざすスポーツ整形外科．メジカルビュー社，2011
- 荒木邦子，他：テニスボールを用いた骨盤底筋訓練プログラム．スポーツ産業学研究 20：227-230，2010
- 村上栄一：仙腸関節由来の腰痛．日本腰痛会誌 13：40-47，2007
- 山下敏彦：椎間関節性腰痛の基礎．日本腰痛会誌 13：24-30，2007
- 田口敏彦：腰椎椎間関節由来の腰痛の病態と治療．日本腰痛会誌 13：31-39，2007
- 久野木順一：腰痛疾患の臨床徴候と診断手技―局所病態，臨床徴候，画像所見との関連を中心に．日本腰痛会誌 11：12-19，2005
- 田舎中真由美：骨盤底筋群機能障害に対する評価とアプローチ．理学療法学 35：212-215，2008
- 小林たつ子，他：表面筋電図からみた姿勢の違いによる骨盤底筋と腹直筋の活動に関する研究．山梨県立大学看護学部紀要 10：59-69，2008
- Adams MA, et al：The effect of posture on the role of the apophysial joints in resisting intervertebral compressive forces. J Bone Joint Surg 62B：358-362, 1980
- Goldthwait JE, et al：A consideration of the pelvic articulations from an anatomical, pathological and clinical standpoint. Boston Med Surg J 152：593-601, 1905
- Yang KH, et al：Mechanism of facet load transmission as a hypothesis for low-back pain. Spine 9：557-565, 1984
- Goldthwait JE：The lumbosacral articulation：An explanation of many cases of lumbago, sciatica and paraplegia. Boston Med Surg J 164：365-372, 1911
- Bogduk N(著)，齋藤昭彦(監訳)：腰椎・骨盤領域の臨床解剖学．エルゼビアジャパン，2008
- 村上栄一：仙腸関節の痛み．南江堂，2012
- 林 典雄，他：馬尾性間欠跛行に対する運動療法の効果．日本腰痛会誌 13：165-170，2007
- 吉田 徹，他：成長期脊椎分離症．整・災外 43：1249-1259，2000
- 新藤正輝：骨盤輪損傷の診断と治療．北海道整形外科外傷研究会学会誌 23：76-85，2007
- 堀尾重治：骨・関節X線写真の撮りかたと見かた，第8版．医学書院，2010
- 久芳昭一，他：胸腰椎圧迫骨折の臨床経過と予後予測．整・災外 59：368-371，2010
- 井口貴裕，他：脊椎圧迫骨折の予後不良因子の検討．整・災外 54：723-726，2005
- 岸川陽一：骨粗鬆症性脊椎圧迫骨折の初期治療における非荷重安静期間の重要性．日脊会誌 20：54，2009
- 諸富武文：筋筋膜性腰痛症について．日本臨床外科医学会雑誌 28：169-171，1967
- 吉田 徹，他：骨粗鬆症性椎体骨折の椎体癒合不全について．日本腰痛会誌 8：166-172，2002

Ⅱ 股関節

A 基本構造

1 股関節の骨格

a 大腿骨

1）解剖学的特徴

　股関節は大腿骨の骨頭と寛骨の寛骨臼によって形成される（図1）。大腿骨（femur）は人体最大の長骨（成人男性で約41 cm，女性で約37〜38 cm）で，近位端・骨幹部・遠位端に区別できる。近位端は大腿骨頭・大腿骨頸部・大転子・小転子からなり，大腿骨頭の表面は滑膜によって覆われる。骨頭の2/3は，寛骨臼に嵌入して股関節の関節頭となる。前面

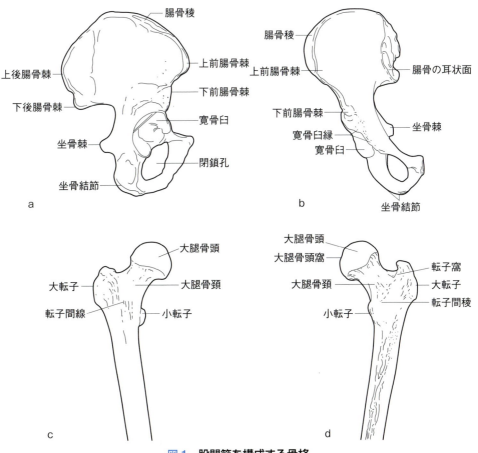

図1　股関節を構成する骨格
a. 寛骨外側面。b. 寛骨正面。c. 大腿骨前面。d. 大腿骨後面。

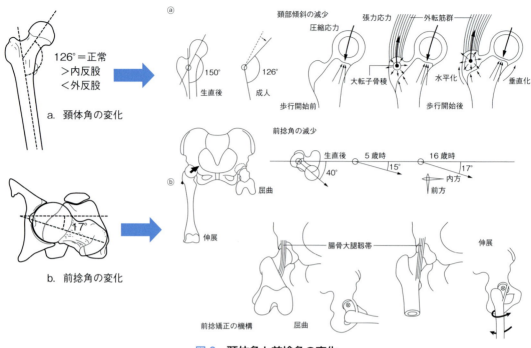

図2 頚体角と前捻角の変化

から見ると大腿骨頭は大腿骨幹部の長軸に対して，成人では約126°の傾き（頚体角）を持つ．対して新生児の頚体角は，150°である．骨頭から頚部に続き，頚部から外上側に大転子（中殿筋，小殿筋，梨状筋が付着），内下側に小転子（腸腰筋が付着）となる．成長に伴い，大転子と小転子にかかる筋の張力・応力負荷パターンに応じて，頚体角は変化していく（図2a）．この頚体角が減少した状態を内反股，増加した状態を外反股という．股関節を水平面から見ると寛骨臼に対し，大腿骨近位端は成人で約17°の傾きを持つ（前捻角，図2b）．

それに対して，新生児の前捻角は約40°である．歩行の発達に伴い，骨頭を求心位に保つため，前捻角も成長とともに減少していく．その前捻角の調整には，腸骨大腿靱帯（「A-2. 股関節の基本構造」参照⇒次頁）の緊張が大きく関与する．

2）大腿骨頭の栄養

外側・内側大腿回旋動脈と閉鎖動脈の枝である，大腿骨頭靱帯の動脈によって供給される[1]（図3）．主たる血液供給は頚部側からとなるため，脱臼あるいは大腿骨頚部骨折による動脈損傷は，骨頭壊死の危険性が生じる（「B-2. 大腿骨頚部骨折」参照⇒78頁）．

b 寛骨

寛骨（os coxae）は，腸骨・恥骨・坐骨の3骨が癒合して形成されている．3骨が癒合する寛骨の外側中央に寛骨臼がある．寛骨臼の大腿骨頭と接する部位を月状面といい，軟骨で広く覆われ，寛骨臼蓋で最も広く厚い部位をなす．その外縁は股関節唇が張り出している．寛骨臼縁は高く隆起するが，前下方で欠け寛骨臼切痕をつくる．それに続く，寛骨臼の底面は寛骨臼窩といい，寛骨臼切痕の両側から起こる大腿骨頭靱帯と脂肪組織があり，寛骨臼横靱帯により境界されている（図3）．

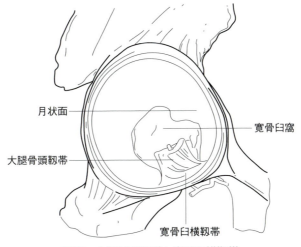

図3 大腿骨頭靱帯と寛骨臼横靱帯

2 股関節の基本構造

a 股関節の構造

　股関節は，寛骨臼と大腿骨頭とから形成される関節であり，関節周囲の軟部組織が関節の安定化機構を補強している．重要な軟部組織としては，関節唇，関節包，靱帯，筋がある．ここでは特に関節唇，関節包，靱帯の構造とその機能について述べる．

b 股関節の関節唇，関節包，靱帯

1）関節唇

　寛骨臼の辺縁は隆起した構造になっており，その寛骨臼の辺縁には関節唇が付着している（図4）．寛骨臼の下方の一部は隆起が欠損し寛骨臼切痕をつくり，寛骨臼切痕には寛骨臼横靱帯がある．

　関節唇は，関節軟骨から滑らかに移行する．組織学的には，新生児期までは線維軟骨で，幼若なほど軟骨成分が多いが，加齢とともに次第に線維化し密な膠原線維となっていく．

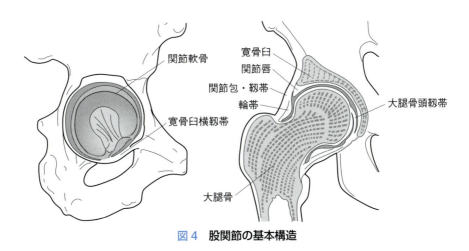

図4 股関節の基本構造

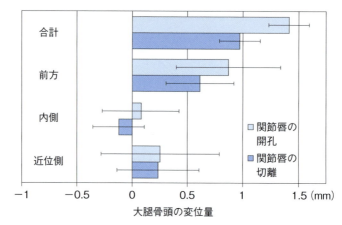

図5 関節唇が股関節安定性に与える影響
関節唇による関節安定化作用が低下すると，大腿骨頭の変位量が増大する。
(Crawford MJ, et al：The biomechanics of the hip labrum and the stability of the hip. Clin Orthop Relat Res 465：16-22, 2007 より一部改変)

　関節唇には，寛骨臼の深さを増すとともにしっかりと大腿骨頭を保持し関節の安定性を高める作用があると考えられている[2]。実際に，関節唇の関節安定化作用を検証した方法を紹介する。関節唇の密閉作用を低下させる目的で関節唇に針で穴を開けたり(開孔)，関節唇を部分的に切開することにより，正常な状態に比べて股関節運動時の大腿骨頭の変位量が増加することが示されている(図5)[3]。すなわち，関節唇損傷などにより骨頭の安定化作用が弱まると，骨頭の不安定性が惹起される可能性があると考えられる。
　また，寛骨臼形成不全においては，寛骨臼の被覆率が低いほど関節唇が長い傾向にある[4]。これは，骨頭被覆を拡大し関節安定性を改善しようとする生体の適合反応であると考えられる。しかし，長く不安定な状態にある関節唇は，荷重や関節運動による負荷に耐え切れず断裂をきたし，関節不安定性が増し変形性股関節症に進展すると考えられる。

2) 関節包
　股関節を取り巻く線維性関節包は，縦走線維と輪走線維からなるが，輪走線維は大腿骨頚部で肥厚し輪帯と呼ばれる明瞭な輪状の隆起を形成し大腿骨頚部を取り巻いている。輪帯のある部分は関節包の領域で最も周径が短くなっており，それは大腿骨頭の周径よりも短い(図4)。したがって，股関節の牽引ストレスに対しては，輪帯が股関節周囲の軟部組織(関節唇，関節包，靱帯)のなかで最も強い制動効果を発揮すると報告されている[5]。

3) 靱帯
　股関節の関節包靱帯としては，腸骨大腿靱帯，恥骨大腿靱帯，坐骨大腿靱帯の3つが知られており，一般的には以下のように説明されている。腸骨大腿靱帯は，人体で最も強く厚い靱帯とされ，縦走線維と横走線維に分かれる。主に伸展と外旋の制動を行う。恥骨大腿靱帯は，下方の関節包や腸骨大腿靱帯の縦走線維と連続し，主に股関節外転，外旋の制動を行う。坐骨大腿靱帯は，近位線維と遠位線維に分かれ，近位線維は内旋，伸展，内転を，遠位線維は屈曲を制動すると考えられている[2]。
　しかし，股関節の肢位が変化すれば靱帯の緊張も変化し制動する運動方向も変化する。

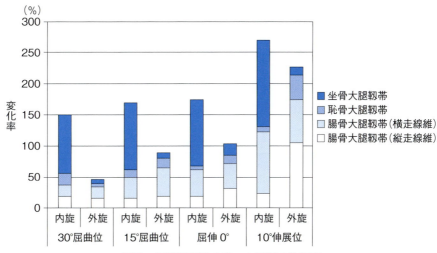

図6 股関節肢位の違いと靱帯の伸張率
股関節屈伸角度によって，内旋・外旋を制動する組織が変化する。靱帯全体としての伸張率は，30°屈曲・外旋位では最も低く，10°伸展・内旋位では最も高い。
(Martin HD, et al：The function of the hip capsular ligaments：a quantitative report. Arthroscopy 24：188-195, 2008 より一部改変)

　この点について，詳細に分析した報告をみてみたい。
　Martinら[6]は，股関節屈曲30°～伸展10°の範囲において，内旋・外旋それぞれにおける各靱帯の制動効果を調べている(図6)。内旋方向については，屈伸角度にかかわらず坐骨大腿靱帯の貢献度が高い。恥骨大腿靱帯は特に伸展位での外旋を，腸骨大腿靱帯は縦走線維が伸展位での外旋を，横走線維は伸展位での内旋および外旋を制動する作用が強い。
　別の報告では，外旋は主に腸骨大腿靱帯により制動され，屈曲0°では縦走線維の緊張が高く，屈曲するに伴って横走線維の緊張が強くなり外旋の制限因子となり，内旋制動に関しては，坐骨大腿靱帯が主たる制限因子となり，屈曲0°では近位線維が，屈曲位では遠位線維が緊張することが示されている[7]。
　実験的に腸骨大腿靱帯を切離することによって外旋運動時に大腿骨頭の前方変位が増大し，関節唇の切離も加わるとさらにその変位が大きくなることも示されている(図7)[8]。このことから，腸骨大腿靱帯には大腿骨頭の過剰な前方変位を抑制する作用があることがわかる。
　なお，前述のMartinらの報告[6]では，靱帯全体としてみると，屈曲位での外旋では靱帯切離による影響が最も小さく，逆に伸展位での内旋では影響が最も大きい(図6)。これは，屈曲・外旋位で靱帯全体としての緊張が低下し，伸展・内旋位で緊張が増加することを意味している。いずれの靱帯も股関節屈曲30～45°で最も弛緩し，その屈曲角度で股関節内旋・外旋可動域が最大となる[9]。股関節の緩みの肢位(loose-packed position)は軽度(30°程度)屈曲・外転・外旋位，締りの肢位(close-packed position)は，伸展・内旋・外転位となる。

C 股関節の安定性について

　前述のとおり，関節を取り巻く関節唇，関節包，および靱帯は関節の安定性にとって重

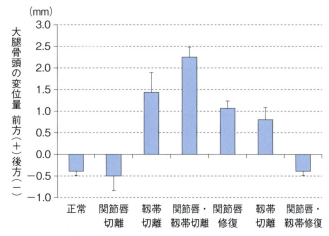

図7 関節唇および腸骨大腿靱帯が股関節安定性に与える影響(外旋運動時)
特に腸骨大腿靱帯を切離した場合に,骨頭の前方への変位量が増大する。
(Myers CA, et al：Role of the acetabular labrum and the iliofemoral ligament in hip stability：an in vitro biplane fluoroscopy study. Am J Sports Med 39：85S-91S, 2011 より一部改変)

要な役割を担っている。しかし,改めてそれらの組織が機能しなかった場合の大腿骨頭の変位量をみてみると,それは約2mm以内である。このことは,股関節の安定性にとって,臼蓋と大腿骨頭との骨形態がいかに重要であるかを示唆している。大腿骨頭の上方,前方約1/3,後方約1/2は臼蓋により骨性の支持を与えられているため,2mm以上の変位は骨性に制限されていると考えられる。この頑丈な骨形態の上に,関節唇,関節包,靱帯の軟部組織による他動的支持機構が付与され,また,動作時には神経筋による動的な支持機構が加わり,安定した股関節の運動が可能となる。

3 股関節を構成する筋群

球関節構造を呈する股関節は,関節運動の回転中心に対する位置関係により,筋作用が変化する。筋線維走行だけでなく,股関節角度を考慮して,筋作用を考えていくことが重要である。運動は,大腿骨頭・膝関節の中心を結んだ運動軸に沿って行われる。

シンプルな関節ではあるが,複雑な筋連結があることや多くの筋の協働収縮作用によって支持される関節であるため,筋機能の解釈が困難な場合がある。

a 大殿筋・中殿筋
1) 大殿筋

大殿筋の停止は,浅層が腸脛靱帯,深層が大腿骨の殿筋粗面・外側広筋・中間広筋であり,線維の多くは大腿筋膜に終わる[10]。

運動学的な違いにより,表層線維・上部・下部深層線維に分けられ,各線維によって機能が異なる(図8)[11]。筋全体の主な作用は,股関節の伸展と外旋である。

上部深層線維は,回転中心より上方にあることから,外転作用が強い。中殿筋ととも

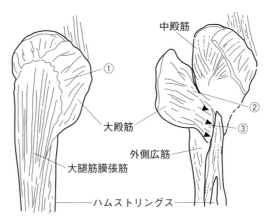

図8 大殿筋の解剖

右図は大殿筋を前方に反転している。
①表層線維：腸脛靱帯の浅層に移行し膝関節の伸展に関与する。
②上部2/3の上部深層線維：大腿骨体の後外側面に付着する腸脛靱帯の深層に移行し股関節の伸展に関与する。
③下部約1/3の下部深層線維(▶)：外側広筋を包む大腿筋膜に停止し大腿の外旋と内転に関与する。
(松原貴子, 他：ヒト大殿筋における筋線維の配列と停止. 神大医保健紀要 15：49-54, 1999 より一部改変)

に, 体重支持期, 遊脚側の骨盤落下を制御する役割を担っている[12,13]。逆に, 回転中心より下方にある下部深層線維は, 内転作用を有する報告[11,12,14]が散見される。しかし, 筋電図における検討では, 外転方向の筋活動が強く, 内転方向の筋活動は小さい傾向にあったとしている[15]。

一定のコンセンサスは得られていないが, 殿筋粗面以外に, 腸脛靱帯に付着することが大きな要因として考えられている。

膝関節伸展位においては, ハムストリングスが屈曲域で大きな伸展トルクを発揮する。伸展するにつれて筋長は短縮し, 作用が急激に小さくなるため, 伸展域では大殿筋下部深層線維が主動筋となる[16]。

2) 中殿筋

股関節の回転中心外側に位置し, 外転の主動作筋である。運動学的な違いにより, 前部・後部線維に分けられる。肢位によって異なるが, 回転中心より前方に位置する線維は, 屈曲作用, 後方に位置する線維は伸展作用を有する。前部線維については, 屈曲20°付近で, 屈曲・伸展の作用が逆転するとの報告がある[17]。屈曲動作に関与しているというより, 屈曲時, 矢状面上に動作を規制するため内転筋と拮抗的に働く程度のものと推測される[18]。後部線維は, 前部線維に比べ, 肢位の変化に伴う外転筋力の低下・筋長の変化は少ない[19]。

中殿筋は回旋肢位により外転運動時の筋活動が変化する。中間位や内旋位では, 筋活動量が大きくなるが, 外旋位では低下する[19~21]。外旋位では, 後部線維の筋長が短縮することに加え, 股関節屈筋群が強く関与するため, 外転時の中殿筋の筋活動は低下する。これに対して, 中間位や内旋位では, 大転子が前方に移動し, 外転運動の方向と外転筋群の収縮方向が一致することや, 前部線維は内旋作用も有するため筋力が大きくなる。

内旋を組み合わせた外転は, 筋張力の発揮に有利である。

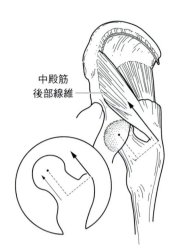

図9　中殿筋による大腿骨頭の寛骨臼への引きつけ作用
(Gottschalk F, et al: The functional anatomy of tensor fasciae latae and gluteus medius and minimus. J Anat 166：179-189, 1989 より一部改変)

　また，股関節の屈曲伸展角度による筋活動の変化については[21]，屈曲40°で総合的な外転筋力が低下する。これは，屈曲位で中殿筋は有効に作用せず，股関節屈曲位の外転で有効に作用する大腿筋膜張筋の力が，中殿筋の約1/2であるためである。股関節が中間位に近づくにつれ中殿筋の活動が有効に作用し，股関節伸展位では大殿筋上部深層線維の作用も加わるため，一定の筋力を発揮できる。中殿筋の作用は，体重支持期に遊脚側骨盤の落下を制御するとともに，大腿骨頭を寛骨臼に押しつける働きがある。この作用は，変形性関節症の進行とともに骨頭を外上方化させないため，関節の適合性を高めるうえで重要である[18]。特に中殿筋後部線維は，股関節外転運動よりも，立位や歩行などの荷重位において大腿骨頭を寛骨臼に押しつける働きが強いことが報告されている(図9)[22]。

b 外旋六筋〔梨状筋，内閉鎖筋(上双子筋，下双子筋)，外閉鎖筋，大腿方形筋〕

　股関節の6つの深層筋(図10)で，垂直軸の後方を通るため外旋作用がある。内，上・下双子筋は，筋腹の大きい内閉鎖筋に途中から並走する，補助筋である。これら，外旋六筋は，股関節運動の支点を形成し動的安定化に作用するといわれている。外旋作用のほか，股関節回転中心の最も下方に位置する大腿方形筋は内転作用がある。逆に回転中心の最も上方に位置する梨状筋は，外転作用がある。

　梨状筋は，中間位では外旋・外転・屈曲作用，60°屈曲位では外転作用のみ，60°以上の屈曲位では外転・伸展・内旋作用があるとKapandji[23]は提唱している。外旋六筋は，深層に位置することや，起始停止が複雑であることから伸張肢位や筋収縮による作用が理解しにくい(表1)。臨床においては，外旋六筋の起始停止の位置を三次元的に想像し，股関節の回転中心に対して関節を操作すべきである。

　外旋六筋は，屈曲位における内旋で全体的に伸張される。屈曲角度が内旋角度の増加に伴い減少するなら，外旋六筋の短縮が屈曲を制限している可能性がある[24]。

　屈曲・外転の複合的な運動では，大腿方形筋が伸張され，そこから外旋することで外旋筋が最大に伸張される。

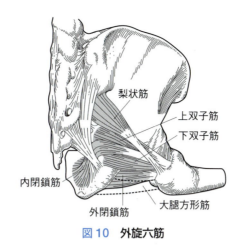

図10 外旋六筋

表1 各運動方向における深層外旋六筋の伸張肢位

梨状筋	深屈曲・内転	
内閉鎖筋	伸展・内旋	
外閉鎖筋	伸展・外転・内旋	
大腿方形筋	深屈曲・外転・外旋	

この運動では特に大腿方形筋の下部線維が伸張されると考えられる[25]。

人工股関節全置換術(total hip arthroplasty：THA)術後，内・外閉鎖筋の脱臼予防における役割に関して，後方脱臼肢位である股関節屈曲・内転・内旋時，内閉鎖筋は内転制動として作用し，外閉鎖筋は内旋制動として作用する[26]。脱臼予防として，これらの筋を賦活することも必要と思われる。

C 内転筋群(大内転筋，薄筋，恥骨筋，長内転筋，短内転筋)

内転筋のうち，薄筋は唯一の二関節筋であり，縫工筋と半腱様筋とともに鵞足を形成する。最も強力な内転筋群は，大内転筋である。形状は，起始が狭く，停止が広い扇形で，4つの筋束に分けられる。

近位の筋束がはっきり区別できる場合，小内転筋と呼ばれる。機能的には，近位はモーメントアームが小さく，素早い動きに対応し，遠位は関節を大きく動かす機能がある[27]。内転筋群は，屈曲および伸展の役割も有する。前額面において回転中心(屈伸軸)より骨盤の後方から起始する大内転筋の下部線維であれば伸展筋になる。骨盤の前方から起始する

恥骨筋，短内転筋，長内転筋，大内転筋の上部線維，薄筋は屈曲作用を有する。しかし，屈曲および伸展における内転筋の役割は，股関節の肢位によって変化する[28]。長内転筋は，屈曲60°未満では屈伸軸の前方を走行するため屈曲に働き，屈曲60°を超えると伸展に働く[29]。また，短内転筋も同様，50°屈曲位で筋の作用変換が生じる[28]。

変形性膝関節症患者の膝関節内反変形を呈する場合，内転筋群を強化することで，歩行中に認められる側方動揺（lateral thrust）を効果的に抑制することが可能である[30]。

d 縫工筋

股関節の屈曲・外転・外旋や，膝関節の屈曲，下腿の内旋を行う筋である。近位は上前腸骨棘から起始し，遠位は脛骨粗面の内側で半腱様筋，薄筋とともに鵞足を構成している。

ダッシュや走り幅跳びなど，縫工筋の遠心性収縮から求心性収縮に変換する動作で，起始である上前腸骨棘の剝離骨折が発生しやすい[31]。鵞足炎は，スポーツ動作中，過度な膝関節の外反・下腿の外旋が，頻繁に繰り返され，縫工筋に過度なストレスが加わることにより発生する。変形性膝関節症の患者においても，鵞足部の疼痛を訴えるケースは多い。

e 大腿筋膜張筋

腸骨稜から起始し，腸脛靱帯や腸脛靱帯を介して，外側広筋・膝の外側膝蓋支帯に連結し，脛骨粗面の外側にある Gerdy 結節に停止する。主な作用は，股関節屈曲・外転・内旋筋である。また，荷重位では，骨盤固定作用も有する。

股関節屈曲位の外転で働くが，筋力としては，中殿筋の約1/2程度である。遠位部は，腸脛靱帯を介して膝の屈伸に関与する。

膝屈曲90°未満では，膝関節に対して伸展作用，90°以上では屈曲に作用する。腸脛靱帯炎は，腸脛靱帯と大腿骨外側上顆間の，摩擦ストレス（過度な膝内反・下腿内旋）により生じる。大腿筋膜張筋の短縮テストとしては，Ober テストが有名である。

f 腸腰筋

腰椎と大腿骨を結ぶ大腰筋・小腰筋と腸骨と大腿骨を結ぶ腸骨筋の総称である。股関節の屈曲作用を有し，大腿を固定させると骨盤を前傾させる。腸腰筋の屈曲作用は，屈曲に伴い増強する。最大屈曲位では，大腿長軸に対してほぼ垂直になるためである。この場合，筋長の短縮に伴う筋力の減少にもかかわらず，屈曲成分は増加する[32]。股関節伸展位では，骨頭の前方不安定性に対し，腸骨大腿靱帯・恥骨大腿靱帯とともに制動し支持する役割がある[33]。

4 股関節のバイオメカニクス

股関節運動は，骨盤・腰椎の運動と連動する。そのため，各関節における運動量の割合を区別することが重要である。

a 屈曲

　屈曲運動は，膝関節屈曲位ではハムストリングスが弛緩するため角度が大きくなる．見かけ上，大腿前面が腹部に接するまで可動するが，これは骨盤後傾と腰椎後弯が含まれた屈曲角度である．骨盤を機械的に固定した状態での股関節屈曲は平均93°である．新鮮凍結遺体研究（関節包のみ残した）より，大腿骨転子間線から1cm骨頭側の頚部前面が関節唇に衝突すると報告されている[34]．軟部組織を除去した状態でも，純粋な屈曲角度は意外に小さいことがわかる．生体における骨盤固定下での屈曲角度は，平均70.4°であり，20°余りが軟部組織のために制限される[35]．このことから，臨床において，純粋な屈曲可動域の計測には，正確な骨盤固定が必要といえる．特に，股関節疾患の患者では，純粋な屈曲角度が小さく，骨盤・腰椎の代償が生じやすい[36]．そのため，正確かつ簡便な計測方法を統一することが大切である．

　前方の衝突以外の軟部組織の制限因子としては，股関節の後方にある外旋筋の短縮があげられる．特に，外旋位よりも内旋位での股関節屈曲角度が小さい場合，制限因子になっている可能性が高い[37]．

　屈曲運動は，骨盤との複合運動であるため，各関節における運動の割合を区別するべきである．最終可動域における運動の割合だけでなく，そこに至るまでの，骨盤と大腿骨との連動した動き方（骨盤大腿リズム）をみる必要がある．骨盤の運動が全体の1/3～1/14と，その割合は各研究[38,39]によって様々である．1つの基準として，小川ら[40]は背臥位での自動屈曲運動での骨盤大腿リズムを示しており，理解しやすい（図11）．

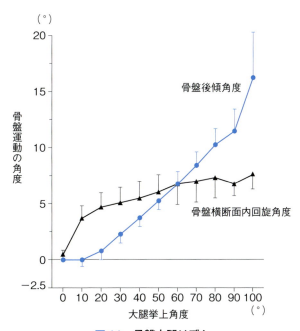

図11　骨盤大腿リズム

運動開始直前から10°まで骨盤の前傾方向への運動がみられ，10～90°に至るまで骨盤後傾運動1°に対し股関節屈曲運動6°の割合で直線的に変化する．同時に骨盤には後傾運動以外に大腿挙上側への横断面内での回旋運動が7.7°みられる．
（小川智美，他：大腿挙上運動における股関節屈曲と骨盤後傾運動のリズム．理学療法学 29：119-122, 2002 より）

股関節の最大屈曲位では，仙骨が屈曲側の腸骨に対して前屈位になるため，仙腸関節の動きも関与する．健常者を対象にした MRI による解析では，股関節最大屈曲位で仙骨の動きは約 2.3° と報告されている[41]．股関節最大屈曲運動の代償運動は，仙腸関節よりも，腰椎を中心とした脊柱の動きが大半である．

　臨床上，この股関節と骨盤の運動の割合を，どのようにコントロールするかは症例ごとに異なる．単純に股関節の屈曲角度を拡大すべき症例もあれば，腰部多裂筋の伸張性が低下し，腰椎が後弯できない症例もある．

　脳卒中片麻痺患者で，股関節前面に痛みを訴える場合，無理に股関節屈曲を拡大しようとすると，股関節の臼蓋辺縁や下前腸骨棘部に大腿骨頚部を強制的に押し当ててしまうことになる．その場合，骨盤の運動を促すべきである[42]．

b 伸展

　伸展可動域は，腸骨大腿靱帯の緊張により制限されるため，屈曲より可動域が小さい．股関節靱帯（腸骨大腿靱帯，恥骨大腿靱帯，坐骨大腿靱帯）は，大腿骨頚部のまわりを同じ方向に巻きついている．屈曲時，すべての靱帯が緩むのに対し，伸展時にはこの巻きつけを強くしながら靱帯は伸張される．中でも，腸骨大腿靱帯の下部線維束（図12）は，ほぼ垂直に走行するため，緊張が最も強い[43]．

　腸骨大腿靱帯の選択的な伸び率を測定した報告[44]では，上部線維束では内転20°位の最大外旋，下部線維束では最大伸展が伸張肢位として有用とされている．このように，股関節伸展は強靱な靱帯により制限を受ける．しかし，臨床上では，股関節軸より前面にある筋（腸腰筋，大腿直筋，大腿筋膜張筋，恥骨筋など）の短縮が制限に関与していることが多い．

　股関節伸展制限が生じやすい変形性股関節症では，骨盤が前傾することで骨頭被覆率を増大させ安定性を得ている．そのため，特に下位腰椎での前弯が増強しやすくなり[45]，臨床上，下位腰椎の伸展に伴う椎間関節の疼痛などが問題となりやすい．また，股関節伸展制限や筋力低下は，歩行時，前方推進力が低下し歩行速度が遅くなる原因となる．また，立脚後期に膝関節屈曲位となり，余分な膝関節の伸展筋を必要とする効率の悪い歩行状態

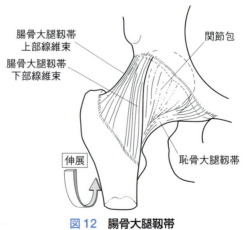

図12　腸骨大腿靱帯

をきたす[46, 47]。このように，股関節伸展制限は，他関節のアライメント不良や疼痛を引き起こす要因となる。股関節伸展制限は，骨盤と腰椎の運動で代償可能である。代償しにくい高齢者においては，股関節屈曲拘縮が15°以上存在すると，外見上，屈曲拘縮は消失しないといわれている[48]。

C 外転・内転

最終外転可動域は，寛骨臼縁に大腿骨頚部が接触することで制限される。通常，内転筋群や腸骨および恥骨大腿靱帯，坐骨大腿靱帯が緊張する[49]。内転運動では，腸骨大腿靱帯上部線維束は緊張し，恥骨大腿靱帯は緩む。

術後，外転は，可動域制限よりも外転筋力の低下による歩容が問題となることが多い。

片脚起立の際，遊脚側の骨盤の沈下を支持側の中殿筋が働くことで制動し，側方安定性を得ている。筋力が低下すると制動できず，遊脚側の骨盤が沈下する（トレンデレンブルグ現象）。もしくは，支持側股関節に重心線を近づけ少ない筋力で骨盤を支持するデュシャンヌ現象がある。筋力増強訓練の効果が得られやすいか否かは，「テコ比」の影響がある（図13）[50]。テコ比は，前額面上で「大腿骨頭中心より恥骨結合中央までの距離(a)を大腿骨頭中心より大転子上縁までの距離(b)で除した比率(a)/(b)」のことをさす。力点である外転筋の付着部が支点である大腿骨頭中心から離れているほど，外転筋力の作用は大きくなる。症例ごとにX線で確認するとよい。

人工股関節全置換術（total hip arthroplasty：THA）後，股関節テコ比は，トレンデレンブルグ現象（以下，T現象）陰性群で，術前平均2.41から術後平均1.94と術前よりも有意に減少していた。しかし，T現象陽性群では，陰性群と比較して減少率が少なかったと報告されている[51]。また，坂本は，sharp角が50°以上でCE角が0°以下のような臼蓋による大腿骨頭の被覆不良例を除き，股関節支持指数（hip stability index：HSI）が100以上，あるいは体重比外転筋トルク（body weight-hip abduction torque ratio：BHR）で0.8以上

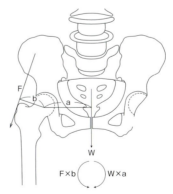

図13　股関節外転の力学

・テコ比＝a/b
・股関節支持指数(HSI)＝F×b(Nm)/W×a(Nm)×100
　※F×b：等尺性股外転筋力トルク
　　W×a：体重モーメント(Wは全体重の0.82倍)
・体重比外転筋トルク(BHR)：F×b/全体重(kg)

（坂本年将：トレンデレンブルグ徴候が陰性となるために必要な等尺性股外転筋力値. 理学療法学 21：251-255, 1994 より）

となる等尺性股外転筋力があれば，ほとんどT現象は陰性になると述べている（図13）[50]。

徒手筋力測定器を用いて筋力測定が正確に行えれば，動作が改善するまでの，目標を示すことができ，患者のモチベーション向上に役立つかもしれない。

d 外旋

外旋は，前方の大腿骨転子間線は寛骨臼縁から遠ざかるため，前方にある靱帯は緊張する。特に，腸骨大腿靱帯上部線維束や恥骨大腿靱帯といった水平に線維が走行するものは著明である。逆に，後方にある坐骨大腿靱帯は緩む。最終的には，大腿骨頚部後面が関節唇を介して臼蓋に接する[52]。

e 内旋

内旋は，後方にある坐骨大腿靱帯が緊張するのに対し，前方にある靱帯は弛緩する。

また，股関節の屈曲伸展中間位より座位のような屈曲位のほうが，腸骨および恥骨大腿靱帯が弛緩する。そのため，可動域は後方の筋による影響を受けやすい。回旋角度は，大腿骨頚部前捻角の程度により変化する。通常，小児では前捻角が大きく，内旋位で座る習慣があると，大きい前捻角は持続する。前捻角が大きいほど股関節内旋角度が大きく，外旋角度が小さくなる。これは回旋中間位が内旋に偏移する傾向があることを示している[53]。臨床上，前捻角が大きいと，歩行時，大腿骨の内旋に伴い，相対的に下腿が過外旋し膝外反位をとりやすく，膝関節痛が生じる一要因になる[54]。

5 股関節に生じる変性変化

a 加齢による股関節の変性変化

関節軟骨や関節唇などの関節構成体は，加齢とともに，退行変性を示す。変性した関節軟骨や関節唇は，荷重・関節運動によって障害される。破壊された軟骨から遊離したたんぱく分解酵素によって，軟骨基質が崩壊し，さらに軟骨の破壊が進行する。

加齢変化の中でも関節唇軟骨接合部の変化は，早期から生じるとされ，10歳代後半に認められる[55]。接合部に，溝形成あるいは亀裂が生じる。変化が早期にかつ，強く現れるのは，寛骨臼の前上方部である。関節唇軟骨接合部は，異なる組織の結合部であり，力学的応力の集中を受けやすいことが，早期変性を生じる原因と考えられている。

加齢とともに変性の範囲は増し，断裂・剥離などの強い変性変化は，70歳代ではほとんど認められる[55]。関節軟骨の変性としては，まず線維化が生じ，さらに変性が進むと軟骨が次第に消失し，軟骨下骨が露出してくる。

露出した軟骨下骨は，肥厚・緻密化して象牙質化し，囊胞形成をみる。通常の加齢変化では，囊胞形成は比較的まれである[56]。これらの変性変化の一方で，修復機転として，軟骨細胞の増殖や関節辺縁における骨棘の形成がみられる。

寛骨臼における骨棘の発生は，臼辺縁部，臼窩部，臼底下端の靱帯付着部にみられるとされる（図14）[57]。骨棘は，荷重面積を拡大するための生体の適応反応と考えられている。

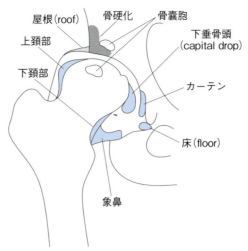

図14 股関節に生じる骨棘,骨硬化,骨囊胞
変形性股関節症においては,軟骨変性による関節裂隙の狭小化とともに色の部分のような部位に骨棘や骨硬化,骨囊胞を生じる。
(森田定雄:変形性股関節症の病態と整形外科的治療.理学療法 25:210-214, 2008 より)

b 変形性股関節症による変性変化

　変形性股関節症による軟骨変性も,加齢に伴う変性変化とその病理・病態は同一である[56]。わが国における変形性股関節症は,臼蓋形成不全などに起因する二次性のものが多い。

　そのため,小児期から骨頭や臼蓋に変形を生じ関節適合性は不良となる。また,関節適合性に問題はなくても,臼蓋形成不全があると臼蓋による骨頭の被覆度が低下し,単位面積当たりの負荷が増大する。その結果,関節唇や関節軟骨に過剰な負荷が加わり,変性変化が通常の加齢に伴う変化よりもより早く進展すると考えられる。

　変形性股関節症の進展は,まず関節軟骨の菲薄化が起こり,次いで軟骨下骨の骨硬化を生じる。さらに負荷が集中する部位の骨硬化,囊胞がみられ,骨棘も形成される。骨棘は,関節包,大腿骨頭靱帯,滑膜ヒダなどの軟部組織の骨への付着部で形成されるものと,関節軟骨が消失した後,血流のある軟骨下骨から形成されるものとがある(図14)[57]。骨棘の形成により次第に骨頭,および臼蓋の骨形態が変形していく[57]。

　また近年,股関節部でのインピンジメント(femoroacetabular impingement:FAI)により,股関節痛や組織変性が生じることが報告されている[58]。大腿骨頸部に生じる骨突出部や寛骨臼前縁の過度の被覆により,股関節運動時に大腿骨頸部と寛骨臼辺縁部が早期に接触し,関節唇損傷や軟骨損傷を引き起こし,ひいては変形性股関節症が惹起されると考えられている。

　欧米では,比較的多くの症例が報告されている。わが国におけるFAIの頻度は,変形性股関節症患者のうち0.6%ときわめて低いという報告があり[59],骨変形があったとしても変形と股関節痛との関連性は明確には見いだされていない[60]。日本人は欧米人に比べて相対的に臼蓋形成不全の傾向があり,多少の大腿骨側の骨隆起や寛骨臼前縁の突出があっても骨隆起部と寛骨臼前縁との間に距離があることでインピンジメントを生じにくいためではないかという見解もある[59,60]。

ただし，大腿骨や寛骨臼の骨変形がなくても，過屈曲や屈曲・内転・内旋方向への運動に伴い鼠径部痛が生じることは多い．一例として，股関節後外側の軟部組織の伸張性低下があり股関節運動時に大腿骨と寛骨臼前縁との間で圧力が増大し，痛みや関節唇損傷につながるケースがあると考えられる．

B おさえておくべき疾患

1 股関節唇損傷

a 定義

1）定義

股関節唇損傷の原因として，股関節部のインピンジメント(FAI)があげられる．FAIは股関節の形態異常に基づき，大腿骨と臼蓋縁の衝突によって生じる障害である．近年，FAIが早期変形性股関節症の原因になるといわれ，骨形態異常による関節症進行の病態が明らかとなってきている．

2）受傷機転

受傷は，スポーツによる軽微な外傷・日常生活動作(開排)に起因するものや，ヨガ・エアロビクスなどの広い可動域を必要とするものにおいて発症することが多い．症状は鼠径部・大腿前面に引っかかり感やロッキングなどの機械的刺激による疼痛を訴える場合が多い．

b 分類

FAIは，cam type(大腿骨側の問題)と pincer type(臼蓋側の問題)，cam type・pincer type が混同された mixed type に分類される(図15)[61]．

1）cam type

若年男性に多い．大腿骨頸部骨折・大腿骨頭すべり症・ペルテス病後，骨頭から頸部にかけて変形(骨性膨隆)を起こすことが発症につながると考えられている．そのため，受傷

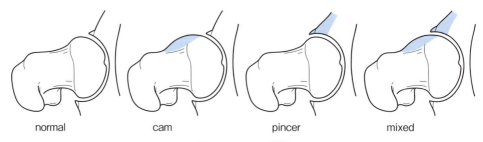

図15 FAIの分類
cam type と pincer type に分類され，色の部分が病変部である．
(帖佐悦男：単純X線による股関節疾患の画像診断．MB Orthop 24：1-7, 2011 より)

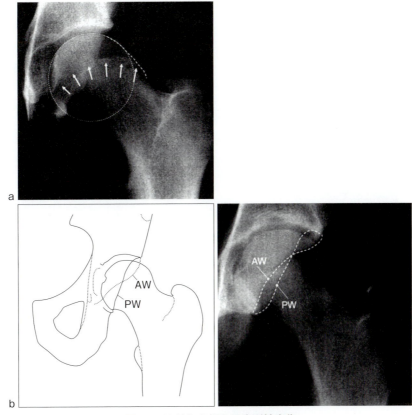

図16 X線から捉える変形性変化
a. pistol grip deformity。非球形骨頭の指標であり，cam type impingementのX線学的な指標となる。骨頭外側のくびれが少なくなる。
b. cross over sign。臼蓋前縁と後縁が交叉する。acetabular retroversionを示唆する所見となる。
(Tannast M, et al：Femoroacetabular impingement：radiographic diagnosis—what the radiologist should know. AJR 188：1540-1552, 2007 より)

機転は明確でないことが多い。
　股関節屈曲時，骨頭から頚部前方 head-neck junction の骨性膨隆とオフセットの減少が原因で，大腿骨が臼蓋前縁に衝突することにより，臼蓋唇・軟骨に障害が生じる。
　X線所見からは，pistol-grip deformity（正面撮影）・α角（骨頭の曲率が増加する点と骨頭中心とでできる線分と頚部軸とのなす角）の増大（軸射撮影）を認める場合に，発症例が多いとされている（図16a）[62]。

2）pincer type

　女性に多く，受傷機転が明らかであることが多い。臼蓋被覆過剰（臼蓋後捻・深臼蓋など）が原因となり，臼蓋前縁が大腿骨頭・頚部前面に衝突し，臼蓋唇・軟骨に障害を与える病態である。X線所見からは，cross over sign（図16b），ischial spine sign を認めることが多い。

C 誘発テスト

　Klaue らが報告した，anterior labral tear sign（図17）が陽性となる頻度が高い[63]。

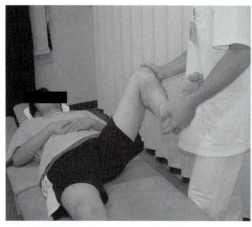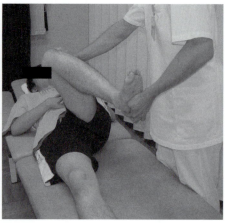

図17 anterior labral tear sign
股関節屈曲90°，最大内転位から，内旋ストレスを加えたとき，痛みが誘発されれば陽性となる。

Patrickテストも陽性になることが多いが，インピンジメントサイン陽性のときに発生する疼痛のほうが強い傾向にある。

d 鑑別すべき疾患

関節内に起因する病態との鑑別は，関節内遊離体，円靱帯断裂，軟骨損傷があげられる。関節外では，弾発股，大転子滑液包炎，疲労骨折，内転筋損傷，梨状筋症候群や仙腸関節疾患があげられる。

e 外科的治療法

臼蓋の形態異常を伴わない場合，臼蓋の形態異常を伴う場合，大腿骨頭の形態異常を伴う場合により，手術内容は分けられる。基本的には，3か月間保存療法を行い，疼痛誘発肢位を避けるように日常生活動作(ADL)指導を行うことが多い。

近年，様々な関節鏡視下手術法が考案されているが，Ganzらのsurgical dislocationアプローチによるosteochondroplastyがスタンダードである[64]。長所は，直視下に骨性膨隆を確認することができるため，正確な骨切除が可能であることと，股関節後方の処置も可能なことである。短所としては，大転子の骨切り・脱臼など手術侵襲が大きいこと，術後の骨切り部の遷延癒合などの問題があげられる。

2 大腿骨頸部骨折

a 発生要因

高齢者骨折で最も頻度が高い骨折である。特に骨粗鬆症を有する高齢者に多発することが知られており，60歳を超えると特に発生頻度が高くなる。そのほかの発生要因としては表2に示すとおりであるが，大きな問題として骨癒合が得られにくいことがあげられる。

その理由として以下のことがあげられる。

表2 大腿骨頚部骨折の発生要因

- 加齢，低体重
- 骨密度の低下
- 転倒
- 脆弱性骨折の既往の有無
- 多量のカフェイン摂取
- 喫煙

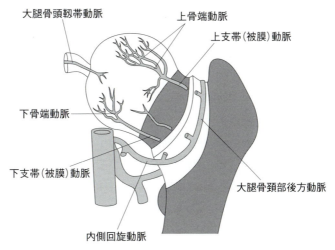

図18 大腿骨頭の栄養血管

〔松野丈夫：股関節．内田淳正（監修）：標準整形外科学，第11版．p560，医学書院，2011より一部改変〕

表3 大腿骨頚部骨折後の死亡率を高める因子

- 高齢
- 長期入院
- 受傷前の移動能力が低い
- 認知症の有無
- 男性
- 心疾患の既往あり
- body mass index（BMI）低値
- 術後寝たきり状態

①関節内骨折で，骨折部に外骨膜がないため，骨膜性仮骨が形成されない。
②骨頭部への血行は，主に頚部側から供給されているため，骨折により骨頭側は阻血状態となる（図18）[65]。
③骨折線は垂直方向に走りやすいので，両骨片間に剪断力が作用し，骨折部は離開して骨癒合が阻害される。
④骨粗鬆症を有する高齢者に多く発生するということから，患者自身の骨再生能力が低下している場合が多い。

また，本骨折を起こした場合，1年後の死亡率は11〜35％と高率を占める。その因子

は表3に示すとおりだが，やはり骨折後の長期臥床に伴う，廃用症候群の発生，認知症の進行が重要な因子となることは疑いがない．つまり，骨折後の早期ADL再獲得がいかに重要かがうかがえる．

b 分類

大きくは大腿骨頸部骨折と転子間骨折に分けることができる（図19）．従来，内側型と呼ばれていたタイプを頸部骨折といい，外側型と呼ばれていたタイプを転子間骨折と呼ぶ．頸部骨折と転子間骨折を比べると高齢者の場合，転子間骨折のほうが，頸部骨折に比べ約2倍の頻度で発生するが骨癒合しやすく予後も比較的安定している．以下に頸部骨折・転子間骨折について分けて説明する．

1）頸部骨折

骨折の分類（図20）は，パウエルズ分類[66]とガーデン分類[67]が多く用いられる．パウエルズ分類は，骨折線の角度から骨癒合が得られるかどうかを検討するのに適しており，対してガーデン分類は骨折の転位の程度から治療予後を検討するのに適しているといえる．一般的なガーデン分類を用いた治療のアウトラインを図21[68]に示す．しかし，ADL復帰の獲得，廃用症候群の防止，認知症の進行防止を目的に，ガーデン分類のstageにかかわらず，人工骨頭置換術（図22）が選択されることが多い．

理由は，人工骨頭置換術が術直後から全荷重可能となり，早期から立位，歩行，ADL訓練が可能となるからである．人工骨頭置換術は上記の利点がある反面，術後の感染の危険性，自家骨に比べ耐久性が低い，などの欠点もあげられる．また，人工骨頭を挿入する際に術視野確保のため，股外旋筋群（大腿方形筋以外）はいったん切離される（「B-3．変形性股関節症」参照⇒83頁）．そのため，術後，股関節内転，内旋を要する動作により股関節脱臼の可能性がある．特に脱臼する場面としては，体位変換時，術直後のトランスファー時の荷重により発生することが多いので留意が必要である．

2）転子間骨折

転子間骨折は，頸部骨折に比べ血流が豊富なため，骨折治癒の条件は良好である．

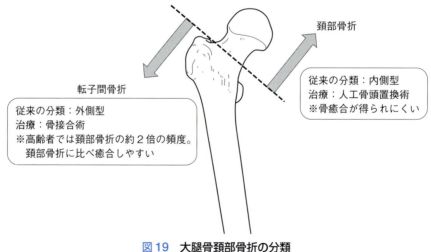

図19　大腿骨頸部骨折の分類

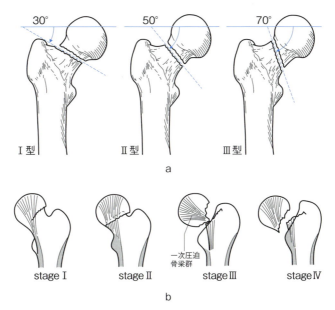

図20 パウエルズ分類とガーデン分類

a. パウエルズ分類
（佐藤 徹：治療法の決定に有意義な分類法—Garden 分類の妥当性．関節外科 28：24-29, 2009 より）

b. ガーデン分類
stage Ⅰ：不完全骨折（内側で骨性連続が残存しているもの）
stage Ⅱ：完全骨折・最小転位（多くの場合，骨片は嵌合し軽度外反位をとる。軟部組織の連続性は残存している）
stage Ⅲ：完全骨折・転位（ヴァイトブレヒト支帯の連続性は残存しており，骨頭への血行はある程度保たれる。遠位骨片が転位すると，この支帯に引っ張られて骨頭も回転転位を起こす。したがって下肢を牽引すると，この支帯の緊張によって整復され安定する）
stage Ⅳ：完全骨折・転位（ヴァイトブレヒト支帯が断裂し，骨頭への血行は途絶する。頚部周囲の支帯がすべて断裂しているために骨頭は回転せず，主圧縮骨梁は正常の大腿骨と同じ走行を示す）
（Garden RS：Low angle fixation in fractures of the femoral neck. J Bone Joint Surg 43B：647-663, 1961 より）

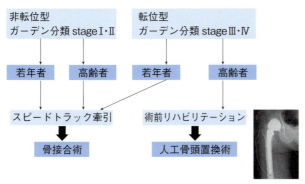

図21 ガーデン分類を用いた大腿骨頚部骨折後治療法のアウトライン

〔生田拓也：大腿骨頚部内側骨折に対する手術療法―接合術 vs 人工骨頭．安田和則（編）：下肢の骨折・脱臼, OS NOW Instruction No.3, p 15, メジカルビュー社, 2007 より引用〕

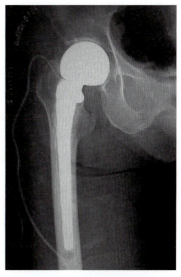

図22 人工骨頭置換術

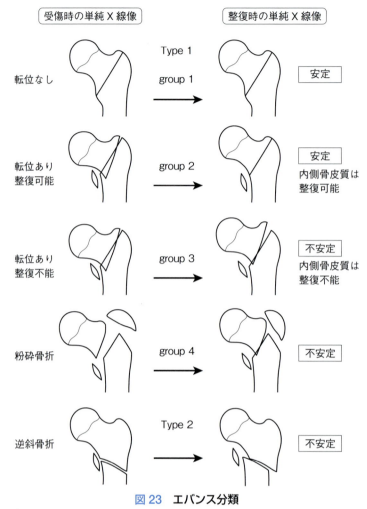

図23 エバンス分類
(Evans EM, et al：The treatment of trochanteric fractures of the femur. J Bone Joint Surg Br 31B：190-203, 1949 より)

骨折分類は，エバンス分類(図23)[69]がよく用いられる．エバンス分類は，内側骨皮質の損傷程度，整復操作を加えた整復位保持の難易度によって分類するものである．治療法では一般的に外科的手術は骨接合術が選択されるケースが多く，compression hip screw (CHS)・髄内釘・スクリュー固定術(図24)が多く用いられる．骨接合術後の問題点として①腸脛靱帯切離(術視野確保のため)による膝伸展拘縮の発生，②頚部短縮(テールスコーピング現象)による跛行の出現(図25)，③前捻角の変化(スクリュー挿入時)に伴う，膝関節周囲筋への負荷量増大があげられる．

C 合併症

骨頭壊死(病理学的概念)，遅発性分節圧潰(late segmental collapse, X線上での形態学的な変化)，偽関節，内固定材の破損・感染があげられる．

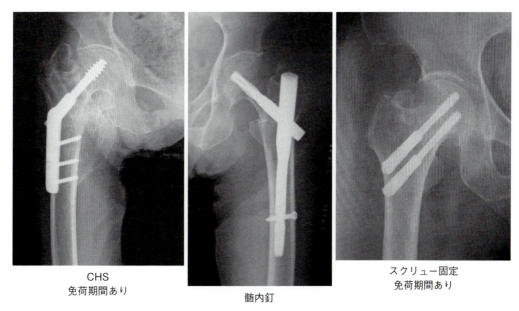

図24 骨接合術

目的は骨癒合のためである。頚部に比べ血行動態がよく癒合しやすいが，高齢者に施術の際は，骨折以外の合併症に留意が必要である。

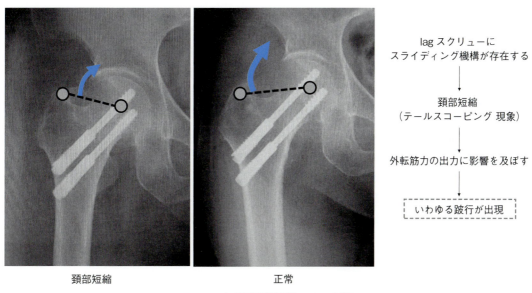

図25 大腿骨頚部短縮による影響

3 変形性股関節症

a 定義，発生機序

　　変形性股関節症は，遺伝的因子（人種，性別，加齢，肥満など）や，力学的因子（労働や運動の負荷，外傷など）により発症する。

　　関節軟骨の変性・摩耗が生じることにより関節破壊が進行する。その結果，骨硬化・骨

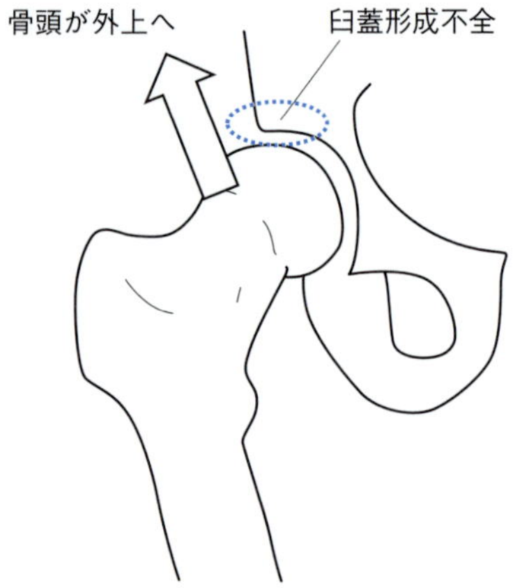

図26　臼蓋形成不全の進行
臼蓋形成不全のため骨頭が外上方へ移動，臼蓋と骨頭にストレスが生じ，徐々に関節症が進行する。

棘といった，反応性の骨増殖が生じる疾患である。
　変形性股関節症は，一次性と二次性に分類される。一次性は，原因の明らかでないものをいう。退行変性・老化・遺伝的要素・ホルモンの影響が考えられている。
　一次性は，欧米では多いが日本においてその頻度は低い。
　二次性は，原因が明らかであり，先天性股関節脱臼・臼蓋形成不全・外傷・感染症などに続発するものである。
　日本では，先天性股関節脱臼・亜脱臼・臼蓋形成不全を中心とした形態異常を原因とする，亜脱臼性股関節症が多く，全股関節症の約80％を占める[70]。その大部分は，女性である。臼蓋形成不全，軽度の亜脱臼が治療されずに放置された場合，荷重時に骨頭は外上方へ移動し，股関節の狭い接触面で荷重を受けるようになる。荷重部分が一点に集中することで，関節軟骨は摩耗し，骨頭は亜脱臼位を呈する。その結果，関節症が進行する[71]（図26）。
　臼蓋形成不全・亜脱臼の程度・日常生活の活動量などで異なるが，通常は20歳前後で何らかの痛みなどを訴える場合が多い。10歳代でCE角（図27）が15°以下であれば，将来何らかの関節症変化や臨床症状が出現することが多い[72]。
　臼蓋形成不全を有する患者は，適切な時期に，正常に近い股関節の形態に近づける外科的治療が必要である。

b 分類

　日本整形外科学会病期分類では，関節裂隙の状態で評価し，①前股関節症期，②初期，③進行期，④末期の4つに分類されている。以下それぞれの分類について記載する。

1）前股関節症期
　臼蓋形成不全や大腿骨頭の扁平化，大腿骨頚部の短縮などの形態変化はあるものの，関節裂隙の狭小化がない状態をさす。

2）初期
　関節裂隙の一部狭小化，臼蓋の骨硬化を認める。骨棘形成は，ないか，あっても軽度のものをさす。

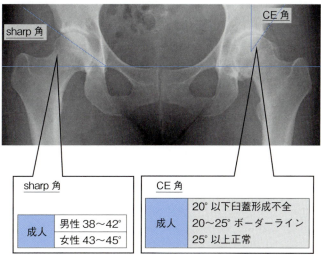

図27 CE角とsharp角
sharp角は臼蓋外上縁と涙痕(tear drop)を結ぶ線が，左右の涙痕を結ぶ線とのなす角度。
CE角は骨頭中心を通る垂直線と骨頭中心と臼蓋外側縁を結んだ線とのなす角度。

3）進行期
関節裂隙の一部が消失，臼蓋・骨頭の骨嚢胞や骨棘が存在する。

4）末期
荷重部の関節裂隙が消失したもの，巨大な骨嚢包や臼蓋の二重像や破壊を認める（図28）。しかし，X線での所見は，股関節痛などの症状と一致しないことがあるので留意が必要である。

C 保存的治療と外科的治療

保存的治療は，症状の軽い患者や種々の理由から手術が行えない場合に用いられる。

体重が1kg増えると，3kgの負荷が股関節に増加するため，体重のコントロールは重要である。長距離歩行の場合は杖を使用するなど，日常生活指導が非常に重要である。

外科的治療では，年齢・性別・両側罹患例・他関節の影響・病期を考慮したうえで，治療方針を決定する（図29）[72]。

前・初期股関節症の場合，20歳前で症状が軽い場合には経過観察する。それ以外で症状のある場合，棚形成術（図30）[73]，寛骨臼回転骨切り術（rotational acetabular osteotomy：RAO）（図31）[74]などが施行される。

進行期股関節症（初期に近い進行期）では，RAO・Chiari骨盤骨切り術（以下，Chiari法）（図32）[73]が行われる。末期に近い進行期では，Chiari法や大腿骨骨切り術が選択される。高齢者は，人工股関節全置換術（total hip arthroplasty：THA）が施行される。

末期股関節症は，患者が50歳より若い場合，原則的に関節温存手術を行う。疼痛が強く関節可動域が悪い場合，関節固定術・筋解離術などが行われる。近年では，50歳以下の比較的若年者でも，セメントを用いないTHAが行われる（図33）[75]。ステムにはセメントを使用し，ソケットにはセメントを使用しない，ハイブリッド型THAが増加している[71,72,76]（図33）。

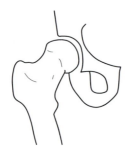

前股関節症期
臼蓋形成不全など形態変形を認めるが，関節裂隙の狭小化はない

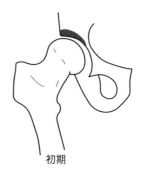

初期
関節裂隙が一部狭小化，臼蓋に骨硬化を認める

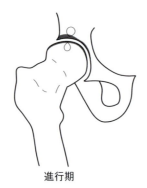

進行期
荷重部の関節裂隙は消失，臼蓋の骨硬化が著明となり，骨頭・臼蓋に骨囊胞を認める

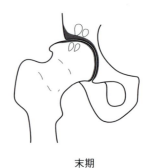

末期
関節裂隙は広範囲に消失，骨頭，臼蓋に巨大な骨囊胞を認める

図 28 変形性股関節症の病期分類

図 29 病態分類による外科的治療方針

前期・初期では年齢が若く(20歳前後)，症状が軽い場合は経過観察し，それ以外で症状のある場合は棚形成術，RAO を実施する．進行期では RAO や Chiari 法の関節温存手術が選択され，高齢者では THA が行われる．末期では 50 歳より若い場合は関節温存手術を行うが，セメントレスを用いた THA を行うこともある．
(伊藤　浩，他：亜脱臼股関節症における Chiari 法と THA の適応と成績．関節外科 29：11，2010 より一部改変)

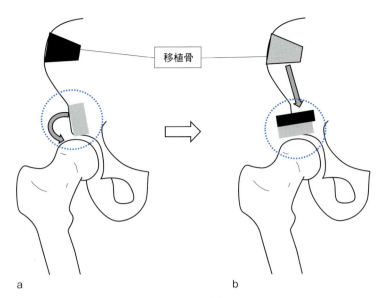

図30　棚形成術

a. 骨頭直上の臼蓋(腸骨外壁)を骨頭方向に反転する。b. 同側の腸骨から骨移植を行い，骨頭を被覆させる。

〔須藤啓広：股関節の手術．松野丈夫，他(総編集)：標準整形外科学，第12版．p 650，医学書院，2014 より一部改変〕

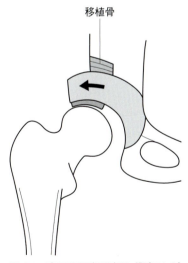

図31　寛骨臼回転骨切り術(RAO)

股関節の近傍をドーム状に骨盤を切り，引き出すように寛骨臼を前・外側へ回転させて骨頭を被覆させる。

〔須藤啓広：股関節の手術．松野丈夫，他(総編集)：標準整形外科学，第12版．p 651，医学書院，2014 より一部改変〕

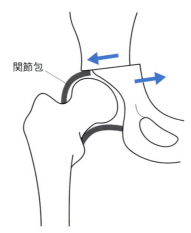

図32 Chiari 骨盤骨切り術（Chiari 法）
骨頭上部の関節包の高さで骨盤を横に切り（臼蓋から腸骨内板まで），骨盤をずらして固定し，骨頭を被覆させる．
〔須藤啓広：股関節の手術．松野丈夫，他（総編集）：標準整形外科学，第12版．p 650，医学書院，2014より一部改変〕

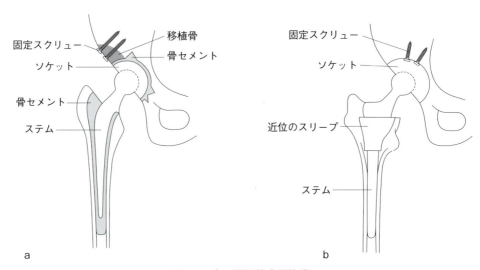

図33 人工股関節全置換術
a．セメント使用．ソケットとステムの周りを骨セメントで固定する．b．セメントレス．ソケットはスクリューで臼蓋に固定する．ステムは大腿骨髄内に近位と遠位で固定する．
〔須藤啓広：股関節の手術．松野丈夫，他（総編集）：標準整形外科学，第12版．p 652，医学書院，2014より一部改変〕

d 保存的治療における問題点（図34）

内反股が生じると，股関節外転のモーメントアームが増加し，外転筋の張力が増加する．反面，①骨頭へ剪断力が増加し，骨折への外力は増加する．②外転筋が短縮位となり，張力が低下することがあげられる．

外反股が生じると，①骨頭に対する剪断力は低下し，骨折への外力は低下する[77]．②外転筋は伸張され，張力が増加することがあげられる．反面，①骨頭は亜脱臼に作用する．

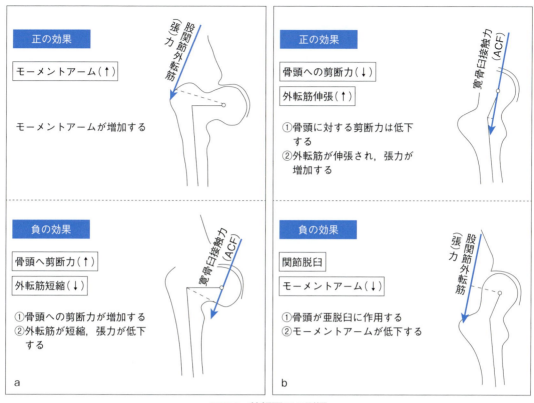

図34 前額面での影響
a. 内反股。b. 外反股。

②股関節外転のモーメントアームは低下し，外転筋の張力が低下する。

e 外科的治療における問題点

　THAの合併症には，術中の血管損傷・神経損傷による出血や神経麻痺・術後脱臼などがある。血栓性静脈炎・動脈塞栓・異所性骨化の発生は，日本では比較的少ない。

　術後感染は，0.5%程度に発生するといわれる。合併症の中でも最も問題であるのは，コンポーネントの緩みである。緩みの原因は，ポリエチレン摩耗粉により生じる骨溶解による無菌性緩みである[71]。

　特にTHAを使わざるをえない若年者の場合，活動性が高く，ポリエチレンの摩耗は避けることができない。このため，関節への負荷を可能な限り軽減させる必要がある。体重コントロールなどの日常生活指導は，非常に重要といえる。また，手術侵襲の違いにより，切離筋や脱臼方向が異なる。そのため，手術アプローチを確認することは非常に重要である。切離筋を考慮した筋力増強訓練や，脱臼防止のための生活指導が重要である。

C 臨床症状の診かた・考えかた

1 疼痛・可動域制限の解釈

a 疼痛

1) どこから痛みを生じるのか

　関節の変性変化で起こる変形性関節症においては，神経組織のない軟骨組織が摩耗し，関節面に骨が露出して，関節運動時の機械的刺激にさらされることになる。軟骨を形成する軟骨細胞，膠原線維，プロテオグリカンなどの成分が関節液に排出され滑膜細胞に取り込まれ滑膜炎が発生する。滑膜炎が生じると関節液が貯留し関節包を伸張することで疼痛を生じる。また，骨髄のうっ血による骨内圧の上昇も疼痛を生じるとされる[78]。

　一方で，関節の安定性低下や正常の軌道から逸脱した運動などにより，非生理的なストレスが関節唇や靱帯，関節周囲筋などの軟部組織に加わることも，疼痛を生じる原因となる。また，関節からの求心性刺激は，反射性にγ運動神経の活動を賦活し筋紡錘の錘内筋線維の収縮を引き起こし筋の緊張を亢進させる。その結果，筋の循環動態が不良となることで筋内ポリモーダル受容器などが刺激されて疼痛が出現する。また，筋の過剰な収縮により，筋腱付着部に過度なストレスが生じ痛みを生じることもある[79]。

　加えて，股関節を支配している神経はL2〜S2と広いため，関節由来の関連痛が広く大腿，下腿にまで分布することがある。実際に二次性の変形性股関節症患者を対象とした報告では，29%の患者で膝関節に，8%の患者で膝以遠に疼痛の出現を認めている（表4）[80]。また，股関節手術後の患者を対象とした報告[81]でも，股関節のみに痛みが限局している症例はなく，多くの症例では大腿部周囲に広範な疼痛領域を認め，約14%の患者では膝以遠にまで広がる疼痛が認められている。

　関連痛としては，筋由来のものも臨床的には多く認める[82]。筋の周囲だけではなく，腰部や下腿遠位にまで疼痛が波及することがある（図35）[82]。

　そのほか，股関節周囲では，梨状筋その他の短外旋筋群の短縮や過緊張から生じる坐骨神経の絞扼性神経障害や，外側大腿皮神経の障害による大腿外側前面の疼痛や感覚異常，また，腸腰筋の過緊張に伴う大腿神経の障害などを経験することが多い。

2) 疼痛の解釈

　上記のように，様々な関節周囲組織から疼痛は生じ，また実際にはそれらが重複して生じて複雑な臨床像を呈していることも多い。したがって，理学療法の評価において，疼痛を生じている組織を厳密に特定していくことは困難な場合が多い。そのうえ，疼痛を生じている組織を特定することは治療において必ずしも必要ではない。それよりも重要なことは，疼痛を生じている原因となる運動機能障害を特定することである[83]。なぜなら，多くの場合は，疼痛を生じている組織を特定できたとしても，その組織に加わる過剰なストレスの原因となる運動機能障害を明確にしなければ，治療の方針を立てることができないためである。

　例として，股関節屈曲時に鼠径部痛を訴えている場合に評価すべき項目を表5に示す。

表4 変形性股関節症患者における疼痛出現部位

部 位	
鼠径部	89%
殿部	38%
大腿前面	33%
膝	29%
大転子	27%
腰部	17%
下腿以遠	8%

(Nakamura J, et al : Distribution of hip pain in osteoarthritis patients secondary to developmental dysplasia of the hip. Mod Rheumatol 11l : 119-124, 2012 より)

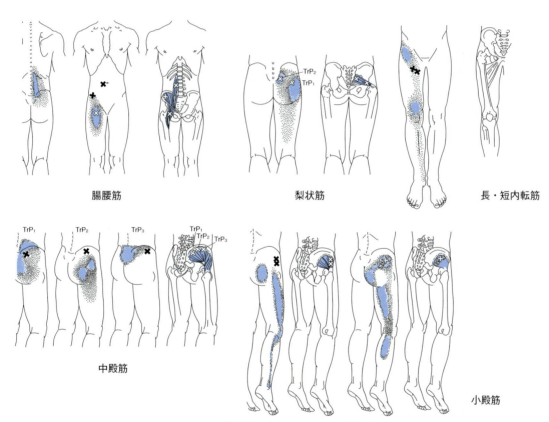

図35 股関節周囲筋に由来する関連痛

(Travell JG, et al : Myofascial Pain and Dysfunction : The Trigger Point Manual ; Vol. 2., The Lower Extremities. pp 89-291, Lippincott Williams & Wilkins, Philadelphia, 1993 より)

鼠径部痛を生じる原因となる機能障害として，股関節周囲軟部組織の伸張性，股関節周囲の筋機能，そして股関節運動の基盤となる骨盤・腰椎の安定性に着目することが重要である．

表5　股関節屈曲運動時の鼡径部痛に対する必須評価項目

股関節機能障害
- 後外側の軟部組織伸張性
- 股関節屈筋群(内転筋含む)の機能[*1)]
- 股関節の安定性[*2)]

骨盤・腰椎機能障害[*3)]
- 骨盤・腰椎周囲筋群の機能

[*1)] 股関節屈筋群の機能としては，特に運動時の筋の触診により筋活動バランスを評価する。
[*2)] 股関節の安定性としては，運動時に骨頭に対して後方への外力あるいは軸圧をかけて疼痛の変化を観察する。安定性が低下していると，外力を与えた場合に運動および症状の改善がみられる。
[*3)] 骨盤・腰椎の安定性低下は，股関節屈筋群の収縮効率を低下させるため，筋の過使用による疼痛を生じやすくなる。また，骨盤の傾斜により股関節でのインピンジメントを引き起こしやすくなる。骨盤・腰椎周囲筋による安定化作用を評価する。

b 可動域制限

1) 可動域制限の解釈

　関節の可動域制限は，主に骨変形，腫脹，疼痛，軟部組織の伸張性低下により生じる。可動域が制限される運動方向やエンドフィールからその制限因子を判断する(表6)[84)]。

　骨変形による制限は，変形性股関節症による骨棘形成や大腿骨頭・頸部の骨折後の遺残変形がある場合に生じることが多い。X線やCTによる画像評価と照らし合わせて解釈する必要がある。エンドフィールは骨性で急激に可動域が制限される。

　疼痛のみにより可動域が制限されることはまれであるが，術後早期など炎症がきわめて強い時期にはエンドフィールを感じることなく患者の訴えによりそれ以上の運動が不可能となる。実際には，防御的な筋緊張の増加(筋スパズム)を伴うことが多いため，筋緊張を軽減させた状態でエンドフィールを確認することが重要である。

　関節の炎症に伴う腫脹や浮腫による可動域制限は，股関節の緩みの肢位(loose-packed position)である30°程度屈曲・外転やや外旋位から離れるすべての方向において疼痛とともに可動域が制限される。エンドフィールは軟部組織接触性に近い。

　軟部組織の伸張性低下による可動域制限は，臨床において最も遭遇することが多い。まず，制限を受けている運動方向からどの部位の軟部組織の伸張性低下があるかを判断する。この段階では伸張性が低下している組織が関節包・靱帯，筋，あるいは皮膚かは判断できない。次いで，その際のエンドフィールから伸張性が低下している組織を推定する。関節包・靱帯による制限の場合，エンドフィールは軟部組織伸張性であるが，最終域付近で急に強くなる抵抗感を感じる。股関節の締りの肢位(close-packed position)は伸展・外転・内旋位であり，その肢位で関節包・靱帯が全体的に最も伸張される。したがって，関節包・靱帯による制限がある場合は，伸展・外転・内旋方向で必ず制限が生じる(図36)。筋による制限の場合のエンドフィールは，最終域に近づくにつれて徐々に抵抗感が大きくなる。また，その際に筋を触診することで硬く張った感触を感じることができるはずである。皮膚による制限の場合も，エンドフィールは軟部組織伸張であるが，抵抗感としては筋の場合よりは関節包・靱帯の場合に近く，最終域に近いところで比較的強い抵抗感があ

表6 関節可動域制限因子とエンドフィール

制限因子	エンドフィール
骨の衝突	骨性 ・硬く弾力のない抵抗感 ・痛みはない
疼痛	無抵抗性 ・構造的な抵抗感はなく，何も感じない
腫脹・浮腫	軟部組織接触性・伸張性 ・弾力のある軟部組織が圧迫されて運動が止まる ・少し弾力のある硬いバネ様の抵抗感
関節包・靱帯の癒着や短縮	軟部組織伸張性 ・最終域で急に硬い抵抗感
筋・腱の癒着や短縮	軟部組織伸張性 ・最終域に向かって徐々に抵抗感が増加する
筋緊張増加（筋スパズム）	筋スパズム性 ・他動運動中に急に動きが遮られるような硬い抵抗感 ・痛みを伴うことが多い
皮膚の癒着や伸張性低下	軟部組織伸張性
関節包内運動の障害	様々なエンドフィール

〔市橋則明：関節可動域制限に対する運動療法．市橋則明（編）：運動療法学―障害別アプローチの理論と実際，第2版．pp 186-220，文光堂，2014 より一部改変〕

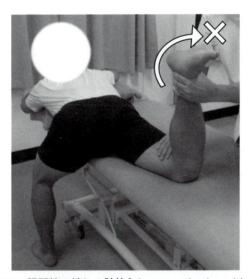

図36 股関節の締りの肢位（close-packed position）
関節包・靱帯の短縮があれば，股関節伸展・外転・内旋方向への動きが制限される。

る。もちろん，その際に皮膚を触診することで皮膚の張りを認める。

ただし，前述の鼡径部痛の場合のように，セラピストは軟部組織伸張性の抵抗感を感じながら患者は組織が伸張されているはずの部位とは逆方向の鼡径部に疼痛を訴えるというようなこともある。また，制限因子が複数あり，エンドフィールも明確に鑑別できない場合もある。したがって，実際には，制限因子と推測される組織に対してアプローチし，そ

の後の可動域の改善をみて判断していく必要がある．筋スパズムによる可動域制限は，リラクゼーションを得ることにより短時間で大きく可動域が変化するが，関節包・靱帯による制限では，短時間で大きな可動域改善は得られない．

2）変形性股関節症患者における可動域制限

前股関節症期では可動域制限はほとんど認められず，初期股関節症になると制限がみられ始め，病期の進行に伴い制限の程度が大きくなっていく．関節可動域制限は，股関節のすべての方向において生じるが，まず屈曲位での外転が制限されやすいという報告や[85]，病期の進行とともに特に股関節屈曲，外転，内外旋の制限が進むという報告[86]，股関節伸展と外旋の制限が動作の障害とかかわっているという報告がある[87]．股関節の可動域制限により，靴下の着脱や足趾の爪切り，浴槽のまたぎ動作，階段昇降などの日常生活動作（ADL）に支障をきたす．

2 股関節が腰椎に与える影響（hip-spine syndrome）

a hip-spine syndrome

股関節と腰椎とは，解剖学的，運動学的に結びつきが強く，したがって病態も相互に関連しやすい．股関節と腰椎のどちらかあるいは両者がかかわる病態は hip-spine syndrome として知られている（詳しくは「Ⅰ．腰椎 C-3．腰椎が股関節に与える影響」参照⇒37頁）．

b 股関節のアライメント不良による影響

hip-spine syndrome における secondary hip-spine syndrome の例として，股関節の屈曲拘縮から生じる骨盤前傾と腰椎前弯の増強，その結果として，椎間関節の亜脱臼，椎間孔の狭窄，神経根の絞扼，腰痛が生じるメカニズムが示されている（図37）[88]．

このような股関節の拘縮，可動性低下による骨盤・腰椎のアライメント変化は，矢状面，前額面，水平面のすべての面において生じる（表7）．また，立位荷重下では，股関節の可動性低下のみならず，脚長差の影響も受けて骨盤・腰椎のアライメントが変化する．脚長差がある場合，前額面において下肢短縮側の骨盤が下制し，腰椎は下肢短縮側凸の側屈を呈しやすい．

c 変形性股関節症に伴う腰椎・骨盤のアライメント変化

変形性股関節症では，脚長差や関節可動域制限の影響により，骨盤・脊柱の大きなアライメント変化をきたす．

臼蓋形成不全があると，骨盤が前傾する傾向にあり[89]，さらに腰椎の前弯が増大する傾向にある（図38）[90]．中高年に比較的多く認められる骨盤前傾タイプにおいては，人工股関節全置換術（THA）術後に骨盤前傾が早期より改善しやすいが[91]，逆に，一次性の変形性股関節症や急速破壊性股関節症では，骨盤が後傾化する傾向にある[89]．高齢者に多く認められる骨盤後傾タイプにおいては，THA術後の骨盤アライメントの改善は少なく，経年的にさらに後傾することもある．

また，腰痛の出現には，骨盤・脊柱の個々のアライメント変化だけでなく，骨盤・脊柱

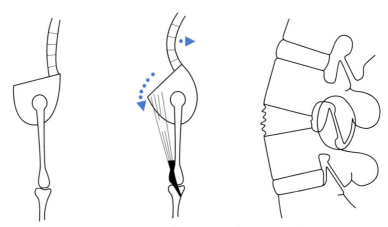

図 37　股関節の屈曲拘縮が腰椎に与える影響
股関節の屈曲拘縮により骨盤前傾と腰椎の過前弯が引き起こされる。腰椎では，椎間関節や神経根への過剰なストレスが惹起される。
（Offierski CN, et al：Hip-spine syndrome. Spine 8：316-321, 1983 より）

表 7　立位荷重位における股関節の可動性低下と骨盤・腰椎アライメントとの関連性

股関節可動性低下	骨盤	腰椎
伸展[*1]	前傾	伸展（前弯増強）
外転[*2]	反対側下制	同側への側屈
内転[*2]	反対側挙上	反対側への側屈
外旋[*3]	同側への回旋	反対側への回旋
内旋[*3]	反対側への回旋	同側への回旋

[*1] 屈曲可動性の低下のみでは立位姿勢に及ぼす影響は少ないため，伸展方向のみ記載。
[*2] 外転制限がある場合は足部の接地を内側に，内転制限の場合は外側にすることで，骨盤・腰椎のアライメントへの影響を少なくしている場合もある。
[*3] 外旋制限がある場合は下肢を内旋位に，内旋制限の場合は外旋位にすることで，骨盤・腰椎のアライメント変化への影響を少なくしている場合もある。

　全体のアライメントのバランスも重要である。骨盤・脊柱の矢状面におけるバランスは，C7 椎体から下ろした垂線（C7 plumb line）を基準に観察される（図 39）[92,93]。変形性股関節症患者において，C7 plumb line が股関節中心の前方を通過する患者で腰痛の程度が強かったという報告もある[94]。
　前額面においては，片側性変形性股関節症患者の 57.8% に骨盤傾斜を認め，そのうち，患側の骨盤が下制するタイプが 83.6%，反対側が下制するタイプが 16.4% であり，脚長差が大きくなるほど骨盤傾斜も大きくなる傾向にあることが報告されている[95]。また，腰椎側弯については，患側凸の側弯が健側凸の側弯よりも生じやすく，特に，脚長差が 30 mm 以上になると腰椎側弯の出現頻度が高くなる[96]。

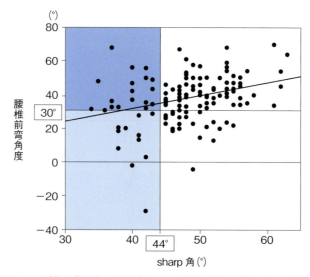

図 38　臼蓋形成不全の程度(sharp 角)と腰椎前弯角度との関係
臼蓋形成不全の程度が強くなるほど腰椎前弯角度が有意に増大する傾向にある(腰椎前弯角度は 30°以上，sharp 角は 44°未満を正常と定義)。
(Yoshimoto H, et al : Spinopelvic alignment in patients with osteoarthrosis of the hip : A radiographic comparison to patients with low back pain. Spine 30 : 1650-1657, 2005 より一部改変)

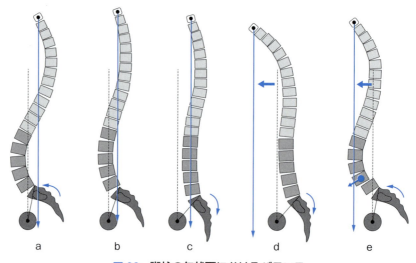

図 39　脊柱の矢状面におけるバランス
b が正常のアライメント。a, c は，脊柱アライメントは b とは異なり，a では骨盤前傾が，b では骨盤後傾が生じているものの，C7 plumb line は同様に股関節のやや後方を通過している。a, c は，脊柱での代償が働き脊柱アライメント全体のバランスが保たれている。d は骨盤後傾を脊柱で代償することができず，e は骨盤前傾に腰椎すべり症を合併し，いずれも C7 plumb line が股関節の前方を通り，脊柱全体のバランスとして代償できていない。
〔宍戸孝明：脊椎アライメント障害．久保俊一，他(編)：変形性股関節症―基本と UP TO DATE．p 58, 南江堂，2010 より許諾を得て転載〕

d 股関節の運動性と腰椎の安定性

　股関節と腰椎はどちらも関節として無痛性,支持性(安定性),可動性が要求されるが,日常的な運動のなかでは,特に股関節の可動性とその基盤となる腰椎・骨盤の安定性が重要である。腰椎・骨盤の安定性は,骨,関節や靱帯,関節包などによる他動的システム,筋の活動による能動的システム,そして靱帯や筋腱の受容器からのフィードバックと神経系による制御システムの3つのシステムの協調的な作用によるとされている。

　しかし,腰椎・骨盤の安定性はそれら局所の安定化機構の影響のみを受けるわけではない。股関節と腰椎・骨盤は機能的な関連性が強いため,股関節の運動の変化が腰椎・骨盤の安定性に影響を及ぼすこともある[97]。たとえば,股関節伸展運動時の股関節周囲の筋活動バランスとして,股関節伸展筋に対する屈曲筋の活動比(大腿筋膜張筋/大殿筋+半腱様筋),すなわち主動筋と拮抗筋とのバランスにおいて,屈筋群の割合が高くなるほど骨盤の前傾角度が増大しやすくなる(図40a)。これは伸展筋と屈曲筋の過剰な同時活動を生じると,運動時の股関節の可動性が低下しその代償として骨盤の前傾・腰椎の前弯が増大することを示している。また,股関節伸展筋群のなかでの筋活動比(半腱様筋/大殿筋),すなわち共同筋のなかでのバランスにおいては,半腱様筋の活動が優位になるほど運動中の脊柱起立筋の活動が増加しやすくなる(図40b)。股関節伸展位では,相対的にハムストリングスよりも大殿筋の股関節伸展への貢献度が高くなるため[98],ハムストリングス優位での股関節運動は,体幹での代償作用を生じやすい可能性がある。

　このように,股関節から腰椎への影響としては,股関節の可動性と運動性に着目することが重要である。

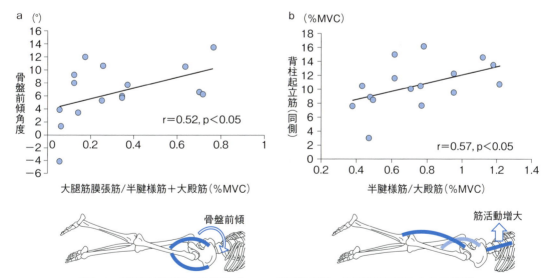

図40　股関節周囲筋の筋活動バランスが骨盤傾斜・体幹筋筋活動に与える影響
a. 股伸展時に股関節屈曲の過剰な同時活動を伴うと骨盤前傾が増大する。b. 大殿筋に対して半腱様筋の活動が優位になると脊柱起立筋の活動が増大する。
(Tateuchi H, et al: Balance of hip and trunk muscle activity is associated with increased anterior pelvic tilt during prone hip extension. J Electromyogr Kinesiol 22: 391-397, 2012 より一部改変)

D 治療方法とそのポイント

1 股関節の可動域制限に対するアプローチ

a 股関節の軸回旋を利用した可動域改善エクササイズ

　　股関節の可動域評価ならびに改善エクササイズは，矢状面，前額面，水平面に分けて行われることが多い．しかしこれは，空間座標における任意の3平面であり，関節の構造や運動学を考慮したものではない．

　　大腿骨には，頚体角と前捻角という構造上の特徴がある．そのため，できるだけ広い面で互いの関節面が接触し高い適合性を保ちながら臼蓋に対して大腿骨が運動すると，股関節中心を頂点とした円錐形の軌跡が描き出される[98]．

　　この曲面での運動においては，臼蓋に対する大腿骨頭の軸回旋のみが生じるため，関節周囲組織に不均衡なストレスを与えることが少なく，骨性のインピンジメントを生じることもない．

　　屈曲方向の可動性改善のためには外転・外旋の複合運動，伸展方向では外転・内旋の複合運動で動きを広げていく（図41）．

b 股関節周囲筋のストレッチ

　　筋のストレッチを行う場合は，基本的にはその筋が有する作用の逆方向へ関節を動かす

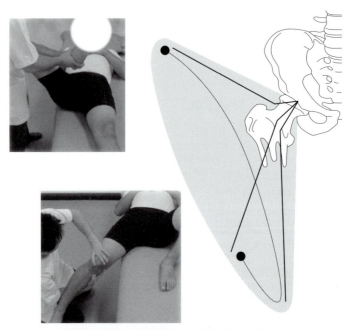

図41　股関節の軸回旋を利用した関節可動域改善エクササイズ
屈曲位では外転・外旋，伸展位では外転・内旋方向の複合運動によって，股関節の軸回旋のみによる運動を行うことができる．

ことになる。しかし、関節のポジションの変化に伴って筋の作用が変化する場合、ストレッチに際しては注意を要する。

たとえば、股関節後外側の筋群について考える。後外側には、大殿筋から中殿筋、梨状筋、上・下双子筋、内・外閉鎖筋、大腿方形筋と様々な筋が存在する。それらの筋すべてに共通する作用は股関節外旋である。したがって、股関節を内旋することでそれらの筋すべてを伸張することができる。

しかし、大殿筋上部線維や中殿筋後部線維、梨状筋は、股関節が90°程度屈曲位になると、関節運動の軸と筋の走行との位置関係が変化することにより、外旋作用ではなく内旋作用を有する筋になる[99]（図42）。梨状筋については、股関節屈曲60°あたりで回旋のモーメントアームがほぼ0となるため回旋作用がなくなり、そのポジションでは外転（大腿骨の開排）作用のみが残る。したがって、梨状筋をストレッチするためには、股関節屈曲0°では股関節の内転と内旋、股関節屈曲60°では股関節の内転、股関節屈曲90°では股関節の内転と外旋を行う（図43）。このなかでは、股関節屈曲位での内転、外旋が最も梨

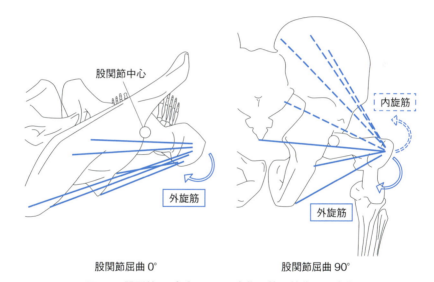

股関節屈曲0°　　　　　　　　　股関節屈曲90°

図42　股関節のポジションの変化に伴う筋作用の変化
股関節屈曲0°では、大殿筋上部線維、中殿筋後部線維、梨状筋、その他の短外旋筋群は外旋のモーメントアームを有する。しかし、股関節屈曲90°では、運動軸と筋との位置関係が変化し、外旋筋のなかでも頭側に位置する筋のいくつかは、内旋のモーメントアームを有する。

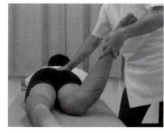 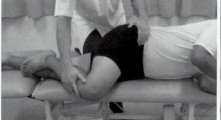 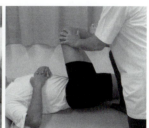

股関節屈曲0°　　　　　　　　屈曲60°　　　　　　　　　　屈曲90°

図43　梨状筋のストレッチ
屈曲角度の変化に伴い、回旋方向が変化することに注意する。

状筋を伸張させることができる．解剖学的に梨状筋よりも近位に位置する筋（大殿筋上部線維，中殿筋後部線維）は，同様に股関節屈曲位での内転，外旋で効率よくストレッチを行うことができる．ただし，梨状筋よりも遠位にある筋は，屈曲角度が増加しても内旋作用へと変換されることがないため，その筋の走行と大腿骨の走行が平行になる程度の屈曲位で，内転方向へストレッチを行う．大腿方形筋については，最大屈曲位での内旋，あるいは最大屈曲位での軽度（20～30°）外転で伸張される．しかし，肢位によっては別の筋が先に伸張されたり，股関節疾患患者や人工股関節全置換術（THA）後などでは大きな関節運動を利用したストレッチが行えない場合も多いため，そのような場合は，徒手的な圧迫や軽い自動運動の繰り返しなどで筋の柔軟性を高める．

c 可動域改善エクササイズの際の大腿骨の操作

股関節に不安定性がある場合など，可動域エクササイズとして行う他動的運動の際に，関節内での圧力不均衡により関節唇などの関節周囲組織から疼痛を生じることがある．特に，運動方向と同方向に疼痛（外転時の股関節外側や屈曲時の鼠径部の疼痛）を生じるような場合には，組織の伸張により疼痛が生じているとは考えにくく，関節内での圧力不均衡を是正するために骨頭の操作が必要になる．関節を動かしながら大腿骨近位に対しても操作を加え，症状の軽減を確認しながら可動域改善エクササイズを行う（図44）．

股関節屈曲に伴い鼠径部痛が生じる場合などは，骨頭の後下方への誘導だけではなく，大腿骨の外旋誘導が有効であることが多い．痛みを訴える角度からわずかに角度を減じた肢位で，股関節の外旋方向への誘導を行うと，その後の屈曲角度が増大する（図45）．

d 股関節の可動性と腰椎の安定性

股関節の可動性改善エクササイズを行う際には，骨盤・腰椎の固定が重要である．たとえば，股関節屈曲方向へ動かす際には，骨盤・腰椎の固定をする場合としない場合とでは，可動域もセラピストが感じる抵抗感も全く異なる（図46）．股関節と骨盤・腰椎の複合的な可動域ではなく股関節のみの可動域を評価し治療するためには，骨盤・腰椎の動きをできるだけ抑制するべきである．

股関節周囲筋のストレッチを行う場合も同様に，骨盤・腰椎の固定を十分に行う．特

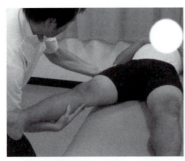
大腿骨頭の内下方への誘導

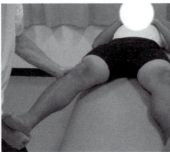
大腿骨の内旋誘導

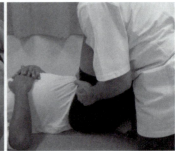
大腿骨頭の後下方への誘導

図44 可動域改善エクササイズの際の大腿骨の操作
関節運動により組織の伸張による疼痛とは異なる疼痛が生じる場合は，臼蓋に対する骨頭の位置を修正しながら運動を行う．

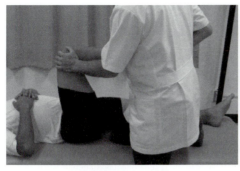 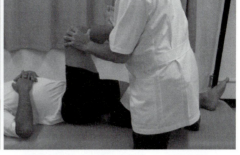

鼠径部痛を生じる肢位　　　　　　屈曲角度をやや減じた肢位での外旋誘導

図 45　股関節屈曲時の鼠径部痛に対する対処
股関節屈曲時に鼠径部痛を生じる原因は種々あるが，多くのケースでは，外旋方向への骨頭の誘導により関節周囲軟部組織の緊張バランスを改善させることで疼痛の軽減と可動域の拡大をみる．

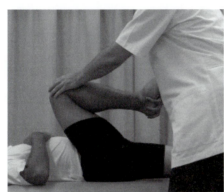 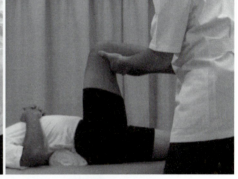

骨盤・腰椎の固定なし　　　　　　　骨盤・腰椎の固定あり

図 46　骨盤・腰椎の固定有無と股関節屈曲可動域
腰椎・骨盤の動きを抑制することにより，股関節のみの可動性を評価することができる．

に，その筋の作用が複数の面に及ぶ場合，骨盤もそれに応じた方向を固定する必要がある．たとえば，長内転筋のストレッチを行う場合，伸展位では内転作用のみではなく屈曲作用があるため，骨盤の固定としては側方傾斜のみならず前傾を抑制する必要がある．側方傾斜のみに留意していると，長内転筋の伸張に伴って骨盤が前傾し，外転して長内転筋が伸張されているように見えても実際は骨盤前傾の増大（股関節屈曲の増大）により効率的に長内転筋が伸張されないことがある（図 47）．

また，股関節の可動域制限が長期間にわたって持続している症例では，相対的に骨盤・腰椎の可動性が股関節の可動性よりも増大していることが多く，股関節の動きが最終域に達する以前から骨盤・腰椎の過剰な動きが出現することが多い．このような場合は，股関節の可動性改善と骨盤・腰椎の安定性改善を同時に高める必要がある．股関節の他動運動あるいは自動運動の際に，患者自身で骨盤・腰椎の動きをモニターして安定性を維持しながら運動を行うとよい（図 48）．

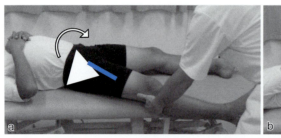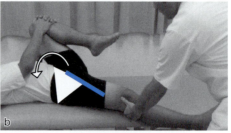

図 47　長内転筋のストレッチ
a は股関節が外転し長内転筋が伸張されているように見えるが，長内転筋の股関節屈曲作用により骨盤が前傾しているため，実際には伸張は不十分である。b のように骨盤の前傾を防ぐことにより，長内転筋が効率よく伸張される。

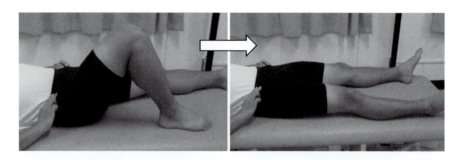

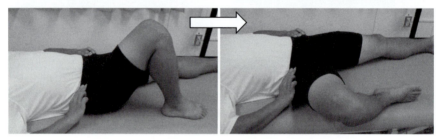

図 48　骨盤・腰椎の安定性と股関節の可動性の改善
患者自身が上前腸骨棘を触診し骨盤の過剰な動きが生じていないことを確認しながら股関節の運動を行う。

2　股関節由来のアライメント不良に対するアプローチ

a　股関節の可動性低下に由来するアライメント障害へのアプローチ

　股関節は上半身と下半身をつなぐ位置にあるため，股関節の可動性低下は全身のアライメントに重大な影響を与える。

　股関節の可動域制限がアライメント障害の直接的な原因になっている場合は，可動域の改善が必須である。股関節の可動域制限に対するアプローチについては，「D-1．股関節の可動域制限に対するアプローチ」を参照のこと（⇒98 頁）。

　ある一関節の可動域制限は，通常，隣接関節の可動性増大を引き起こす。変形性股関節症で股関節の可動域が制限されると，股関節と脊柱が同時に動く前屈動作時では，腰椎の可動範囲が相対的に増大する（図 49）[100]。そのため，腰椎に柔軟性がある中高年までの変形性股関節症患者では，腰椎の過剰可動性に伴う障害に留意する必要がある。しかし，腰

椎の可動性は加齢とともに減少するため，変形性股関節症患者でも高齢者の場合は，変形性股関節症があるにもかかわらず股関節での動きが強要される[100]。高齢の変形性股関節症患者では，股関節への過剰な負荷ならびに人工股関節全置換術（THA）術後の脱臼肢位に十分な配慮が必要である。

一方，非荷重位では股関節に十分な可動域があっても，姿勢制御において股関節の利用が抑制されている場合や荷重位で過剰な緊張が生じやすい場合などは，荷重位での股関節の可動性が低下しアライメントや動作に影響を及ぼす。

以下に，可動域の改善をアライメントや動作の改善につなげていくための方法について述べる。四つ這いや座位，立位での複数の関節が関与する動作を観察することで，動作のなかでの骨盤・腰椎と股関節の相対的な可動性を評価することができる（図 50）[101]。股関節が有する可動域に達するより前にほかの部位が動いてしまっている場合は，股関節

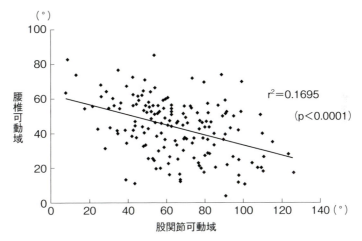

図 49 変形性股関節症患者における座位前屈動作時の腰椎と股関節との可動域の関係
〔田島智徳，他：Hip-Spine Syndrome（第 10 報）―変形性股関節症患者における股関節と腰椎の可動域の関係．整・災外 56：626-629，2007 より〕

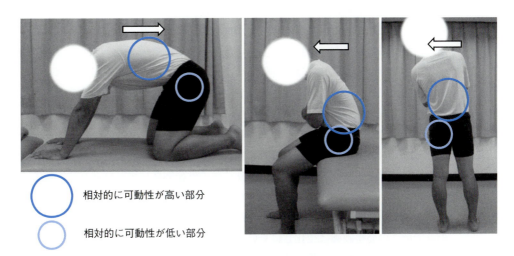

図 50 動作時の股関節の相対的な可動性の評価
これらの動きは，股関節の運動のみで行うことが可能であるが，股関節が有する可動域の最終域に達するより前に骨盤や腰椎が動き始める場合は，腰椎に比して相対的に股関節の可動性が低下していると判断する。

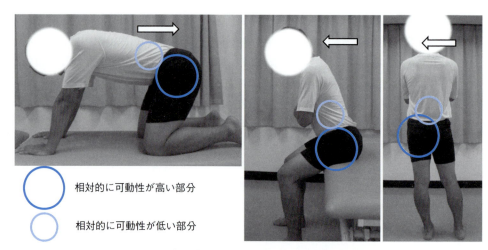

図 51　動作時の股関節の相対的な可動性の改善
股関節から動き始めることを意識して，相対的な股関節の可動性を高める。

○　相対的に可動性が高い部分
○　相対的に可動性が低い部分

の可動域制限が原因とは考えにくいため，股関節の動きを強調した動きを学習する(図51)[102]。

b 股関節の筋機能低下に由来するアライメント障害へのアプローチ[103]

　荷重位での骨盤・腰椎のアライメントは，股関節周囲筋の筋力低下の影響も強く受ける。しかし，筋力低下の程度は同じであっても，それにより生じるアライメント変化は一律ではない。たとえば，中殿筋や小殿筋など股関節外転筋の筋力低下に対して，前額面で支持側の反対側骨盤が下制する場合もあれば挙上する場合もある。したがって，患者個々の姿勢変化に応じて筋機能を改善するための治療方法も異なる。臨床で比較的よく遭遇する現象について，それぞれの治療方法を例示する。

1）外転筋群の機能低下により骨盤反対側が下制している場合(図52)

　反対側の骨盤下制位では外転筋群が伸張位になるため，外転筋群の筋腱の受動的張力を利用して支持している。したがって，筋機能を評価すると，伸張位での筋力発揮に比して短縮位での筋力発揮が極端に低下していることが多い。

　非荷重位での治療としては，外転筋群の短縮位での筋力発揮を促す。荷重位では，支持側の股関節が外転位となるような環境設定をして荷重練習を行う。筋の機能としては小殿筋が重要である。骨盤の反対側下制には腰椎の支持側への側屈が伴いやすいため，腰椎の支持側と反対側への側屈可動性を確保しておくことも重要である。

2）外転筋群の機能低下により骨盤反対側が挙上している場合(図53)

　反対側の骨盤が挙上している場合は支持側の外転筋群は短縮位となり，通常は外力によるモーメントは低下するため外転筋群が発揮する張力は減少している。つまり，外転筋群の伸張ストレスや発揮張力を抑制するための姿勢制御であり，単なる筋力強化や荷重練習のみではこの姿勢制御は変化しにくい。

　治療では，荷重位での股関節の可動性を高めることを優先的に行う。特に，支持側への荷重に伴う股関節の内転を強調する。外転筋群の収縮が得られているのを確認しながら患側への重心移動を行う。外転筋群・殿筋群の機能低下と大腿四頭筋の機能低下が併存して

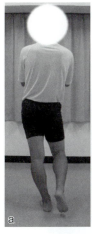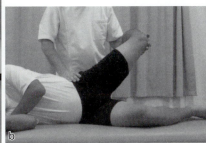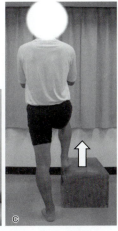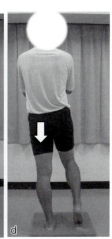

図 52　外転筋群の機能低下により骨盤反対側が下制している場合のエクササイズ
a. 支持側と反対側の骨盤が下制した片脚立位。
b. 外転位での外転運動を行うことにより，股関節外転筋群の短縮位での筋出力向上を図る．小殿筋の機能改善にも有効である．
c. 挙上側の下肢を台に載せ，そこからさらに挙上することで支持脚の股関節外転位での荷重支持を学習していく．
d. やわらかいマット上で，患側下肢を骨盤から鉛直下向きに踏み込むようにして荷重する．結果的に，支持側の股関節が外転位となる．

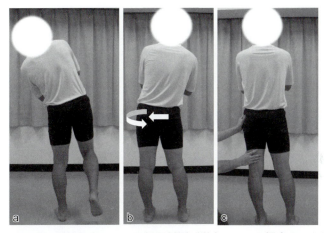

図 53　外転筋群の機能低下により骨盤反対側が挙上している場合のエクササイズ
a. 支持側と反対側の骨盤が挙上した片脚立位．
b. 荷重位での股関節可動性を高める目的で，重心移動を伴わずに骨盤の前後左右移動や回転運動を行う．
c. 股関節の可動性を高め荷重に伴い股関節内転モーメントが加わるアライメントを獲得した後に，荷重を載せていく．この際，セラピストは外転筋群の収縮を確認する．

いることも多いため，膝関節を極軽度屈曲位として荷重練習を行うことも効果的である．

3）殿筋・外旋筋群の機能低下により骨盤のアライメント異常が生じている場合（図 54）

　殿筋や外旋筋群の機能低下があると，それらを用いたモーメント発揮を抑制するように姿勢を変化させることが多いため，骨盤後傾や骨盤前方並進につながりやすい．これも上記の 2）と同様に代償的な姿勢制御であるため筋機能の改善だけでは不十分であり，姿勢制御戦略そのものを変化させていくことが必要である．

　治療では，座位から股関節の屈曲方向への動き（骨盤の前傾）を練習し，徐々に荷重量を

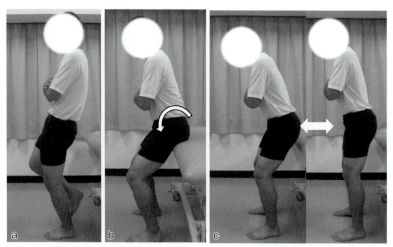

図54 殿筋・外旋筋群の機能低下により骨盤のアライメント異常が生じている場合のエクササイズ
a. 骨盤後傾・前方並進位での片脚立位。
b. 股関節伸展モーメントを発揮しやすいアライメントを学習する目的で，座位での骨盤・体幹前傾運動を行う。
c. 荷重位で浅い角度でのスクワットを繰り返す。股関節の屈曲のみ行うイメージで運動を行い，徐々に股関節の動きを小さくして立位姿勢に近づけていく。

増やしていく。股関節屈曲位（骨盤前傾位）での荷重支持が行えるようになれば，中間位での荷重支持を学習していく。機能的な姿勢として，重心線上に股関節中心が位置する姿勢を学習する。

C その他の股関節障害に由来するアライメント障害へのアプローチ

　股関節に顕著な可動域制限や筋力低下がなくても，臼蓋形成不全のような骨形態の異常や関節の疼痛があると，骨盤・脊柱のアライメントが変化している場合が多い。臼蓋形成不全に伴う骨盤前傾および腰椎前弯の増強などがその例である。この場合，大腿骨頭と臼蓋との接触面積を増やすように骨盤アライメントは変化し，骨盤アライメントの変化に対応するように脊柱のアライメント変化も生じている。したがって，骨盤・脊柱のアライメント変化は二次的に生じる代償的変化であるが，臨床的にはそれに伴う腰痛が多く，対応が必要である。

　代償的に生じている骨盤・脊柱のアライメントを"正常"に戻すことは，股関節の適合性を低下させる危険性があると考えられ，治療方針が決定しにくい場合が多い。しかし，そのような患者の多くでは，代償的な姿勢を長期間継続しているために，腰椎の特定の方向（通常は伸展方向）への可動性のみ増大している。体幹筋のバランス不均衡も加わり，立位での姿勢のバリエーションが低下し，代償的姿勢が過剰になっていることもある。姿勢の正常化を目ざすのではなく，姿勢のバリエーションを増やし特定の組織へのストレスの集中を避けること，また，今後さらに姿勢の偏りが増強されることを予防することが重要である。

　評価，治療としては，腰椎の屈曲方向への可動性を評価し，可動性が制限されている場合は可動性改善から始める。体幹筋群による骨盤・腰椎安定化作用，立位での骨盤・腰椎

アライメントの改善を行う。詳細は，「Ⅰ．腰椎　D-3．腰椎由来のアライメント不良に対するアプローチ」参照(⇒49頁)。

E ケーススタディ

1 変形性股関節症に対する人工股関節全置換術後に内転制限による荷重困難が問題となった症例

症例：70歳代，女性，主婦
診断名：左変形性股関節症
現病歴：5年前から左股関節痛を認めた。3か月前から増悪したため，後側方アプローチによる人工股関節全置換術(THA)が施行された(図55)。手術の翌日より理学療法を開始した。
リハ依頼内容：可動域制限，筋力低下を改善しつつ，歩行能力の再獲得を図ること。
術前のPT評価：
- 主訴：左股関節の荷重時痛による歩行困難。
- 関節可動域(ROM)：骨盤固定下にて屈曲50°，伸展−20°，外転25°，内転−10°，外旋20°。※内外転は股関節屈曲20°にて計測
- 徒手筋力検査(MMT)：左股関節屈曲2，伸展3，外転2
- 移動能力：疼痛性跛行を認め，杖を使用して100 mが限度であった。階段昇降は手すりを使用して2足1段にて何とか可能であった。

術中所見：後方アプローチにて，皮切は大転子上約8 cmであった。梨状筋は温存し，短外旋筋群と関節包を一文字に切開して行われた。置換後の易脱臼性は認めず，

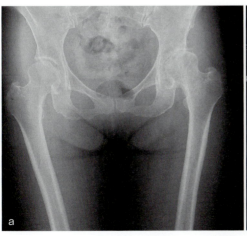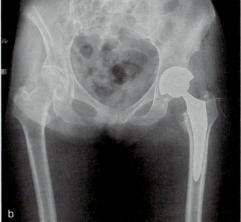

図55　術前(a)および術後(b)の単純X線像(左が患側)

短外旋筋群と関節包は縫合している。術後の単純X像では，カップ外方開角35°，ステムは正面および側面にて中間位に挿入されていた。

術後のPT評価：
- 主訴：左股関節の自動運動困難，歩行困難。
- ROM：骨盤固定下にて屈曲60°，伸展−15°，外転25°，内転−10°，外旋20°であった。
- MMT：左股関節屈曲2，伸展3，外転1
- 移動能力：術後より平行棒内歩行，3日後より歩行器歩行が可能であったが，4日後より開始した杖歩行では左下肢への荷重が不十分であり，右方向への転倒リスクがあった。

> **Thinking Point !!**
> ❶ 術後における荷重困難の原因
> ❷ 術後における股関節内転の制限因子
> ❸ 問題の原因に合った運動療法の実施

a Thinking Pointの解釈

1）術後における荷重困難の原因

　左下肢にて片脚立位を実施しようとすると，右側に転倒するため介助が必要であった。片脚支持期に重心線を左足内側に通過させる目的で，股関節を軽度内転位に誘導すると，手術侵襲部の鋭い痛みはないものの抵抗感が強く，内転位にすることが困難であった。外転筋の筋力低下も認められたが，荷重位での評価結果より，術前からの拘縮による内転制限が，解決への優先度が高い問題であることが確認された。

2）術後における股関節内転の制限因子

　術創部に一致した疼痛の訴えはわずかであり，術創周囲の皮膚を徒手的に弛緩させる操作を加えても可動域の変化はなかった。他動での内転は明確な抵抗感にて制限されており，やや屈曲位にすると内転可動域が増加し，伸展位では可動域が減少した。このことから，内転制限は手術侵襲が加わった皮膚や後方の筋群の疼痛によるものではなく，術前からの拘縮が術後の制限因子となっていると判断した。大腿筋膜張筋と中殿筋前部線維・小殿筋にわずかな徒手的な伸張操作を加えながら他動内転運動を行うとさらに可動域が減少するという所見が得られ，これらの筋の短縮が制限因子であると推察した。

3）問題の原因に合った運動療法の実施

　変形性関節症による人工関節置換術後の場合，長期経過の中で形成された関節周囲組織の短縮が存在し，さらに術後のアライメント変化によって各組織の長さの不足が生じてしまうことが多い。術後の可動域制限が，手術侵襲部の疼痛と周囲筋の攣縮によるものか，術前からの拘縮によるものかを鑑別し，どちらに重点を置いて運動療法を実施するかを決定する必要がある。そのためにも術前，術中，術後の可動域と制限因子の把握につながる所見を確認しておく必要がある。術後の炎症性浮腫管理や筋攣縮に対するリラクゼーション手技を実施しつつも，徒手による直接的な伸張操作を加えながらの他動内転運動にて，初期から短縮筋に対する治療を実施した。なお，内転は脱臼が懸念される運動方向であるが，カップ設置方向・角度，手術侵襲部の縫合状態，実際の術中の脱臼リスク確認などか

ら荷重位に必要な内転角度を獲得できる良好な手術結果であると判断し，積極的に内転運動を実施した。

b Thinking Point を考慮しアプローチした結果

術後2週間で内転5°にて杖歩行を獲得し，約4週間で退院となった。6週間で内転10°，外転MMTが4レベルとなり，杖なしでの屋外歩行を獲得した。術後2か月で段差15 cmの階段昇降が可能になった。

2 大腿骨転子部骨折に対する骨接合術後の股関節内側部痛および外転筋力低下による荷重困難が問題となった症例

症例：90歳代，女性
診断名：右大腿骨転子部骨折
現病歴：某日，自宅にて転倒し救急搬送された。受傷2日後，γネイル型の髄内釘(proximal femoral nail antirotation：PFNA)にて骨接合術が施行された。術後2日目より理学療法を開始した。
リハ依頼内容：自宅復帰を目ざして受傷前の歩行能力の再獲得すること。
画像所見(図56)：受傷時，骨折線は大転子から小転子の遠位に向かって存在し，小転子骨折を伴っていた。PFNAのブレード(ラグスクリューに相当する部分)は至適位置に挿入されており，転子部と骨幹部間のアライメントは良好であった。小転子から骨頭に向かう内側骨皮質の連続性は不十分であった。
術後のPT評価：
• 主訴：疼痛による右股関節の自動運動困難，歩行困難。

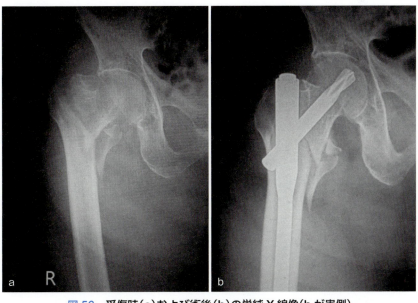

図56 受傷時(a)および術後(b)の単純X線像(bが患側)

- ROM：骨盤固定下にて屈曲50°，伸展－10°，外転20°，内転0°であった．
- MMT：左股関節屈曲1，伸展3，外転1，膝関節伸展2，非受傷側は3～4－．股関節屈曲と外転は収縮時痛あり．
- 移動能力：開始時より平行棒内立位練習を開始したが，荷重時痛が強く非受傷側を1歩踏み出すことは困難であった．

> **Thinking Point !!**
> ❶ 術後における荷重困難の原因
> ❷ 問題の原因に合った運動療法の実施

a Thinking Point の解釈

1) 術後における荷重困難の原因

　骨折型や術式などの医学的情報・画像所見より，手術侵襲部である中殿筋・外側広筋・腸脛靱帯・術創部の皮膚への機械的刺激による疼痛および筋力発揮困難，小転子から内側骨皮質部の連続性不十分による骨折部の疼痛が荷重困難の原因となっている可能性があると予測した．

　平行棒内立位にて右下肢への最大荷重量は約5kgであり，股関節内側部痛を訴えていた．股関節軽度屈曲・外転位であり，上体がやや前傾していた．股関節を屈伸中間位に修正しようとすると疼痛が増悪し，屈曲角度を増加させ，上体をさらに前傾させると疼痛が軽減した．股関節内転角度の増加による外側部の疼痛は認めず，セラピストが骨盤を下方へ軽く押し付け，荷重量を増やそうとすると股関節内側部痛が増悪した．また，荷重位で膝関節を軽度屈曲位，あるいは伸展位としても疼痛の変化は認めなかった．以上のことから，荷重困難の1つ目の原因は，手術侵襲部への疼痛ではなく，小転子を含む内側骨皮質の連続性が不十分な状態で荷重をすることで骨折部への刺激が加わって生じる疼痛であると推察した．

　次に立脚中期での荷重を想定して，股関節軽度内転位で足部の上に重心が位置するように誘導したところ，外転位を保持するように力が入っており，内転0°を超えたところで保持することができなくなり，さらなる内転方向に崩れてしまうという現象がみられた．セラピストが右寛骨と大転子を近づけるように徒手的補助操作を加えると，軽度内転位保持がしやすくなるという所見が得られた．中殿筋には荷重時の明らかな疼痛の訴えはないが，筋力には明らかな左右差があり，収縮時痛を認めた．以上のことから，荷重困難の2つ目の原因は，廃用によるものではなく，手術侵襲が加わった中殿筋の筋力発揮困難であると推察した．

2) 問題の原因に合った運動療法の実施

　荷重時の骨折部の疼痛を軽減するためには，骨癒合に向かう途中の骨折部の軟骨化生および周辺部の瘢痕化による小転子の安定を得る必要がある．初期から股関節伸展および自動屈曲にて，腸腰筋の過度な牽引力を発生させて修復を阻害することがないように運動療法を行う必要がある．同部位の局所安静を保ちつつ，手術侵襲部の癒着予防・筋力回復や患部外の筋力維持・回復を図ることが初期段階での治療方針となる．したがって，立位・歩行練習は，疼痛が出ない範囲で骨盤前傾位・上体の前傾位を許容した状態から開始し，

小転子の骨折部が安定して股関節自動屈曲が可能になってきたら，徐々に骨盤前後傾中間位，上体を起こした状態で行うこととした．前額面においては，初期より立脚中期を想定した荷重練習にて，股関節軽度内転位で足部の上に重心が位置するように誘導する．この時，平行棒を両手で把持してもらい，痛みやふらつきが出現しない程度の支持となるよう調整した．筋力発揮が可能になれば，上肢での支持やセラピストによる介助量を減らし，片手支持へと進めていく．この荷重練習の前に，臥位にて手術侵襲のあった中殿筋を中心に，疼痛の出ない範囲および負荷量にて収縮・弛緩・伸張を反復し，滑走性を確保しておく．

その他に股関節・膝関節周囲の可動域再獲得，残存機能での動作練習などを実施した．

近年，大腿骨近位部骨折に対し，早期退院・早期 ADL 獲得の流れはあるもの，最終的な機能回復・能力再獲得を見据え，修復過程を考慮した運動療法を進めていく必要がある．

b Thinking Point を考慮しアプローチした結果

股関節自動屈曲および外転の筋力が 3 レベルへと回復したことが確認できた手術 2 週後より平行棒内歩行が徐々に可能となり，ポータブルトイレ移乗も軽介助にて可能となった．3 週後より T 字杖での平地歩行が最小介助（方向の指示が必要）にて可能となった．4 週後に回復期リハビリテーション病棟を有する病院へ転院となった．

■ 引用文献

1) 坂井建雄，他（監訳）：プロメテウス解剖学アトラス　解剖学総論/運動器系，第 2 版．p 383, 365, 医学書院，2011
2) Neumann DA：The hip. Kinesiology of the Musculoskeletal System：Foundations for Physical Rehabilitation. pp387-433, Mosby, St. Louis, 2002
3) Crawford MJ, et al：The biomechanics of the hip labrum and the stability of the hip. Clin Orthop Relat Res 465：16-22, 2007
4) 石濱琢央：臼蓋形成不全股における関節唇形態の研究．岡山医学会雑誌 115：203-210, 2004
5) Ito H, et al：The proximal hip joint capsule and the zona orbicularis contribute to hip joint stability in distraction. J Orthop Res 27：989-995, 2009
6) Martin HD, et al：The function of the hip capsular ligaments：a quantitative report. Arthroscopy 24：188-195, 2008
7) 佐藤陽介，他：股関節関節包靱帯の内外旋制動効果に関する解剖用屍体を用いた検討．Hip Jt 37：316-318, 2011
8) Myers CA, et al：Role of the acetabular labrum and the iliofemoral ligament in hip stability：an in vitro biplane fluoroscopy study. Am J Sports Med 39：85S-91S, 2011
9) 日山鐘浩，他：股関節関節包靱帯の関節制動機序に関する解剖用屍体を用いた検討．日本人工関節学会誌 40：74-75, 2010
10) 河上敬介，他：骨格筋の形と触察法．pp 92-95, 大峰閣, 1998
11) 松原貴子，他：ヒト大殿筋における筋線維の配列と停止．神大医保健紀要 15：49-54, 1999
12) Basmajian JV, et al：Muscle Alive：Their Functions Revealed by Electromyography. pp 313-317, Williams & Wilkins, 1985
13) Karlsson E, et al：Function of the gluteus maximus muscle an electromyographic study. Acta Morphol Neerl Scand 6：161-169, 1965
14) Kapandji AI（著），荻島秀男（監訳），嶋田智明（訳）：カパンディ　関節の生理学Ⅱ　下肢，原著第 5 版．p 23, 医歯薬出版, 1986
15) 池添冬芽：大殿筋・中殿筋の作用に関する筋電図学的分析．京都大学医療技術短期大学部紀要 17：11-16, 1988
16) 小栢進也，他：関節角度の違いによる股関節周囲筋の発揮筋力の変化—数学的モデルを用いた解析．理学療法学 38：97-104, 2011

17) Dostal WF, et al : Actions of hip muscles. Phys Ther 66 : 351-359, 1986
18) 後藤幸弘, 他：下肢の基本動作における下肢筋群の働き方について．体育学研究 18：269-276，1974
19) 松本儀浩, 他：股関節肢位の違いによる股関節外転筋群の筋電図学的解析．理学療法学 31：9-14, 2004
20) 対馬栄輝：股関節屈曲・伸展位における股関節回旋角度の違いが股関節外転筋力値に及ぼす影響．理学療法学 29：14-18, 2002
21) 対馬栄輝：股関節屈曲・伸展角度の違いによる股関節外転筋力値の変化．理学療法学 28：9-13, 2001
22) Gottschalk F, et al : The functional anatomy of tensor fasciae latae and gluteus medius and minimus. J Anat 166 : 179-189, 1989
23) Kapandji, AI(著), 荻島秀男(監訳), 嶋田智明(訳)：カパンディ 関節の生理学Ⅱ 下肢, 原著第5版, pp 56-59, 医歯薬出版, 1986
24) 佐藤香緒里, 他：健常人における股関節外旋筋群が股関節屈曲に及ぼす影響．理学療法学 23：323-328, 2008
25) 吉田啓晃, 他：遺体解剖による股関節屈曲・外転・外旋肢位の制限因子の検討―股関節深層外旋筋群に着目して．東京慈恵会医科大学雑誌 125：66, 2010
26) 平野和宏, 他：ヒト屍体を用いた股関節外旋筋群の機能解剖の検討―THA術後脱臼予防における内・外閉鎖筋の役割．Hip Joint 35：174-176, 2009
27) 滝澤恵美, 他：大内転筋はなぜ大きいか？ 日本臨床スポーツ医学会誌 19：609-616, 2011
28) Kapandji, AI(著), 荻島秀男(監訳), 嶋田智明(訳)：カパンディ 関節の生理学Ⅱ 下肢, 原著第5版, pp 51-61, 医歯薬出版, 1986
29) Castaing J, et al(著), 井原秀俊, 他(訳)：図解 関節・運動器の機能解剖 下肢編．p 47, 協同医書出版社, 1986
30) 内藤健二, 他：変形性膝関節症患者における歩行特性と股関節筋力の関係．体力科学 50：1021, 2001
31) 林 典雄：運動療法のための機能解剖学的触診技術 下肢・体幹, 第2版, p 150, メジカルビュー社, 2012
32) Castaing J, Burdin Ph, Delplace J, et al(著), 井原秀俊, 他(訳)：図解 関節・運動器の機能解剖下肢編．p 48, 協同医書出版, 1986
33) 青木隆明(監修), 林 典雄(著)：運動療法のための機能解剖学的触診技術 下肢・体幹, 第2版．p 140, メジカルビュー社, 2012
34) 吉尾雅春, 他：新鮮凍結遺体による股関節屈曲角度．理学療法学 31(Suppl)：461, 2004
35) 吉尾雅春, 他：健常成人の股関節屈曲角度の構成について．理学療法学 32(Suppl)：363, 2005
36) 永井 聡, 他：股関節の運動分析 股関節屈曲・伸展における骨盤・脊柱の動き．理学療法学 25：191, 1998
37) 佐藤香緒里, 他：健常人における股関節外旋筋群が股関節屈曲に及ぼす影響．理学療法科学 23：323-328, 2008
38) Bohannon RW, et al : Relationship of pelvic and thigh motions during unilateral and bilateral hip flexion. Phys Ther 65 : 1501-1504, 1985
39) 小川智美, 他：大腿挙上運動への股関節と骨盤運動の関与．理学療法学 24：292-296, 1997
40) 小川智美, 他：大腿挙上運動における股関節屈曲と骨盤後傾運動のリズム．理学療法学 29：119-122, 2002
41) 竹井 仁, 他：MRIによる股関節屈曲運動の解析．理学療法学 29：113-118, 2002
42) 西村由香, 他：脳卒中片麻痺患者の股関節前面の痛みと屈曲角度について．北海道文教大学研究紀要 34：33-39, 2010
43) Kapandji IA(著), 荻島秀男(監訳), 嶋田智明(訳)：カパンディ 関節の生理学Ⅱ 下肢, 原著第5版．pp 28-35, 医歯薬出版, 1997
44) 日髙惠喜, 他：腸骨大腿靱帯のストレッチング肢位の検討―未固定遺体標本を用いた定量的分析．理学療法学 35：325-330, 2008
45) 井原拓哉, 他：股関節伸展可動域の大きさによる上位および下位腰椎の前彎増強の違い．体力科学 59：357-362, 2010
46) 田中義孝, 他：歩行における股関節伸展可動域の重要性 THA施行例の歩行分析．日整会誌 69：426, 1995
47) 千葉一雄, 他：高齢者の大腿骨頸部骨折に対する理学療法の再考―早期に独歩を獲得するためには．理学療法学 27：192-198, 2000
48) 嶋田智明, 他：股関節屈曲拘縮の出現様式に関する運動学的研究．神大医短紀要 7：1-8, 1991
49) Kapandji IA(著), 荻島秀男(監訳), 嶋田智明(訳)：カパンディ 関節の生理学Ⅱ 下肢, 原著第5版．pp 34-35, 医歯薬出版, 1986

50) 坂本年将：トレンデレンブルグ徴候が陰性となるために必要な等尺性股外転筋力値．理学療法学 21：251-255，1994
51) 薩摩　博，他：人工股関節置換術における股関節外転筋・内転筋力とトレンデレンブルグ徴候との関係．リハ医学 36：234-236，1999
52) Kapandji AI（著），萩島秀男（監訳），嶋田智明（訳）：カパンディ 関節の生理学Ⅱ 下肢，原著第5版．p 49，医歯薬出版，1986
53) 近藤　淳，他：健常成人における計算式に基づく大腿骨頸部前捻角と股関節回旋可動域との関係の予備的検討―性別と肢位の違いによる比較．PT ジャーナル 45：81-84，2011
54) 大槻亮二，他：変形性股関節症における大腿骨頸部前捻角と膝蓋大腿関節の形態．中部整災誌 47：1149-1150，2004
55) 東　博彦，他：寛骨臼関節唇の形態と加齢変化．関節外科 13：41-49，1994
56) 東　博彦，他：臼蓋形成不全に基づく変形性股関節症の病理―骨頭変形と寛骨臼辺縁部の加齢変化および臼蓋形成不全実験モデルの病態を比較して．関節外科 8：47-53，1989
57) 森田定雄：変形性股関節症の病態と整形外科的治療．理学療法 25：210-214，2008
58) Ganz R, et al：Femoroacetabular impingement：a cause for osteoarthritis of the hip. Clin Orthop 417：112-120, 2003
59) 竹山昭徳，他：一次性 OA の要因としての femoroacetabular impingement. Orthopaedics 24：1-7，2011
60) 玉井健介：FAI の X 線徴候の本邦における陽性率とその臨床的意義．Orthopaedics 24：33-38，2011
61) 帖佐悦男：単純 X 線による股関節疾患の画像診断．MB Orthop 24：1-7，2011
62) Tannast M, et al：Femoroacetabular impingement：radiographic diagnosis-what the radiologist should know. AJR 188：1540-1552, 2007
63) Klaue K, et al：The acetabular rim syndrome. a clinical presentation of dysplasia of the hip. J Bone Joint Surg 73B：423-429, 1991
64) Ganz R, et al：Surgical dislocation of the adult hip：a technique with full access to the femoral head and acetabulum without the risk of avascular necrosis. J Bone Joint Surg 83B：1119-1124, 2001
65) 松野丈夫：股関節．内田淳正（監修）：標準整形外科学，第 11 版．p 560，医学書院，2011
66) 佐藤　徹：治療法の決定に有意義な分類法―Garden 分類の妥当性．関節外科 28：24-29，2009
67) Garden RS：Low-angle fixation in fractures of the femoral neck. J Bone Joint Surg 43B：647-663, 1961
68) 生田拓也：大腿骨頸部内側骨折に対する手術療法―接合術 vs 人工骨頭．安田和則（編）：下肢の骨折・脱臼，OS NOW Instruction No. 3，pp 14-28．メジカルビュー社，2007
69) Evans EM, et al：The treatment of trochanteric fractures of the femur. J Bone Joint Surg Br 31B：190-203, 1949
70) 岡野邦彦，他：変形性股関節症の病期分類．関節外科 26：8-11，2007
71) 国分正一，他（監修）：標準整形外科学，第 10 版．pp 500-526，医学書院，2004
72) 伊藤　浩，他：亜脱臼性股関節症における Chiari 法と THA の適応と成績．関節外科 29：7-16，2010
73) 須藤啓広：股関節の手術．松野丈夫，他（総編集）：標準整形外科学，第 12 版．p 650，医学書院，2014
74) 須藤啓広：股関節の手術．松野丈夫，他（総編集）：標準整形外科学，第 12 版．p 651，医学書院，2014
75) 須藤啓広：股関節の手術．松野丈夫，他（総編集）：標準整形外科学，第 12 版．p 652，医学書院，2014
76) 原　和彦：変形性股関節症の機能解剖とバイオメカニクス．理学療法 21：579-588，2004
77) Neumann DA（著），嶋田智明，他（監訳）：筋骨格系のキネシオロジー．p 299，医歯薬出版，2005
78) 石橋　徹：関節の神経分布と関節痛　関節痛の臨床的発症メカニズム．関節外科 16：903-909，1997
79) 肥田朋子，他：痛みのメカニズムと理学療法―運動器の痛み．愛知県理学療法士会誌 18：82-88，2006
80) Nakamura J, et al：Distribution of hip pain in osteoarthritis patients secondary to developmental dysplasia of the hip. Mod Rheumatol 11：119-124, 2012
81) 川田倫子，他：股関節疾患における関連痛に関する臨床的検討．Pain Research 21：127-132，2006
82) Travell JG, et al：Myofascial Pain and Dysfunction：The Trigger Point Manual；Vol. 2., The Lower Extremities. pp 89-291, Lippincott Williams & Wilkins, Philadelphia, 1993
83) Sahrmann SA：Diagnosis and Treatment of Movement Impairment Syndrome. pp 5-8, Mosby, Missouri, 2002
84) 市橋則明：関節可動域制限に対する運動療法．市橋則明（編）：運動療法学―障害別アプローチの理

論と実際．第2版．pp 186-220，文光堂，2014
85) 宮崎　清，他：変形性股関節症における複合的股関節可動域の変化．Hip Joint 21：178-182，1995
86) Arokoski MH, et al：Physical function in men with and without hip osteoarthritis. Arch Phys Med Rehabil 85：574-581, 2004
87) Steultjens MPM, et al：Range of joint motion and disability in patients with osteoarthritis of the knee or hip. Rheumatology 39：955-961, 2000
88) Offierski CN, et al：Hip-spine syndrome. Spine 8：316-321, 1983
89) 土井口祐一，他：Hip-Spine Syndromeの現況．骨盤傾斜異常と股関節症の進展メカニズム―股関節正面像を用いた骨盤傾斜の解析から．関節外科 23：36-44，2004
90) Yoshimoto H, et al：Spinopelvic alignment in patients with osteoarthrosis of the hip：A radiographic comparison to patients with low back pain. Spine 30：1650-1657, 2005
91) 會田勝広，他：THAが及ぼす骨盤傾斜への影響―股関節疾患患者の腰痛と骨盤傾斜の関係．関節外科 23：102-109，2004
92) Jackson RP, et al：Radiographic analysis of sagittal plane alignment and balance in standing volunteers and patients with low back pain matched for age, sex, and size：a prospective controlled clinical study. Spine 19：1611-1618, 1994
93) 宍戸孝明：脊椎アライメント障害．久保俊一，他(編)：変形性股関節症―基本とUP TO DATE．p 58，南江堂，2010
94) 島　直子，他：変形性股関節症に伴う腰痛と脊椎病変の検討．Hip Joint 33：157-159，2007
95) 上杉勇貴，他：Hip-Spine Syndrome(第12報)―変形性股関節症患者の骨盤傾斜．整・災外 56：558-561，2007
96) 森本忠嗣，他：股関節疾患と腰痛・下肢痛(Hip-spine syndrome)．脊椎脊髄 25：400-404，2012
97) Tateuchi H, et al：Balance of hip and trunk muscle activity is associated with increased anterior pelvic tilt during prone hip extension. J Electromyogr Kinesiol 22：391-397, 2012
98) 建内宏重：股関節の機能解剖と臨床応用．PTジャーナル 46：451-460，2012
99) Delp SL, et al：Variation of rotation moment arms with hip flexion. J Biomech 32：493-501, 1999
100) 田島智徳，他：Hip-Spine Syndrome(第10報)―変形性股関節症患者における股関節と腰椎の可動域の関係．整・災外 56：626-629，2007
101) 建内宏重，他：関節機能の障害：多関節運動協調性評価―姿勢・基本動作評価のポイント．嶋田智明，他(編)：変形性関節症―何を考え，どう対処するか．pp 28-40，文光堂，2008
102) 建内宏重，他：関節相互の運動を正常化する―多関節の運動協調性の改善．嶋田智明，他(編)：変形性関節症―何を考え，どう対処するか．pp 120-131，文光堂，2008
103) 建内宏重：股関節の病態運動学と理学療法Ⅱ―関節運動・動作の捉え方．理学療法 24：474-482，2007

■ 参考文献

- 森　於莵，他：総説・骨学・靱帯学・筋学．解剖学 第1巻，金原出版，1982
- 山嵜　勉(編)：股関節．整形外科理学療法の理論と技術．pp 115-143．メジカルビュー社，1997
- 竹山昭徳，他：一次性OAの要因としてのfemoroacetabular impingement. MB Orthop 24：1-7，2011
- Ganz R, et al：The etiology of osteoarthritis of the hip：an integrated mechanical concept. Clin Orthop 466：264-272, 2008
- 工藤慎太郎(編)：運動器疾患の「なぜ？」がわかる臨床解剖学．医学書院，2012
- 坂井建雄，他(監訳)：プロメテウス解剖学アトラス　解剖学総論／運動器系．第2版，医学書院，2011
- 相磯貞和(訳)：ネッター解剖学図譜．第2版，丸善，2001
- Kapandji AI(著)，塩田悦仁(訳)：カパンジー機能解剖学Ⅲ　脊柱・体幹・頚部．原著第6版，医歯薬出版，2008
- 整形外科リハビリテーション学会(編)：関節機能解剖学に基づく整形外科運動療法ナビゲーション　下肢．第2版，メジカルビュー社，2014
- 中村隆一，他：基礎運動学 第6版．医歯薬出版，2003
- 青木隆明(監修)，林　典雄(著)：運動療法のための機能解剖学的触診技術　下肢・体幹．第2版，メジカルビュー社，2012

膝関節

A 基本構造

1 膝関節を構成する骨格

　膝関節は，大腿骨遠位端と脛骨（tibia）の近位端，膝蓋骨（patella）の3骨により構成される[1]（図1）。

　腓骨（fibula）は脛骨と強靱な関節を形成するが，大腿骨とは連結せず，膝関節には含まれない。大腿骨の遠位端は，左右の肥厚した外側顆と内側顆となる。その後面では，両顆の間に深い顆間窩があり，顆間線によって膝蓋面と区別される。対して前面は，両顆関

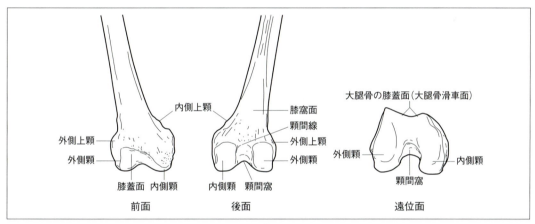

a. 大腿骨

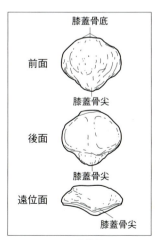

b. 膝蓋骨

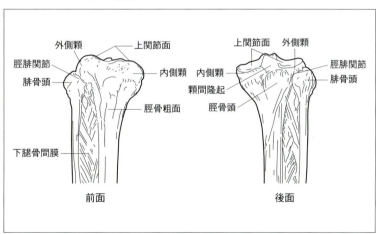

c. 脛骨・腓骨

図1　膝関節を構成する骨格

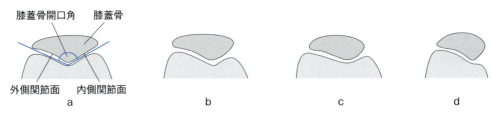

図2　膝蓋骨形態のタイプ別分類
a. ほぼ同じ大きさの内側関節面と外側関節面をもつ膝蓋骨と正常な範囲内の開口角.
b. 少し小さな内側関節面をもち，最も普通にみられる膝蓋骨.
c. 明らかに小さな内側関節面〔"内側関節面形成不全(medial hypoplasia)"〕.
d. 非常に急勾配の内側関節面をもつ膝蓋骨の形状不全〔"猟師の帽子(hunter's hat)"型〕
〔坂井建雄，他(監訳)：プロメテウス解剖学アトラス　解剖学総論/運動器系，第2版．p 413, 医学書院，2011より〕

面は互いにつながって膝蓋面を形成し，膝蓋骨と膝蓋大腿関節をなす．内・外側顆の後側面は，少し突出した形となり，内・外側上顆を形成する．時折，外側上顆の付近に付着する腓腹筋外側頭のなかに，種子骨(ファベラ)が存在することがある．

膝蓋骨は大腿四頭筋腱のなかにある，人体最大の種子骨である．膝蓋骨の上端は膝蓋骨底，下端は膝蓋骨尖，後面は関節面となる．一般的に外側面はやや凹面で，内側面は凸面である．これは膝蓋骨開口角と呼ばれ，正常では130°±10°である．膝蓋骨開口角に基づき，Wiberg, Baumgart と Ficat は膝蓋骨形態を4タイプに分類している(図2)[1]．

脛骨は，下腿の内側に位置する長骨(男性で約33 cm, 女性約30～31 cm)である．上端は厚く左右に広がり，内側顆・外側顆となる．その上面には上関節面が存在し，大腿骨の内側顆・外側顆と向き合い，大腿脛骨関節を形成する．外側顆・内側顆の間には顆間隆起があり，この隆起を境に，前・後顆間区に分けることができる．前後には前十字靱帯(anterior cruciate ligament：ACL)・後十字靱帯(posterior cruciate ligament：PCL)がそれぞれ付着する．また，脛骨外側顆は，内側顆に比べ張り出している．その後下外側には，腓骨頭と関節を形成する腓骨関節面が存在し，前縁外側には腸脛靱帯が付着する粗面がある．

脛骨上端前面には，膝蓋靱帯が付着するための脛骨粗面が存在する．

2 膝関節の基本構造

a 膝関節を連結する関節構造

膝関節は，大腿脛骨関節と膝蓋大腿関節の2関節で構成される(図3)．腓骨は，膝関節に直接関与しないが，骨アライメントを維持する役割を有している．以下にそれぞれの関節構造について説明する．

1) 大腿脛骨関節

大腿脛骨関節は，大腿骨・脛骨の内・外側顆により構成される．大腿骨側は半球状を呈すのに対し，脛骨側は緩やかな凸面を呈している．そのため，膝関節自体は適合性が悪く，不安定な関節といえる．

それを補強するため，内・外側半月板，内・外側側副靱帯，前・後十字靱帯が存在する．

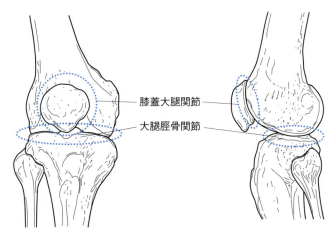

図3　膝蓋大腿関節と大腿脛骨関節
膝関節は膝蓋大腿関節と大腿脛骨関節より構成される。

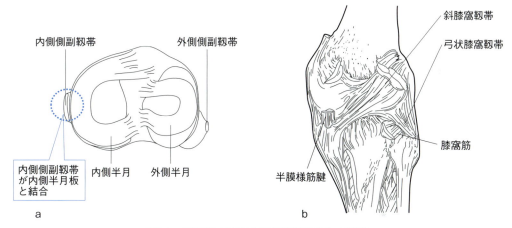

図4　半月板に付着する軟部組織（筋・靱帯）
a. 半月板に付着する側副靱帯。内側半月板は内側側副靱帯と結合を持ち、可動性が小さい。
　 外側半月板は側副靱帯と結合を持たず、可動性は大きい。
b. 半月板に付着する筋。内側半月板は半膜様筋と、外側半月板は膝窩筋と結合する。筋収縮により半月板
　 を後方へ引き、インピンジメントを防止している。
〔坂井建雄、他（監訳）：プロメテウス解剖学アトラス　解剖学総論/運動器系、第2版、pp436-441、医学書院、2011より〕

① 半月板

　半月板は、三日月状の線維性軟骨であり、脛骨大腿関節にかかる圧力を軽減させる機能を有している。半月板が存在することにより、平坦な脛骨関節面が大腿骨に適合し、関節面を3倍にしている。半月板は、内側・外側半月板に分けられる。半月板辺縁の栄養供給は、血液により供給される反面、内側部は滑液により栄養を受ける。このことから、半月板内側辺縁の損傷は改善が難しいといえる。

　内側半月板は、大きなC字状で、内側側副靱帯（medial collateral ligament：MCL）と強固に付着するため、可動性は少ない（図4a）[2]。

　外側半月板は、小さなO字状を呈する。側副靱帯とは付着しないことで、大きな可動性を有する（図4a）[2]。内側半月板は半膜様筋と、外側半月板は膝窩筋と結合を持つ。こ

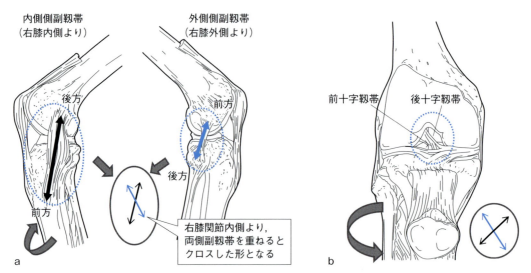

図5 側副靱帯と十字靱帯による回旋制動
a. 外旋制動。内側・外側側副靱帯は側方より両側副靱帯を重ねるとクロスした形となり,下腿外旋で緊張する。
b. 内旋制動。前・後十字靱帯は内旋位で絡み合い緊張する。
〔坂井建雄,他(監訳):プロメテウス解剖学アトラス 解剖学総論/運動器系,第2版.pp 437-439,医学書院,2011 より〕

れら筋の張力により,膝屈曲時,半月板が移動し,後方関節包が挟み込まれるのを防止している(図4b)[2]。

② 側副靱帯

内側側副靱帯は,下腿外反・外旋を制動し,外側側副靱帯(lateral collateral ligament:LCL)は,膝関節の内反・外旋を制動している(図5a)[2]。内側側副靱帯は,深層と浅層に分けられる。深層線維は,後内側関節包・内側半月板・半膜様筋と結合している。

③ 十字靱帯

前十字靱帯は脛骨前方に付着し,下腿の前方引出しを制動する。後十字靱帯は脛骨後顆間区の外側に付着し,下腿の後方引出しを制動する(図5b)[2]。後十字靱帯は,前十字靱帯に比べわずかに厚い。

2) 膝蓋大腿関節

膝蓋大腿関節は,膝蓋骨関節面と大腿骨顆間溝により構成される(図3)。

① 関節包(図6)[2]と膝蓋上囊

前方は,大腿四頭筋・膝蓋支帯により補強されている。膝蓋上囊は,膝蓋骨と大腿骨顆部をつなぐ関節包である。膝関節伸展時,二重膜構造を呈し,屈曲に伴う膝蓋骨の移動を円滑にしている(図7)[2]。

外側は,外側側副靱帯,外側膝蓋支帯,腸脛靱帯や大腿二頭筋,膝窩筋腱,腓腹筋外側頭により補強されている。

後方は,斜膝窩靱帯・弓状膝窩靱帯により補強されている(図4b)[2]。斜膝窩靱帯は,半膜様筋より起始する。弓状膝窩靱帯は,腓骨頭より起始し,一部は種子骨であるファベラに付着する。膝窩筋・腓腹筋・ハムストリングス,特に半膜様筋により補強され,膝関節の過伸展を制限している。後外側は,ファベラ腓骨靱帯,弓状靱帯,外側側副靱帯,膝

A. 基本構造   119

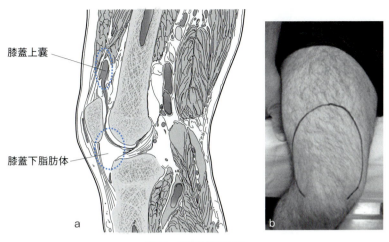

図6　膝関節関節包
a. 矢状面からみた関節包。関節包は膝蓋大腿関節と脛骨大腿関節を包み，前方関節包に膝蓋上嚢を有している。後方関節包は斜膝窩靱帯，弓状膝窩靱帯により補強されている。
b. 前額面からみた関節包。前額面からみた関節包は横にも広く大きい。
〔坂井建雄，他(監訳)：プロメテウス解剖学アトラス　解剖学総論/運動器系，第2版．pp 436-445，医学書院，2011より〕

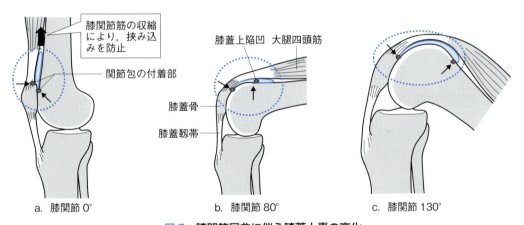

図7　膝関節屈曲に伴う膝蓋上嚢の変化
膝蓋上嚢は膝関節0°では二重膜構造をしており，屈曲に伴い，単膜構造へ変化していく。また，膝関節伸展位の際，膝関節筋の収縮により，膝蓋上嚢の巻き込みを防止している。
〔坂井建雄，他(監訳)：プロメテウス解剖学アトラス　解剖学総論/運動器系，第2版．p445，医学書院，2011より〕

窩筋などにより補強されている。ファベラ腓骨靱帯は，ファベラから腓骨頭後縁に走行し，膝関節伸展と外旋により緊張する。
　内側は，内側側副靱帯，内側膝蓋支帯，半腱様筋腱，鵞足により補強されている。
② **膝蓋下脂肪体**(図6)[2]
　膝蓋下脂肪体は，横靱帯と付着し，大腿四頭筋の収縮により，横靱帯を前方へ牽引し，両側半月板を前方へ誘導する。
③ **膝蓋支帯(縦走線維・横走線維)**
　膝蓋支帯は，内側・外側広筋より続く膜様の縦走線維束である。内側を内側膝蓋支帯，

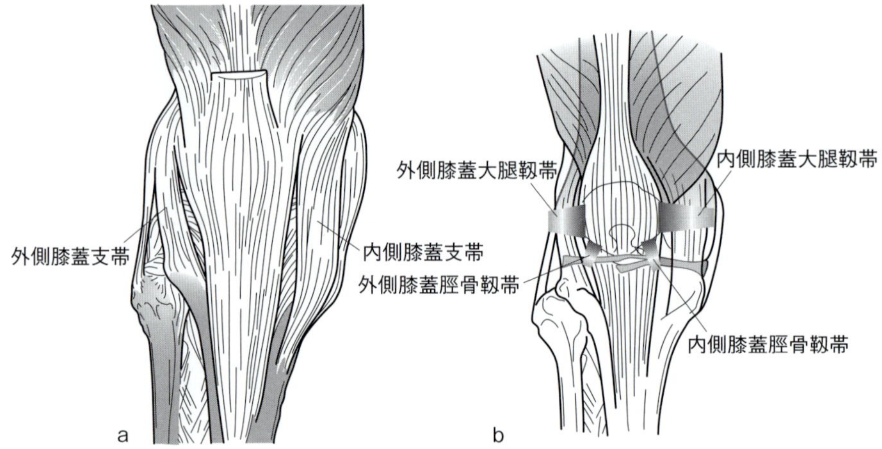

図8 膝蓋支帯
a. 膝蓋支帯は内側・外側広筋より膜様の縦走線維束であり，内側・外側膝蓋支帯で構成される。
b. 縦走線維の深層には膝蓋大腿靱帯・膝蓋脛骨靱帯の横走線維が広がる。
〔坂井建雄，他(監訳)：プロメテウス解剖学アトラス　解剖学総論/運動器系，第2版．p437，医学書院，2011 より〕

外側を外側膝蓋支帯という(図8)[2]。

内側・外側膝蓋支帯の深層は，内・外側膝蓋大腿靱帯，内・外側膝蓋脛骨靱帯の4つの横走線維で構成される(図8)[2]。

膝蓋支帯には膝関節伸展の張力伝達・膝蓋骨の安定に寄与している。

3 膝関節を構成する筋群

膝関節の前面を通過する伸筋群と後面を通過する屈筋群とに大別される。前者には大腿四頭筋，後者にはハムストリングス，膝窩筋，薄筋などがある。

a 大腿四頭筋(図9a)[3]

股関節よりも近位から起始する大腿直筋と大腿骨から起始する広筋群とがあり，各筋は大腿骨顆部レベルで合流して大腿四頭筋腱膜板を形成し，膝蓋骨へ付着する。さらに膝蓋靱帯となって脛骨粗面に停止する。収縮によって膝関節を伸展するとともに，膝蓋半月靱帯や膝蓋下脂肪体を前方へと引っ張り出し，内側・外側半月板の前方移動の力源となる。

自動伸展時には近位方向へ滑走するだけでなく大腿中央部へと収束し，自動・他動屈曲時には遠位方向だけでなく，外側広筋や中間広筋の外側部は後外側へ，内側広筋や中間広筋の内側部は後内側へと移動する。この筋の柔軟性を評価する場合，前後方向への動きにも着目する必要がある。

1) 大腿直筋

主に下前腸骨棘に起始し，一部の線維は反転頭として関節包および寛骨臼の上面より起始して，主となる線維に対して直角に近い角度で合流する[4]。このため，反転頭では屈曲位にて起始腱と筋の走行が一致することになり，関節包の挟み込みを防ぐ作用がある。

股関節の前面を通過することから股関節屈曲を伴う膝関節伸展の筋力発揮が可能であ

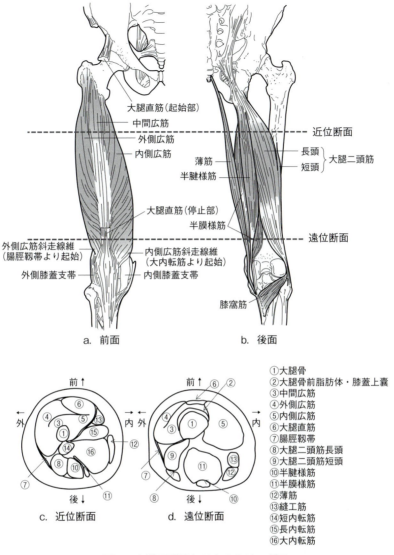

図9 大腿四頭筋とハムストリングス
〔a, bは坂井建雄, 他（監訳）：プロメテウス解剖学アトラス 解剖学総論/運動器系, 第2版. pp 477, 479, 501, 医学書院, 2011 より〕

る．下肢後面筋群の筋力発揮が困難な場合や円背傾向などで上半身重心が後方へ偏位している場合，骨盤後傾かつ膝屈曲位にて荷重することになり，過剰に筋力発揮を要求される状態になる．また，この筋が短縮すると，股関節伸展位での膝関節屈曲が制限される．

2）外側広筋

　大腿骨後面の粗線外側唇から大転子の前面や下面にまで及ぶ広範囲に起始しており[5]，機能低下が疑われる場合，どの線維群に病態があるのかを確認すべきである．一部は外側広筋斜走線維と呼ばれ，大腿骨骨幹遠位部から顆部にかけての腸脛靱帯から起こり，膝蓋骨ではなく外側膝蓋支帯へと移行する[6]．収縮に伴って，強い線維膜である外側膝蓋支帯縦走線維を緊張させ，荷重時における膝関節前外側の動的安定化機構として働く．膝関節の大きな可動範囲を阻害しないだけの滑走が要求される部位でもある．骨ではなく腸脛靱

帯という軟部組織から起始しているがゆえに，股関節外転筋群の収縮によって腸脛靱帯が緊張した状態になると膝への機能を発揮しやすい。

腸脛靱帯は外側広筋を包む大腿の外側筋膜が肥厚し靱帯様に発達したものであり[7]，脛骨のガーディ結節に向かって走行する[8]。付着部付近では膝蓋支帯縦走線維の深部を走行し，線維の一部は膝蓋骨外側に直接線維を送り，支持機能を発揮している。

3）内側広筋

大腿骨後面の粗線内側唇から転子間線までの広範囲に起始する[5]。一部の線維は内側広筋斜走線維と呼ばれ，広筋内転筋板を介して大内転筋から起こり，内側膝蓋支帯へと移行する[7]。収縮にて内側膝蓋支帯を緊張させ，膝関節前内側の安定化に寄与するとともに，膝関節伸展0°〜最大屈曲位までの滑走距離が要求される。その滑走を助ける形で，内側広筋斜走線維から内側膝蓋支帯への移行部の深層には滑液包が存在する[9]。膝関節周辺に生じた損傷や炎症，関節水腫にて反射性抑制が起こりやすく，extension lag を生じるとともに不動による癒着を起こすことから，この滑液包周囲は膝関節屈曲制限でよく扱う部位となる。大内転筋の収縮によって起始部が固定された状態で膝への機能を発揮しやすい。

4）中間広筋

大腿骨骨幹部の後面以外の部分を取り巻くように起始しており，内外側広筋および大腿直筋の深部を下降して膝蓋骨に至る。深部にあり直接触れて緊張状態を確認することが難しく，収縮確認や圧痛所見を得る際には表層の大腿直筋が弛緩した状態にするなどの工夫が必要である。

中間広筋の一部とされる膝関節筋は，膝蓋骨の近位で膝関節包から続く膝蓋上嚢に付着する。伸展時には収縮にてこれらを引っ張り上げ，屈曲時には膝蓋上嚢が二重膜構造から一枚膜へと変化するだけの伸張が要求される。膝の屈伸に伴う膝蓋上嚢の構造変化には，骨と膝蓋上嚢との間にある大腿骨前脂肪体（prefemoral fat pad，図 9d）の機能的変形が重要な役割を果たしているとされている[7]。

b ハムストリングス（図 9b）

半膜様筋，半腱様筋，大腿二頭筋（長頭，短頭）をさす。大腿二頭筋短頭以外は，坐骨結節に起始し，大腿後面を通過して下腿に付着する二関節筋である。股関節および膝関節の後面を通過するため，股関節伸展および膝関節屈曲作用があり，短縮すると膝関節伸展制限を引き起こす。ただし，収縮時の条件により，作用が変化する特徴がある。停止部が固定された状態では骨盤前傾の制動すなわち後傾方向へ筋力を発揮する。過剰に緊張・短縮すると骨盤後傾・腰椎後弯を引き起こす。椎体や椎間板の病変で特に問題になりやすい姿勢となる。また，荷重して足部が固定された状態では，脛骨や腓骨の停止部を後方へ引き，屈筋でありながら膝関節伸展に作用する。腫瘍などで大腿四頭筋を広範切除した場合や大腿神経麻痺の場合，この作用を使って荷重時の膝折れを防ぐ方法もある。

1）大腿二頭筋

股関節・膝関節をまたぐ二関節筋である長頭と膝関節のみをまたぐ単関節筋の短頭とがある[5]。長頭は半腱様筋との共同腱として坐骨結節および仙結節靱帯より起始し[10]，筋の深層内側へと起始腱を伸ばす。短頭は大腿骨後面にある粗線外側唇より起始する。停止腱

は筋の表層外側にあり腓骨頭へと付着する。長頭はこの停止腱の近位部に付着するため，大腿骨顆部レベルで停止腱の深部に存在する筋腹は長頭由来ではなく[5]，ほとんど短頭からの線維である（図 9c と d における⑧⑨の断面積の比較）。同部位での圧痛や緊張状態を確認する際に留意したい。

2）半腱様筋

大腿二頭筋とともに坐骨結節，仙結節靱帯より起始し[10]，縫工筋や薄筋とともに鵞足を形成して，脛骨粗面の内側に停止する[5]。これらの筋には下腿の内旋作用があり，荷重時には外旋制動に働く。鵞足炎の起因筋を鑑別する際には，解剖学的な位置関係や作用の違いを利用するため，薄筋の後方に位置しているという点に留意して，確実に触診できる技術を身に付けておきたいところである。

一部の線維は下腿後内側の筋膜に付着し，腓腹筋と共同して働くときに緊張を高める作用があるとされている[8]。

3）半膜様筋

半腱様筋・大腿二頭筋の共同腱の深層にて坐骨結節より起始し，膝の内側関節裂隙直下で脛骨に付着する。大腿の遠位 1/2 が腱で構成されている半腱様筋とは異なり，半膜様筋は遠位部での筋腹が厚い。大腿の遠位内側では半腱様筋の停止腱の深層にボリュームのある半膜様筋の筋腹が存在している（図 9c と d における⑪の断面積の比較）。圧痛や緊張状態を確認する際にどちらの筋が原因かを判別する際に押さえておきたい点である。

一部の線維は停止部付近で前方へと向きを変え，内側側副靱帯深層の後斜靱帯へと付着する。脛骨後内側に疼痛がある場合，鵞足なのか，半膜様筋なのか，その他の組織なのかを確実に鑑別できる必要があり，位置関係を理解しておく必要がある。

半膜様筋は斜膝窩靱帯や膝窩筋の筋膜にも線維を伸ばしており[11]，後方組織の緊張状態を調整している。また，内側半月板の後節にも付着し，膝関節屈曲時の半月板の後方移動において直接的な力源となる[12]。反対に，半膜様筋の過緊張は，脛骨の移動だけなく，半月板の前方移動を妨げる結果となる。脛骨のみならず，周辺組織への影響も大きな筋であるため，膝関節伸展制限がある症例において治療対象となりやすい。

c 膝窩筋（図 9b）

主な腱は大腿骨外側上顆より起始し，下内側方向へと走行し，脛骨ヒラメ筋線の上方に付着する[10]。この走行に沿った形での下腿の内旋を誘導するように働く。また，弓状膝窩靱帯内側や後外側関節包からも起始しており[11]，半膜様筋とともに後方支持組織の緊張を高める重要な筋である。深層の線維束は外側半月板の後節からも起始しており[12]，膝関節屈曲時の半月板の後方移動において直接的な力源となるとされている。

d 薄筋（図 9b）

恥骨結合〜恥骨下枝に起始し，大腿の最内側を下降し，縫工筋と半腱様筋に挟まれる形で鵞足を形成して脛骨粗面内側に付着する[8]。内転筋群の中で唯一，膝関節をまたぐ二関節筋であり，膝関節の後面を通過するため，他動・自動伸展にて伸張，自動屈曲にて収縮，他動屈曲にて弛緩する。股関節の内側を通過するため，他動・自動外転にて伸張，自動内転にて収縮，他動内転にて弛緩する。これらを組み合わせることで，関節可動域制限

の制限因子や疼痛の原因組織を鑑別する際に利用できる．薄筋の伸張や収縮時に疼痛が起こり，弛緩時に疼痛が軽減するか確認すれば，薄筋由来かどうかを推察できる．

4 膝関節のバイオメカニクス

a 屈曲における大腿脛骨関節の正常運動

膝関節の屈曲は，「転がり」と「すべり」の組み合わせで起こり，下腿が内旋するとされている．格谷はMRIにより正常な膝関節屈曲運動を解析し，内側と外側との関節面の運動の違いを示している（図10）[13]．外側は，大腿骨と脛骨の双方の接触点が後方に移動する運動，すなわち後方への転がり運動が大きい．脛骨と大腿骨が接触を失うほどの移動量がある．外側半月も後方移動により亜脱臼し，それを許容する膝蓋下脂肪体の柔軟性や膝蓋支帯の滑走性が必要である．一方，内側は大腿骨側の接触点のみが後方に移動する．脛骨側の接触点はあまり変化しない，すなわち後方へのすべり運動が優位である．さらに最大屈曲時には，大腿関節面と脛骨関節面とが2〜5mm程度離開する，リフトオフ（lift-off）という動きが起こる．屈曲に伴う下腿の内旋運動は，外側と内側との形状の違い，および運動様式の差によって生じる．下腿内旋の運動軸は，脛骨長軸に一致するのではな

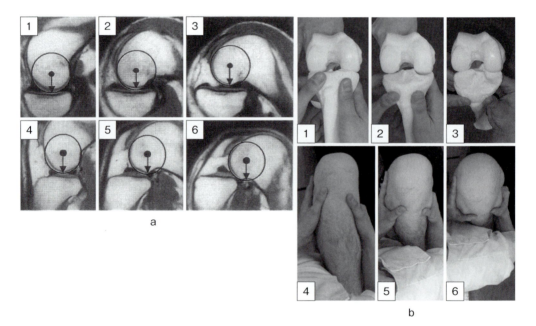

図10 大腿骨関節の屈曲角度における代表的MR像と骨模型での膝関節屈曲運動の再現

a．1〜3は内側，4〜6は外側の大腿脛骨関節の画像である．1と4は90°屈曲位，2と5は自動最大屈曲位（平均133°±9°），3と6は他動最大屈曲位（平均162°±9°）である．内側では「すべり運動」，外側では「転がり運動」が優位であることがわかる．
（格谷義徳：膝の深屈曲人工関節　深屈曲に対応する人工膝関節のインプラントデザイン―正常膝での深屈曲の解析を基に．整・災外 47：129-135，2004 より）

b．1〜3は膝関節屈曲運動時のMRI画像を基に骨モデルにて再現した．4〜6は実際の膝関節での操作方法である．内側ではすべり運動，外側では転がり運動が優位に起こるように関節を操作する．下腿の内旋は脛骨内側関節面を中心に起こり，さらに脛骨内側関節面が大腿骨関節面の形状に沿ってすべる結果，外側優位に大腿骨と脛骨との前方部分が開大する方向へ脛骨関節面の向きを変化させる．

い。脛骨内側関節面に直交し，脛骨長軸に平行な線であると推測される。脛骨内側関節面は，屈曲に伴い，大腿骨内側顆の関節面の形状に沿ってすべる。そのため，運動軸も矢状面上を移動していくことに注意する。

膝関節運動は，脛骨に対する大腿骨の運動として表現されることが多い。しかし，実際の臨床では，大腿骨に対する脛骨の運動として操作することが多い。格谷のMRI画像の位置関係を骨模型にて再現し，さらに実際の膝関節にて再現してみる(図10b)。

b 屈曲における膝蓋大腿関節の運動

膝関節伸展位において膝蓋骨尖は大腿脛骨関節の裂隙と同じ高さにある。脛骨粗面から膝蓋骨尖までの距離(T)と膝蓋骨長軸の長さ(P)との比は，ほぼ1対1である[14, 15](図11a)。この時，膝蓋骨関節面は，大腿骨顆部近位前面の脂肪体と接している。屈曲15°以上になると大腿骨顆部の関節面と接し，さらに下方へと接触面が移動する。屈曲90°以上となると，接触面は，内側と外側それぞれに二分される(図11b)[16]。

屈曲130°以上では，大腿骨顆部関節面との接触がなくなる。膝蓋下脂肪体の上部が接触圧を緩衝する[13]。膝蓋骨下極から伸びる翼状ひだと大腿骨顆間窩から伸びる膝蓋下滑膜ひだが，屈曲時の膝蓋骨の下方移動に伴い反転し，膝蓋骨関節面と接触する[13, 17, 18](図12)。膝蓋骨下極部分の深層に存在する，膝蓋下脂肪体の柔軟性が必要である。

膝関節屈曲時，膝蓋骨は，大腿骨顆部関節面上を下方に移動するだけでなく，複数の回旋運動を伴う[16]。特に frontal rotation と coronary rotation は，関節の適合性を保つうえで重要である(図13)[15]。frontal rotation は，屈曲25°以上で起こる。屈曲に伴い，前額面上を平均6.5°外旋(右膝で反時計回り，左膝で時計回り)する。coronary rotation は屈曲25～115°の間で起こる。屈曲に伴い，水平面上を平均11°内旋(膝蓋骨前面が内側を向く)する。これらの運動を許容するだけの膝蓋骨周囲組織の柔軟性が必要となる。

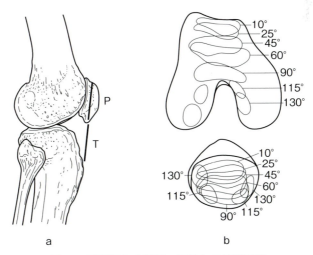

図11 膝蓋骨と大腿骨・脛骨との位置関係
a. 膝関節伸展位における位置関係。
b. 屈曲運動時の膝蓋骨大腿関節の運動軌跡。
(冨士川恭輔，他：大腿膝蓋関節のバイオメカニクス．MB Orthop 6：1-11, 1993 より)

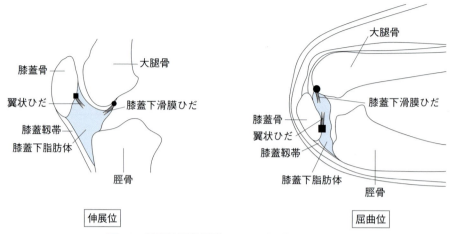

図12 膝関節屈曲運動における滑膜ひだの反転
膝関節中央部の矢状面上での断面図。膝蓋骨下極裏(■印)から延びる翼状ひだと顆間窩(●印)から延びる膝蓋下滑膜ひだが，膝蓋下脂肪体の天井部分を形成し，屈曲に伴って膝蓋骨が下方へ移動すると，膝蓋骨下極裏と顆間窩を結ぶ天井部分のラインが膝蓋骨関節面と接する。膝蓋骨の接触圧を緩衝すると考えられる。

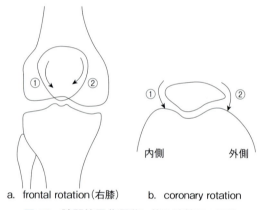

図13 膝関節屈曲運動に伴う膝蓋骨の回旋
膝関節屈曲に伴い，frontal rotation(a)，coronary rotation(b)に代表される回旋運動が起こる。屈曲時には①，伸展時には②の方向へそれぞれ回旋する。
(中川研二：膝蓋骨の位置異常．MB Orthop 6：13-21，1993より)

　大腿骨頭中心と足関節中央とを結ぶ線を下肢機能軸(Mikulicz線)と呼ぶ。内外反0°では，膝関節の中央より内側10％の位置を通るとされている[19]。それより内側を通る場合を内反膝，外側を通る場合を外反膝という。内反変形が10°になると，屈曲初期時の膝蓋大腿関節の接触面は，すでに二分している。結果，屈曲しても，膝蓋骨関節面の外側部分の接触面は，ほとんど移動しない。そのため，接触圧が高まるとされている。アライメントの変化が，膝関節運動時，接触圧に影響を及ぼすといえる。

5 膝関節に生じる変性変化

　加齢により，関節軟骨，半月板，靱帯，関節包などの関節構成体に退行性変化が生じる．

　関節軟骨の退行性変化は，プロテオグリカン(軟骨基質の主成分)の生化学的変化から生じる．これにより，軟骨の粘弾性が低下し，軟骨表面に亀裂が生じる．この微細な亀裂に関節液内または軟骨細胞から生じた分解酵素が侵入，さらにプロテオグリカンを消化させる．それにより軟骨細胞は肥大軟骨細胞へ形質変化する．退行性変性によって，柔軟性のある硝子軟骨は線維化する結果，ショックアブソーバーとしての機能が低下する．

　これにより，力学的負荷が軟骨下骨に加わり，軟骨下骨は硬化し，囊胞を形成，骨梁のリモデリングの誘因となる．特に荷重量の多い部分では囊腫状の骨破壊が生じる．これら軟骨下骨の形態的変化は関節軟骨の変性をさらに促進させる．

B おさえておくべき疾患

1 大腿骨骨幹部骨折

a 受傷機転および特徴

　大腿骨骨幹部骨折は，交通事故などの高エネルギー外傷によって起こり，時に開放創を伴う．人体で最大の長管骨である大腿骨が骨折するほどの強い力が加わっており，軟部組織の損傷とそれに伴う炎症により，激しい疼痛を訴える．高齢者の転倒によっても起こり，骨粗鬆症が素因であることが多い．血流が豊富で骨癒合は得られやすく，関節外の骨折に比べて重篤な機能障害が起こることは少ないとされている[20]．しかし，体重支持に重要な大腿四頭筋の損傷を伴うことが多く，同筋の筋力低下や自動伸展可動域制限(extension lag)，時間経過とともに起こる拘縮によって，起居・移動動作の再獲得に難渋するケースもある．単純X線像には軟部組織の損傷は直接写らないが，骨折部の転位や粉砕を認める場合は，その部位に付着する筋が損傷していると予測できる．

　前後や内外側からの外力にて横骨折や斜骨折を起こし，時に粉砕骨折となる．大腿以遠が固定された状態で上部の回旋が加わるとらせん骨折を生じる．転移性骨腫瘍などの病的骨折は，移乗動作などの軽微な動作によっても生じることがある．

b 骨折型と外科的治療

　手術目的や実施条件によって手術方法が異なる．手術方法が異なれば，侵襲が加わる軟部組織や荷重に対する強度も異なるため，それぞれの特徴を理解しておく必要がある．

1) 順行性髄内釘

　骨折部周囲への軟部組織の侵襲を伴わずに強固な固定が得られるため，骨幹部中央付近の横骨折や斜骨折，らせん骨折で最もよく用いられる(図14)[20]．早期の離床，早期の膝

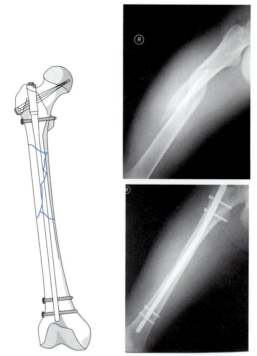

図14 大腿骨骨幹部骨折に対する順行性髄内釘
〔糸満盛憲,他（日本語版編）：AO法骨折治療,第2版,p 568,医学書院,2010より転載〕

関節運動が可能であるが，受傷時の骨折部周辺の損傷が激しく，修復過程を考慮して拘縮，筋力低下の治療を進める必要がある．ネイルの挿入点は，大転子頂部または梨状窩であり，中殿筋および周辺皮膚の侵襲を伴う．髄内釘の直径よりも髄腔が広い部分や粉砕骨折に用いる場合，ネイルのみでは強固な固定が得られない．また，回旋変形が危惧されることから，近位および遠位の横止めスクリューを併用することが多く，腸脛靱帯や外側広筋，その周辺皮膚への侵襲が加わる．

2）逆行性髄内釘

広い髄腔内で強固な固定を得るためには，横止めスクリューの併用とともに，髄内釘が骨折部を十分に超えるだけの長さが必要である．骨折部が大腿骨顆部に近い遠位1/3付近の骨折の場合，順行性髄内釘では長さが不足するため，膝関節側から挿入することがある．膝蓋靱帯や膝蓋下脂肪体，その周辺皮膚の侵襲を伴う．これらの組織は疼痛の閾値が低く，膝関節運動時の疼痛の原因になりやすい．

3）プレート固定

人工関節周辺骨折，骨端線閉鎖前の小児骨折など髄内釘を用いることができない症例に適応がある[21]．直視下に骨折部を整復できる点は有利であるが，腸脛靱帯や外側広筋，その周辺皮膚への侵襲が大きく，その後の拘縮治療に難渋しやすい．髄内釘よりも固定性が劣るため，荷重時期も遅れる．人工関節のステムが挿入されている部位では，ケーブル締結を併用することもある．

4）創外固定

感染が危惧される開放骨折や高度な粉砕骨折などで，位置関係や長さを一時的に保つ場合に用いられる．その後の内固定手術を見据えて行われることが多い．軟部組織の損傷が激しく，固定期間も長くなることから，機能回復に難渋することが多い．

c 合併症

1）骨化性筋炎

関節包や靱帯，腱，筋などの軟部組織内に形成される異常骨化を異所性骨化と呼ぶ．なかでも，筋内に生じ，疼痛や腫脹などの炎症症状を伴う場合を骨化性筋炎と呼ぶ．多くは骨折や脱臼などの外傷後に起こり，限局性骨化性筋炎と呼ばれる．外傷後2～3週間は炎症症状のみで異所性骨化が認められず，その後に骨化像が明らかとなる[22]（「E-1．骨化性筋炎を起こした大腿骨骨幹部骨折術後の症例」の図 53 参照⇒166 頁）．石灰沈着とは異なり，骨梁構造を認めるのが特徴である．血液検査データとしては，赤沈やCRP，ALPの値が上昇する．粗暴な徒手操作は病態を悪化させるため，局所安静を保ち，消炎鎮痛および骨化抑制のための投薬を行う．セラピストは医師の方針を確認し，安静期間中は患部以外の柔軟性維持に努め，可動域運動が許可された後も，当該筋の急激な伸張は避ける．

2）その他

脂肪塞栓症候群，深部静脈血栓症，感染，回旋変形などを生じることがあり，医師の方針をよく確認しながら対処する必要がある．詳細については割愛するが，理学所見上，上記が疑わしい場合は医師に報告する．また，医療チームとして合併症のリスクを減らすために情報を共有し，組織的に予防の取り組みをする必要がある．

2 膝蓋骨骨折

a 受傷機転，特徴，分類

膝蓋骨骨折は，全骨折患者の約1%とされ，数そのものは少ない[22]．しかし，膝関節可動域制限が出現しやすく，運動療法を依頼されるケースが多いため，セラピストが臨床でよく遭遇する骨折である．

転倒や交通事故により膝を強打（直達外力）して受傷することが多い．急激な膝屈曲とともに大腿四頭筋の収縮による牽引力（介達外力）が強く働くと，膝蓋支帯が損傷し，上部の骨片が近位へ転位する．

諸家の分類を参考に，膝蓋骨骨折の形態と部位にて横骨折，縦骨折，放射状骨折，遠位骨折の4つ，さらに骨折の程度にて亀裂骨折，離開骨折，粉砕骨折の3つに分ける[20, 23]（図 15）．骨折の形態と程度によって選択される整形外科的治療法も異なるため，術後のリスク管理方法も異なる．

b 治療

1）保存療法

各骨折形態のうち，転位がない亀裂骨折に適応がある．また，内科疾患などで手術ができない場合にも選択される．ギプスやニーブレースにて固定し，3週間程度で膝関節屈曲

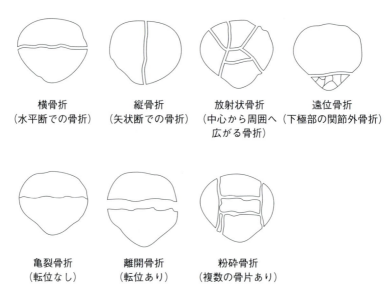

図15 膝蓋骨骨折の分類
(Wiss DA, et al : Fractures of the knee. Rockwood CA Jr., et al (eds) : Rockwood and Green's Fractures in Adults, 4th ed, Lippincott-Raven, 1996 より一部改変)

運動を開始する。大腿四頭筋の収縮や伸張がない状態であれば荷重歩行が可能である。重心線が，股関節の前方かつ膝関節の前方に落ちるような立位とすれば転位の危険性は低い。早期に荷重するかどうかは医師の判断による。

2）引き寄せ締結法（tension band wiring）

骨折部を貫く K-ワイヤー2本と締結されたソフトワイヤーにより，膝関節屈曲に伴う骨片間の離開力を圧迫力に変換する特徴がある（図16a）[20]。離開を伴う横骨折に最も適応がある。周囲締結ワイヤーを追加すれば，粉砕度が低い骨折においても適応がある。膝蓋骨前面骨片間の形状が，面ではなく点で接している場合や，膝蓋骨前面の固定が得られずに術後より離開している場合は，屈曲時の圧迫力が生じないため，早期の屈曲可動域運動は危険と判断できる。術後の単純X線像にて膝関節屈曲運動が安全に行えるかどうかを確認する必要がある。術創部の皮膚，膝蓋骨前面周辺の皮下に侵襲があり，各ワイヤーが貫かれた部分にも侵襲が加わる。ワイヤーにかかるストレスを考慮しつつ，損傷組織の修復に合わせた関節可動域運動を実施する必要がある。術後は，膝関節完全伸展位での全荷重歩行が可能である。また，膝関節の自動伸展は，骨片間を離開させる可能性があり，仮骨形成を認めるまでは実施しないのが一般的である。

3）ひまわり法

骨片の数に応じたピンで固定し，ピンの端にある穴にケーブルを通し，全周性に締結することで固定性を得る方法である。高い固定性が得られ，粉砕度の高い骨折においても早期の可動域運動が可能になる点が最大の長所である（図16b）。術後より下肢伸展挙上運動が許可され，全荷重歩行も可能である。ケーブルを通す位置がピンの位置に依存するため，ケーブルが膝蓋骨よりも外周を取り巻く場合は，膝関節屈曲の制限因子となりうる軟部組織への直接的なアプローチが難しい。膝蓋骨周辺組織に限局した癒着や短縮により可動域獲得が遅れる症例がある。

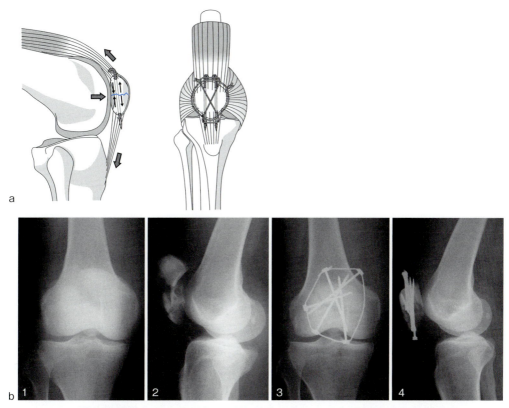

図16 膝蓋骨骨折に対する引き寄せ締結法(a)とひまわり法(b)施行症例の単純X線像
a. 引き寄せ締結法：骨折部を貫くK-ワイヤー2本と締結されたソフトワイヤーにより，膝関節屈曲に伴う骨片間の離開力を圧迫力に変換する特徴がある。
〔糸満盛憲，他(日本語版編)：AO法骨折治療，第2版，pp 586-587，医学書院，2010 より〕
b. ひまわり法：(1)術前前後像，(2)術前側面像，(3)術後前後像，(4)術後側面像。

4）その他

　縦骨折では，2本以上のスクリュー固定のみとなり，固定性が不十分な場合は，仮骨が形成されるまでは可動域運動が実施できない。縦骨折に限ったことではないが，筆者の施設では，骨折症例において，医師が術中に関節運動を行い，骨折部の不安定性の有無を確認することで，早期の屈曲運動を行ってよいかどうかを判断している。

　膝蓋骨下極の骨折では，膝蓋骨と脛骨粗面との離開を防ぐ必要がある。膝蓋靱帯の損傷を伴い，脛骨粗面を含めたワイヤー固定が必要になる例は多い。また，疼痛閾値の低い膝蓋下組織の損傷および炎症の波及により，ほかの骨折型よりも疼痛コントロールと可動域獲得に難渋する例も多い。

　高度な粉砕骨折の場合は，膝蓋骨を摘出する方法もあるが，機能全廃となるため，血流障害や感染など粉砕度以外の影響が強い場合を除いて行われることはほとんどない。

C 合併症

1）感染

　開放創を伴う症例や糖尿病を有する症例ではリスクが高く，特に注意が必要である。開放創や術創周囲における発赤や腫脹，疼痛を認め，時に白濁した浸出液が出る。抗菌薬投

与と局所安静が選択される。症例によっては膝関節運動が禁止されるため，機能回復が遅れるが，全身状態の悪化を招く可能性があるため，感染に対する治療が優先される。感染が治まらない場合は，インプラントを除去することもあり，セラピストとしての治療は，医師によく相談しながら進める必要がある。

2）術後のピントラブル

長すぎるK-ワイヤーや突出したスクリューによって軟部組織を刺激して疼痛を起こすことがある。突出部に一致した疼痛が，屈曲時にも自動伸展時にも起こり，同部位に限局した圧痛を認める場合は，ピントラブルの可能性がある。可動域や筋力の獲得を阻害するため，骨癒合後の抜釘と周辺組織の癒着剝離が必要になることがある。ただし，ピン突出があっても，その上を軟部組織がうまく滑走していることも多く，疼痛改善と可動域獲得に難渋しているからといって，すべてピントラブルとするのは誤りである。先に理学所見にて因果関係をよく確認して判断する。運動器超音波画像診断装置にて関節運動時の軟部組織の滑走を評価することも有用である。

3 変形性膝関節症

a 定義，発生機序

変形性膝関節症は，関節軟骨の退行性変化により，骨硬化・骨棘形成などの反応性骨増殖を特徴とし，疼痛・可動域制限・筋萎縮・跛行を生じる疾患である。

中年以降の年齢層でよくみられ，女性が男性に比べ1.5～2倍罹患している。女性に多い原因として，関節柔軟性・筋力の低下に加え，骨密度の低下があげられる。

疼痛は，膝関節の内側，あるいは膝蓋骨の周囲に生じ，膝窩部に緊張感を訴える者もいる。歩行は，立脚時に，thrustと呼ばれる膝関節の動揺現象が観察され，体幹動揺を伴う例も認める。

X線所見により，①関節裂隙の狭小化，②軟骨下骨の硬化，③骨棘，④骨囊包，⑤関節面不適合，⑥遊離体の程度により進行程度が判断される。

Kellgren-Lawrence分類が広く用いられ，grade 0～Ⅳの5段階から構成されている（図17）。

gradeⅡ（明らかな関節裂隙狭小化を認める）以上が，一般的に変形性膝関節症と診断される。

b 分類

一次性と二次性の2つに分類される。

一次性は，明確な原因が特定できないものをさす。主に加齢，退行変性，性，遺伝的素因，生活習慣（労働やスポーツなど），肥満などによる負荷量が，力学的に絡み合って発症する。進行程度は，力学的負荷による影響が大きい。

二次性は，外傷や先天異常・代謝性疾患などの原因がはっきりとしているものをさす。

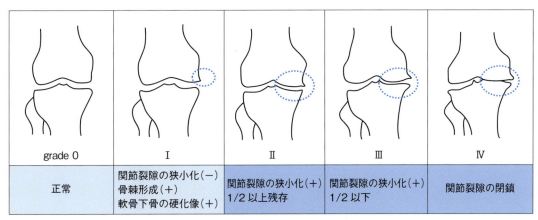

図17　X線による変形性膝関節症の病態分類

grade 0は正常，grade Ⅰは骨棘形成，軟骨下骨の硬化はみられるが，関節裂隙の狭小化は認めない．grade Ⅱは関節裂隙の狭小化を認めるが，1/2以上は残存．grade Ⅲは関節裂隙の狭小化を認め，1/2以下．grade Ⅳは関節裂隙の閉鎖が認められる．grade Ⅱから変形性膝関節症と診断される．

c 保存的治療と外科的治療

1）保存的治療

保存的治療は，①疼痛の軽減，②変形が生じた関節面への過剰な使用を制限，③変形を遅らせる time saving を目的に行われる．

変形性膝関節症の疼痛は，大腿脛骨関節由来と膝蓋大腿関節由来に分けることができる．前者は歩行時，後者は階段昇降時に出現することが多い．大腿脛骨関節由来の疼痛は，関節不安定性による動的支持組織の破綻により発生する．

運動療法は膝関節伸展を改善させてから，大腿四頭筋の機能改善を行うことが重要である．また，内外側組織硬度のバランスの改善を行うことで，接触関節面の分圧を行うことも必要である．

膝蓋大腿関節由来の疼痛は，膝蓋下脂肪体の柔軟性低下，癒着，膝蓋下脂肪体周囲の柔軟性低下などが考えられる．膝関節屈曲・伸展に伴う膝蓋下脂肪体の変形が困難になることにより疼痛が生じる．運動療法では，これらの柔軟性を改善させ，左右軟部組織バランスの改善を行うことが必要である．

同時に，日常生活動作の指導が重要となる．体重の減量，杖の使用，正座の制限，各個人の趣味など負担の強い因子は指導する必要がある．膝関節装具は，①局部の保温，②歩行時の負担軽減を目的に使用される．しかし，膝関節のみを固定しても，足部など他関節への負荷が増加し疼痛を引き起こすこともあるため，足底板などを併用して行うことも時として必要である．

2）外科的治療

関節鏡視下手術，高位脛骨骨切り術（図18），単顆型置換術（図19a），人工膝関節全置換術（total knee arthroplasty：TKA）（図19b）が行われる．比較的若く変性が関節全体に及んでいない場合，骨切り術が適応される．変形を矯正し，変性が少ない関節面へ荷重を移動させることが目的となる．60～70歳以上であれば，鎮痛効果が高いTKAが行われることが多い．

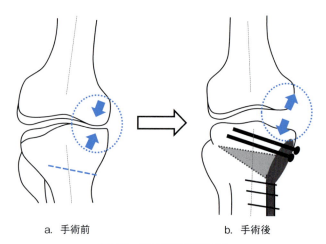

図18 高位脛骨骨切り術
内反膝に対しては脛骨結節近位部での外反骨切りを行う。楔状に骨切りし，矯正により開いた骨の隙間には人工骨を埋めて，内側固定する。

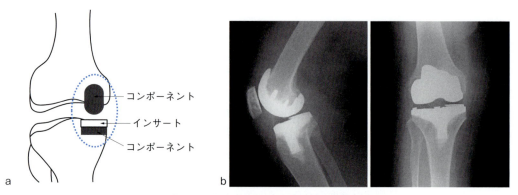

図19 単顆型置換術(a)と人工膝関節全置換術(b)
a．単顆型置換術では関節裂隙が狭小化した部分のみ(大腿骨側，脛骨側)に金属製のコンポーネントを入れ，その間にプラスチック製(超高分子ポリエチレン)のインサートを入れる。
b．人工膝関節全置換術(TKA)は両顆に対して大腿骨側，脛骨側に金属製のコンポーネントを入れ，その間にプラスチック製のインサートを入れる。必要に応じて膝蓋骨のコンポーネントを置換する。

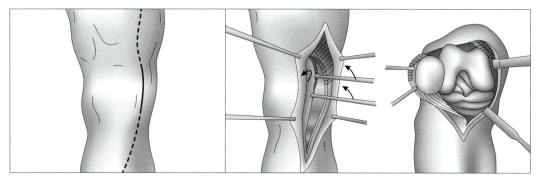

図20 内側傍膝蓋アプローチ
内側傍膝蓋アプローチでは大腿直筋の内側縁上を通るように皮切を弯曲させる。大腿四頭筋腱支帯，関節包を膝蓋靱帯の内側縁に沿って切開し，膝蓋骨を外側へ牽引しながら，内側広筋の腱様停止部を切開して，上内側部を開離する。

〔小野啓郎(監訳)：図解 整形外科手術アプローチ．pp 135-136，医学書院，1990 より〕

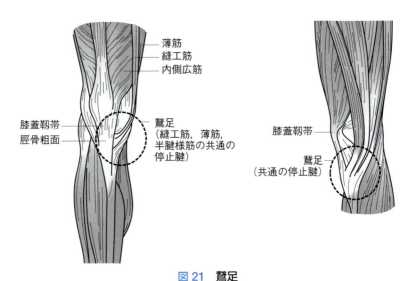

図 21　鵞足
鵞足は縫工筋・薄筋・半腱様筋の共同腱により構成される。

3）外科的治療における問題点

　術後リハビリテーションを進めるうえで，術中の軟部組織への侵襲の把握が重要となる。特に正中切開は，膝関節屈曲時，皮膚の伸張性を妨げ可動域制限の要因となるため，注意が必要である。

　内側傍膝蓋アプローチ（図 20）は，内側側の侵襲が大きいため，内側広筋の機能不全が生じる要因となりうる。また，手術後，伏在神経の膝蓋下枝が損傷され，しびれ・神経腫の発生原因となることがある[24]。

4　鵞足炎

a　定義，受傷機転

　鵞足を形成（縫工筋・薄筋・半腱様筋が付着する脛骨前方内側部，図 21）する腱周囲の，炎症や滑液包炎（脛骨粗面の内方やや遠位で，鵞足が脛骨近位に付着する部分に鵞足滑液包が存在，図 22）[25]を総称した障害名である。

　受傷機転は，ランナー，サッカープレーヤーなどの膝関節屈伸動作が多く強制される（オーバーユースを基盤）スポーツ選手，また，変形性膝関節症，肥満を呈する女性など，変形，力学的荷重負荷の増大を基盤として発症することが多いとされている。このように腱付着部に力学的ストレスが加わり，炎症症状が惹起された状態を鵞足炎と呼び，滑液包炎とは区別されるべきである。

　なぜなら，腱にかかるストレスが付着部への圧増加の原因となり，症状が発現されているのであれば，それらを運動療法で改善することができるからである。筋への治療操作を行うセラピストにとっては，重要なポイントとなる。

b　診断

　脛骨前方内側部に痛みを訴え，圧痛が脛骨内側近位部で関節裂隙から約 4 cm 遠位（脛

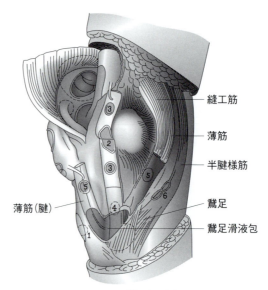

図22 鵞足滑液包
鵞足と脛骨内側面ないし内側側副靱帯との間にある。
個体差はなく，欠損していることなどはない。
〔林　典雄，他(監)：運動療法のための機能解剖学的触診技術　下肢．メジカルビュー社，2005より〕

骨内側顆部の弯曲が終わっているところ)にある場合，本疾患を疑う．X線所見からは，脛骨内側近位部に骨棘形成されていないかを確認する．

症状の改善が認められない場合，MRI検査により，内側半月板損傷，脛骨内側部の疲労骨折，ガングリオンなどが症状発現となっていないか，鑑別診断が行われる．

林[26]は，薄筋，縫工筋，半腱様筋それぞれに，選択的に伸張ストレスを加え，鵞足炎のなかでもトリガーとなる筋の鑑別検査を行っている．

また，トリガー筋として最も多く，薄筋が同定できたことを赤羽根ら[27]は報告している．

c 治療方法

基本的には保存療法が選択される．運動療法としては，腱付着部へのストレスを軽減させるため，トリガー筋へのストレッチにより，筋の生理的伸張位を確保することが重要であると考えられる．また，外反膝・回内足アライメントを呈する場合は，インソールも考慮する必要がある．

5 腸脛靱帯炎

a 解剖学的特徴

大腿筋膜外側部の腱膜様に厚くなった部分を，腸脛靱帯という．近位は大腿筋膜張筋と大殿筋へつながり，浅層と深層に分けられる．

浅層は，大殿筋表層の腱膜が移行して構成されており，深層は大殿筋の上3/4の筋束，中殿筋の表層筋束とその筋膜，大腿筋膜張筋の線維が立体的に交叉する．

また，遠位は，脛骨ガーディ結節に付着する．筋収縮により，腸脛靱帯の交叉線維束を

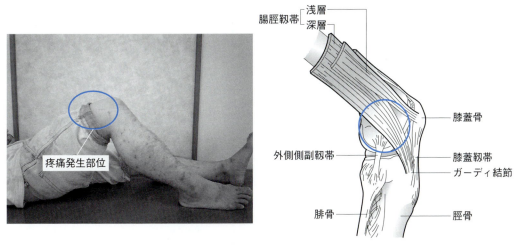

図23　腸脛靱帯の解剖と疼痛発現部位

緊張させ，大腿骨頭を後方から安定させている。また，腸脛靱帯は股関節内転により緊張し，外転で弛緩する。つまり，股関節側方安定化に大きく関与している。膝関節では，伸展時，後方筋束が，屈曲時，前方筋束が緊張する。ただし，90～100°を超えて屈曲すると全体は弛緩する。

b 定義，発生機序

　腸脛靱帯炎は，ランナー膝とも呼ばれ，ランニングによって起こる疾患の1つである。
　大腿骨外側上顆結節部に生じる摩擦により，炎症が惹起され，膝外側部痛を生じる疾患である（図23）。特に膝関節屈曲40～50°間で疼痛が生じる。原因は，大腿骨外側上顆近傍での，腸脛靱帯およびその深層の滑液包炎と考えられている。しかし近年，滑液包炎ではなく，腸脛靱帯と大腿骨外側上顆間に存在する脂肪体の炎症ではないかと考えられている。
　腸脛靱帯炎へのストレステストはcompressionテスト，graspingテストなどがある。拘縮が生じている場合，Oberテストが陽性となる（図24）。

c 治療法

　基本的には，保存療法が選択される。オーバーユースが原因のため，ランニングを中止するといった安静が必要となる。しかし，再発予防のため，足関節をはじめとする二次的なアライメント不良も観察し，ストレッチ方法やシューズの選択などの指導を行う。
　腸脛靱帯の緊張亢進に伴い，大殿筋・大腿筋膜張筋・外側広筋などの筋緊張も亢進することが多い。運動療法は，それら筋の柔軟性を獲得するため，ストレッチ，リラクゼーションを行う。また，二次的アライメント不良（下腿の内旋，足部の回内）に対して，足底挿板が用いられることもある。

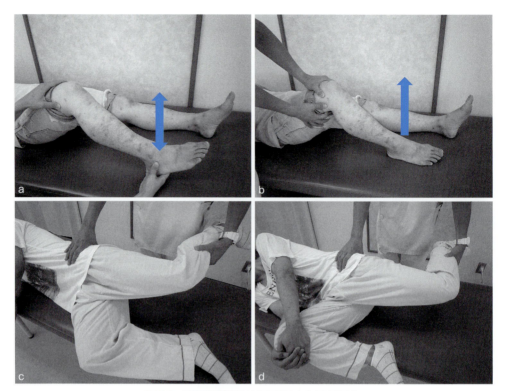

図 24　腸脛靱帯炎に対するストレステスト
a. compression テスト：腸脛靱帯と外側上顆に摩擦力を加え，疼痛が出現すれば陽性である。
b. grasping テスト：膝を 90°屈曲して外顆部で腸脛靱帯を押さえてから膝を伸展していくと，疼痛が誘発される。
c. Ober テスト：膝関節を 90°屈曲位とし，股関節を外転させる。腸脛靱帯に拘縮があると，下肢内転が制限される。
d. Ober テスト変法（林ら）：他方の下肢の股関節を最大屈曲位とし骨盤を後傾位に固定した姿位で評価を行う。

6　半月板損傷

a 受傷機転，分類

体重が負荷した状態で屈曲した膝関節に異常な回旋力が加わることにより，半月板の一部が脛骨と大腿骨の間に挟まり損傷される。

1 回の大きな外力によって生じる急性の障害と，繰り返し加わる外力によって生じる慢性のものに分けられる。

断裂形態から，縦断裂(longitudinal tear)，水平断裂(horizontal tear)，横断裂(transverse tear)，それらの複合型である弁状断裂(flap tear)に分けることができる（図 25）[28]。断裂部位としては，内・外側半月板ともに中央 1/3（中節）から後方 1/3（後節）にかけての損傷が多い。

b 発生年齢

一般的に若年層では，スポーツ外傷による断裂が多い。急性例では，外側半月板の横断裂を，慢性例では半月板辺縁部の縦断裂を呈することが多い。中高年では，立ち上がり時

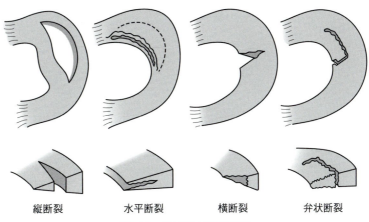

図25 半月板の断裂形態

〔黒坂昌弘：半月(半月板)損傷．松野丈夫，他(総編集)：標準整形外科学，第12版．p 674，医学書院，2014より〕

や動作時，回旋ストレスが生じた際，横断裂，水平断裂を生じやすい．

c 臨床症状

損傷を受けた半月板に一致した関節裂隙に疼痛が生じる．辺縁部の縦断裂の場合，半月板が顆間窩に嵌頓することにより，膝屈曲位でいわゆるロッキング現象が生じることがある．そのほか，典型的な症状としては，階段昇降時，しゃがみ込み位などの動作時痛と膝運動時の引っかかり感やクリックがあげられる．

術後は，膝の自動伸展可動域制限が問題として発生しやすく，リハビリテーションで解決しなければいけない症状の1つといえる．

d 保存療法と外科的治療法(図26)[28]

縦断裂は，基本的に関節鏡視下の半月板縫合術(図26a)[28]が行われる．そのため，若年者のスポーツ障害にはこの術式が適応されることが多い．前十字靱帯(anterior cruciate ligament：ACL)損傷を合併している場合は半月板縫合だけでは再断裂の危険性が高いので，靱帯再建術も同時に行われることとなる．中高年の場合，部分切除術(図26b)[28]が行われる．半月板を切除することで，膝関節のクッション作用が損なわれ，大腿脛骨関節に加わる荷重応力が増強するため，関節軟骨の変性が起こりやすくなる．そのことから，なるべく全切除は避けるべきである．術後は，手術侵襲の影響により膝蓋下脂肪体，内側膝蓋支帯，外側膝蓋支帯に少なからず癒着・瘢痕化が生じる．これらの組織が癒着・瘢痕化すると膝蓋骨の近位方向への滑走が阻害され，自動伸展可動域制限が生じる要因となるため，注意が必要である．リハビリテーションとしては，膝蓋骨の動的力源となる大腿四頭筋筋収縮幅(amplitude)の確保と膝蓋下脂肪体を含めた膝伸展機構への機能獲得が重要になる．保存療法を行う場合は，膝屈伸運動に伴う，半月板の滑走に着目する必要がある．

半月板の前方は半月膝蓋靱帯が関節包を介して付着している．大腿四頭筋の収縮によりその張力は伝達され，膝蓋骨の上方移動に伴い半月板が滑走することとなる．内側半月板

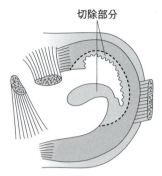

a. 右内側半月板中後節の縦断裂に対する縫合術
b. 右内側半月板の弁状断裂に対する部分切除術

図26　半月板損傷に対する外科的手術
　a. 縦断裂：原則として鏡視下縫合術が行われる。
　b. 横断裂・水平断裂・弁状断裂：部分切除術が行われる。
〔黒坂昌弘：半月（半月板）損傷．松野丈夫，他（総編集）：標準整形外科学，第12版．pp 676，医学書院，2014 より〕

の中央1/3は大腿半月靭帯，半月脛骨靭帯，後方は半膜様筋と結合している。外側半月板は，後方1/3に膝窩筋腱が停止している（「A-1. 膝関節を構成する骨格」の図2参照 ⇒116頁）。これらの組織に対して治療を行うことで，半月板の可動性を確保することが重要になるといえる。

特に大腿四頭筋の治療には筋線維角を考慮した治療が必要となる。そのため，的確な機能解剖学的な知識が必要となるといえる。

C 臨床症状の診かた・考えかた

1 可動域制限の責任組織と病態の推察方法

膝関節可動域制限に対して治療を行う際，2つの問題をイメージして治療にあたる必要がある。それは，器質的問題に由来し，観血的治療の適応となるのか，リハビリテーションにて治療可能な軟部組織由来なのかである。可動域制限の原因を詳細に評価し，医師など他職種との情報交換を常に行いながら治療にあたることが重要といえる。

a 情報収集
1）カルテ情報・問診など
① 診断名・病名

外傷性疾患，退行変性疾患などの違いにより，関節可動域制限の原因を推察することができる。外傷であれば受傷前に可動域制限が存在していた可能性は少ない。

表1 エンドフィール分類（Cyriax による）

①bone-to-bone	2つの骨面が衝突しぶつかるときに急に停止する感じである。正常肘関節を他動的に伸展したときに感じられる。関節の器質的問題による制限が示唆される。
②spasm	痙攣終末感といい，筋が急に緊張し硬くなるような感じである。正常関節ではみられない。急性関節炎などで感じられることがある。
③capsular feel	関節包伸張感。弾力性のある皮革片を引き伸ばし，運動が硬く止まるような感じである。正常肩関節や股関節の回旋最終域で感じられる。
④springy block	最終関節可動域で"跳ね返る"ような感じである。正常関節ではみられず，膝半月板などの関節での挟み込みなど，関節間に何かが挟まれて制限されたような状態である。
⑤tissue approximation	筋群がほかの筋群に接触するような組織の圧縮終末感である。関節運動がやわらかく止められる感じで，正常で筋ボリュームの大きい肘・膝関節の最終屈曲域で感じられる。
⑥empty feel	機械的ブロックがない状態にもかかわらず，解剖学的制限域に到達する前にかなりの痛みが起きる。空虚な終末感と表現されており，急性滑液包炎，関節外膿瘍などでみられることが多い。

(Cyriax J : Textbook of Orthopaedic Medicine, 1, Diagnosis of Soft Tissue Lesions. Bailliere Tindall, London, 1984 より)

② **患者の現病歴・既往歴**

　手術後や外傷後に関節内炎症が長期化した場合，著しい拘縮や強直をきたすケースがある。これは関節包の線維化，滑膜同士の癒着，滑膜と関節軟骨の癒着など関節構成体の器質的変化が原因と考えられる[29]。また，人工膝関節全置換術（total knee arthroplasty：TKA）は，術後，可動域にある程度制限が設けられている場合もある。術式についても医師から詳細な情報収集を行う必要がある。

③ **画像所見**

　X線，MRI，CTなどの画像所見は，可動域制限因子を推察する際，有用な情報となる。関節面の変形の程度，半月板の状態，関節内靱帯の状態，軟骨の状態などをチェックし，関節可動域の制限因子となるような問題がないか確認する必要がある。

b 関節可動域の制限因子を推察するためのポイント

1）関節可動域の終末抵抗感（エンドフィール）

　治療の際，エンドフィールを確認することは重要である。その原因解釈を表1[30〜32]に示す。

2）関節可動域制限の責任組織

　関節可動域制限に関与する組織が，組織学レベルで，どのような変化をきたしているか理解することは重要である。一般的に，皮膚，骨格筋，靱帯，関節包，関節構成体が責任病巣と考えられており，骨格筋（筋膜）や関節包の関与が極めて高いとされている。特に，術後は関節内の組織侵襲と不動により，概ね4週前後から癒着形成と関節包の線維化を招き難渋するケースが多い[29]。つまり，問診の際，手術日・固定期間などの把握も重要である。

c 屈曲可動域制限の確認手順

　実際の膝関節屈曲・伸展可動域制限に対して，具体的な確認手順を示す。

1）関節面形態の確認

X線にて，大腿脛骨関節（femorotibial joint：FTJ），膝蓋大腿関節（patellofemoral joint：PFJ）の関節面形態を確認する。関節狭小化や骨棘の程度により，屈曲可動域制限に関与しているか予測を立てて評価していく。治療前にX線などから，変形の程度，横浜市大分類やKellgren-Lawrence分類など病期分類[33]を事前に把握しておく必要がある。

2）半月板・靱帯・軟骨などの確認

半月板が損傷される結果，ロッキングを生じ関節可動域制限をきたすことも多い。これは外科的治療でなければロッキングを解除できないことも多い。半月板損傷と合併することが多い，前十字靱帯（anterior cruciate ligament：ACL）断裂においても，断裂した靱帯の断端が関節に挟み込み，関節可動域の制限となることもある。MRIなどの画像診断での判断が必要となる。そのほか，離断性骨軟骨炎の終末期，はがれた軟骨が関節内を遊離し関節に挟み込まれて可動域制限が生じる場合もある。このような場合，CT，3D-CTなどで，描出されることが多い。

画像所見にて可動域制限の原因が確認できる場合，それは器質的な原因による可動域制限を生じている可能性が高い。

3）屈曲時に痛みを伴い可動域が制限される場合

疼痛に起因する可動域制限は多い。この痛みの原因の確認手順を以下に記す。

① 炎症所見の確認（疼痛・腫脹・周径などの評価）

膝関節内に炎症が存在する場合，安静時痛などの自発痛を伴う。膝蓋骨直上や直上から上方5cmまでの周径値の増大，膝蓋跳動テスト陽性などで関節腫脹を伴っているケースがある。膝関節腫脹のある場合[34]，大気圧と関節内圧の圧力勾配が変化し，関節包の張力が高まると関節痛が発生するといわれている。関節包の張力が高まって生じる痛みは化学物質が関与しない痛みである。出血や滑膜が分泌した多量の滑液が関節腔にたまると，滑膜自体も腫れ，関節包に分布する痛覚受容器が機械的に刺激されて痛みが出る。膝関節自体があまり動かないときは関節内圧の変化も小さい。膝関節屈曲90°を超えると，非常に低い陰圧を示すといわれている[35]。屈曲時に痛みを伴う場合は，炎症所見の可能性が示唆される。

② 膝後面の痛み（膝窩部の痛み）を伴い可動域が制限される場合

他動的屈曲時，最終位付近で膝後面痛を訴えることは多い。遺体解剖による，膝窩部痛の原因の検証にて，膝関節屈曲角度が増すにつれ筋の位置が変化し，筋自体が圧縮される現象が報告されている[36,37]。一般的に，他動屈曲時痛の原因は，膝窩筋の影響とされていることが多い。しかし，最大屈曲時，発痛するほどの機械的刺激は膝窩筋に加わらない。遺体解剖の結果，腓腹筋内側頭由来の疼痛が多いとされている[36,37]（図27）。

4）関節包の癒着や短縮により可動域が制限される場合

膝屈曲時，蛇腹のように折りたたまれることで強度を増し，後方に壁をつくる形でその間隙を埋めて関節安定化機構を構成している。屈曲に伴い，内側側副靱帯（medial collateral ligament：MCL）より後方部分の関節包は扇子を閉じるかのような動態を示す（図28）。逆に，外側関節包のたわみの変化は小さいことも確認されている[37]。

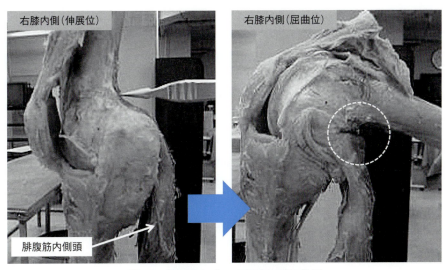

図27 膝屈曲によって圧迫を受ける筋
遺体解剖では，膝関節最大屈曲位において膝窩筋の圧迫は確認されず，腓腹筋内側頭の圧迫が確認された（写真は国中優治先生のご厚意による）．

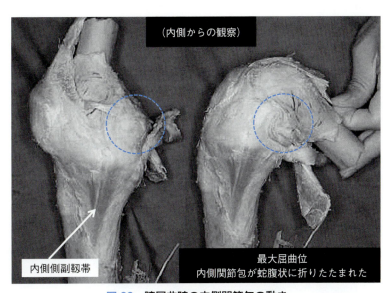

図28 膝屈曲時の内側関節包の動き
遺体解剖では，膝関節屈曲に伴い，内側側副靱帯より後方部分の関節包は扇子を閉じるかのような動態を示した（写真は国中優治先生のご厚意による）．

5）筋・筋膜の短縮および癒着に伴い可動域が制限される場合

　大腿外側組織の短縮が屈曲可動域制限の原因となっていることは多い．超音波により，膝屈曲時に外側広筋が大きく後方に移動することも確認されている[38]．外側広筋の硬さ，後方への動きも，屈曲可動域制限がある場合に確認すべきポイントの1つとなる．

　姿勢アライメントの観察からもある程度，短縮している組織の予測は可能である．

　変形性膝関節症患者の前額面上では，内反変形を生じ，そのアライメントは腰椎前弯の減少，骨盤後傾位となり，それに伴い股関節は外旋位を呈する．そのときの筋活動として

は，大腿筋膜張筋および腸脛靱帯の緊張が増加する[39]。膝関節局所だけにとどまることなく，広い視野での評価も重要である。

6）膝蓋上嚢，膝蓋下組織（膝蓋下脂肪体，内側膝蓋支帯・外側膝蓋支帯）の問題で可動域が制限される場合

膝関節拘縮の病態は，①膝蓋骨上方支持組織の要因（膝蓋上嚢の線維化，癒着など），②関節内の要因（関節腔内に線維化や癒着により制限が生じる），③膝蓋骨下方支持組織の要因（膝蓋下脂肪体の線維化や膝蓋腱の線維性瘢痕化などの問題），の3つに分類されている[40]。特に，膝蓋上嚢の癒着は膝蓋骨の動きを制限し膝関節拘縮の大きな原因となるため[41]，著しい屈曲可動域制限を引き起こす可能性がある。いったん形成された膝蓋上嚢の癒着は，運動療法により剝離することは困難で，関節授動術が適応となる。また，膝深屈曲位で膝蓋下脂肪体は膝蓋骨の裏側に進入していくとされており[42]，膝蓋下脂肪体の動きの確認も重要である。

d 伸展可動域制限の確認手順

1）下腿アライメントの諸問題により伸展可動域が制限される場合

膝関節の伸展可動域制限は，屈曲可動域制限に比べると見落としやすいが，HHD（heel height distance）（図29）[43]にて左右差をはっきりと確認できる。軽度の膝関節伸展可動域制限においても，内側広筋機能低下や膝関節伸展機構の機能障害を引き起こす。この状況下での荷重は，全身的なアライメント不良を引き起こし，更に跛行を伴う歩行障害や疼痛を引き起こすなど，二次的な荷重障害を続発させることが多いので注意を要する。

① 下腿外旋拘縮の問題

下腿外旋症候群は，膝伸展に伴う下腿外旋が増大することに起因する種々の膝関節疾患

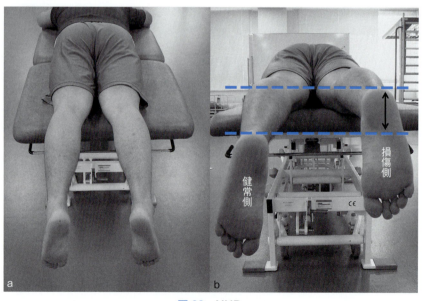

図29 HHD
腹臥位，膝伸展位にて踵部の高さの差をみるテスト（a）。半月板損傷などがあると損傷側の膝関節伸展可動域に制限があり左右差がみられる（b）。右膝可動域に伸展制限が確認できる。
（土屋明弘，他：膝半月板損傷の病態と整形外科的治療．理学療法 25：252-256, 2008 を参考に作成）

であり，脛骨内顆が異常に前方移動する前内方回旋不安定性(anteromedial rotatory instability: AMRI)と，膝伸展に伴う脛骨外顆の前方移動制限の2つの運動学的異常が組み合わされ生じる症状である[44, 45]。AMRIの原因は，日常的な下腿外旋を伴う姿勢(トンビ座りなど)や，スポーツ活動によるknee-in動作の反復などが多く，LCSは，外側側副靱帯の外側関節包や膝窩筋腱との癒着，腸脛靱帯の前方滑走不全など膝関節周囲の軟部組織に起因することが多い[45]。下腿外旋症候群による膝伸展制限は，荷重時，大きな問題を引き起こすことが多い。

② スクリューホームムーブメントの障害

スクリューホームムーブメントの逆転現象が膝関節の伸展制限に関係があるとされている[46]。最終伸展時，下腿外旋運動が生じる。これは，不随意に起こる副運動である。しかし，変形性膝関節症などでは，スクリューホームムーブメントが起こらない，もしくは逆に下腿が内旋してしまう。この下腿の回旋要素も評価において非常に重要な点である。

2) その他の問題により伸展可動域が制限される場合

内側半月板の前方には，半月膝蓋靱帯が付着している。膝蓋骨が上方移動することで，内側半月板は前方へ引っ張られる。つまり，膝蓋骨の上方移動制限は，膝伸展制限を生じる要因となりうる。また，膝蓋下脂肪体の移動，後方関節包や半膜様筋のタイトネス，腓腹筋内側頭近位のスティッフネスなども，伸展可動域の制限因子と考えられる[47]。

2 荷重ができない原因の推察方法

a 運動パターンの異常により，立位時の荷重姿勢に問題を呈するケース

画像所見より，膝関節の器質的構造に明らかな問題が認められないにもかかわらず，ある特定の姿勢や動作時に痛みを訴えるケースがある。この痛みに対して，関節可動域練習，筋力増強訓練，徒手療法，物理療法などあらゆる治療により対処しても，痛みの軽減につながらず症状が長期化し難渋するケースも少なくない。

ここで，立位時の荷重姿勢に問題を呈し右膝痛を訴える男性の症例を供覧(図30)する。職業は清掃業で，百貨店内の清掃全般を数年前から行っている。主に中腰姿勢のモップ掛け作業が多く，骨盤が右側偏位する特徴的な同一作業姿勢を長時間とり続けることが多い。立位姿勢(前額面・矢状面)の特徴を詳細に観察すると，作業姿勢とよく似た特徴を呈していた。また，前額面の特徴である骨盤側方偏位より，一側性の股関節内転筋群の短縮，股関節殿筋群の弱化がみられた。矢状面では股関節屈筋群・腰椎伸筋群の短縮と，殿筋群と腹筋群の弱化がみられ，下位交差症候群[48]に類似する特徴がみられた。日頃から右下肢へ過剰に荷重している労働作業の繰り返しが，立位姿勢にも影響していたと考えられ，この不良立位姿勢が右膝痛の大きな原因の1つにあげられる。次に，機能評価の股関節伸展テスト[48]を実施した際，正常では骨盤中間位・膝伸展位で股関節伸展するが，膝関節屈曲・腰椎の過剰な前弯を伴い骨盤が前傾する異常パターンが観察された。代償的に膝関節を屈曲する場合，大殿筋よりハムストリングスが優位にある可能性があり，触診によりハムストリングスと脊柱起立筋群の過活動と大殿筋の収縮遅延も確認された。以上より，仕事で行う作業姿勢，立位姿勢，機能評価の中に，関連性と共通した特徴が見いだされた。この症状は，「マッスルインバランス(筋の硬さと弱さ)⇒障害された運動パターン

姿勢評価

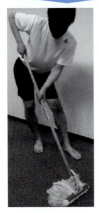

作業姿勢

主訴：右膝痛
職業：清掃業

作業姿勢：
清掃業務の中でも，特に左図のようなモップ掛け作業が多いとのこと。右の立位姿勢の特徴にも共通して観察できる。

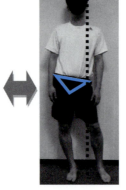

立位姿勢：前額面

＜前額面の特徴＞
骨盤右側偏位
重心右方偏移

＜矢状面の特徴＞
骨盤前傾
腰椎前弯増強
股関節軽度屈曲

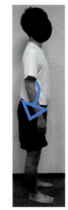

矢状面

機能評価

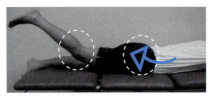

股関節伸展テスト[48]

股関節伸展テストの正常パターンは，骨盤中間位・膝伸展位で股関節伸展を行うが，左から，膝関節屈曲・腰椎過剰前弯を伴う骨盤前傾の異常パターンが観察された。ハムストリングス・同側脊柱起立筋群の過活動，大殿筋の収縮遅延が生じていると考えられる[48]。

治療

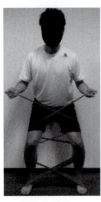

横歩き運動

左のような姿勢を保持して左右に横歩きを行う。内転筋群の伸張と殿筋群の収縮を同時に促し運動パターンの正常化を図る。

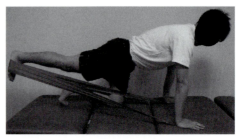

股関節伸展運動
腰椎過剰前弯に伴う骨盤前傾とハムストリングスの過活動を抑制して，大殿筋の収縮を促す。

【運動パターン正常化に対する運動療法の一例】

図30　評価から治療までの流れ

と姿勢変化⇒誤った運動プログラムと運動学習⇒変化した固有感覚⇒関節変性と姿勢の変化⇒痛みと炎症」[48]というサイクルで説明がなされており，また，日常生活動作や労働作業などの不良姿勢が，「特定方向の運動の起こりやすさ」[49]と呼ばれる全身的な運動パターン障害を引き起こし痛みの原因となったものと考えられる。したがって，この症状に対する治療は，運動パターンの正常化に対する治療へシフトする必要性がある。

運動器疾患の従来の治療では，局所的な関節機能評価と治療にて対応しているケースが多かったように思われる。しかし，局所的な関節機能評価に加えて，全身的な動作レベルの評価など，広い視点から関節機能を診ていく必要がある。

（執筆協力：川口貴晴　医療法人社団理志会　中山クリニック　リハビリテーション科）

D 治療方法とそのポイント

1 損傷および炎症組織への対応方法

a 損傷組織の治癒過程と治療方針

損傷した組織は，単球や貪食細胞などによって貪食される。その後，線維芽細胞による細胞間基質形成，ブラジキニンやプロスタグランジンなどによる血管拡張作用，血管形成因子による毛細血管内皮細胞の増殖を経て治癒過程の基礎ができる[50]。血管拡張作用のあるブラジキニンやプロスタグランジンは発痛物質でもあり，化学的刺激による疼痛を引き起こす。また，腫脹による内圧上昇は，機械的刺激による疼痛を引き起こす。血管を新生する過程で運動すれば，再度損傷するとともに，修復に必要な栄養の供給が妨げられるため，疼痛をつくり出すことで安静を保とうとする生体反応は理にかなっているといえる。損傷後の炎症により，腫脹や熱感，安静時痛，運動時痛が認められ，可動域は抵抗感がないところから急な疼痛と防御収縮によって制限される。運動によって疼痛が増悪する病態であるため，治療としては安静が必要になる。

修復過程が進むと，線維芽細胞による活発な細胞間基質の合成，瘢痕組織の増加による総コラーゲン量の増加，コラーゲン間の架橋形成（crosslink）などが起こり，抗張力を発揮するようになる[50]。腫脹や熱感，安静時痛は軽減し，可動域は抵抗感の増加とともに疼痛が増悪して制限される。治療としては伸張や滑走運動が選択される。

修復に要する期間は組織によって異なる。何週で修復という知識は重要だが，患者がどの時期なのかを所見にて確認することが重要である。修復を待つべき損傷・炎症の時期なのか，積極的に伸張・滑走させたほうがよい時期なのかを見極めることがポイントである。

b 治療および日常生活動作指導の実際

運動によって損傷部位に離開ストレスが加わり，修復が進まなければ，疼痛の遷延化や悪化を招く。安静によって損傷組織の修復が進めば，疼痛は軽減する。しかし，損傷組織を含む関節を完全に安静にすることで組織変化が起こり，拘縮や筋萎縮などの機能低下が

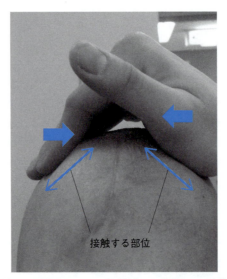

図31 術創部への離開ストレスを軽減した状態での屈曲可動域運動
術創そのものに触れないように，手掌部と基節部の掌側にて皮膚を軽く寄せたまま，疼痛が生じない範囲で屈曲可動域運動を行う。運動とともに皮膚を遠位に移動させると伸張ストレスを加えずに実施できる。

接触する部位

進む。損傷組織の局所安静を図りつつ，ほかの正常組織は機能維持のために運動することが早期の機能回復を実現する。

1）術創部への離開ストレスを軽減した状態での屈曲可動域運動

外傷後の術後早期において，術創部への離開ストレスが疼痛の原因になることをよく経験する。この場合，術創周囲の皮膚を寄せて可動域運動を実施する方法が有効である。術創そのものに触れないように，手掌部と基節部の掌側にて皮膚を軽く寄せたまま，疼痛が生じない範囲で屈曲可動域運動を行う（図31）。運動とともに皮膚を遠位に移動させると伸張ストレスを加えずに実施できる。この操作による可動域の増加を確認しながら行う。著明な炎症性浮腫が存在すると，関節運動に必要な皮膚のゆとりが奪われてしまうため，対処してから施行する（「D-2．浮腫への対処方法」参照⇒151頁）。

2）ハムストリングスの収縮による相反抑制（Ⅰa抑制）

膝関節伸展機構に損傷がある場合，大腿四頭筋が攣縮したまま膝関節を屈曲することで損傷組織を伸張してしまい，疼痛と防御収縮とによる可動域制限を起こす。このような場合，ハムストリングスの収縮を利用し，相反抑制によって大腿四頭筋の攣縮が軽減された状態で屈曲する方法が有効である。仰臥位よりも患者の大腿部を支えやすい端座位とし，セラピストは後面より下腿を支える。その状態から，セラピストが加える負荷に抗して膝関節を屈曲する。疼痛による防御収縮や逃避反応が出現しない範囲で実施する。

3）膝蓋上嚢の柔軟性維持

膝蓋上嚢は関節包から続く二重の膜組織である。膝蓋骨の近位に存在し，膝関節屈曲時における膝蓋骨の遠位への移動に伴って，二重の膜構造が1枚の膜になる。この滑走は，大腿骨前面と膝蓋上嚢との間にある大腿骨前脂肪体[51]の伸張によって達成される（図32）。この部位の柔軟性低下は著明な屈曲制限を引き起こすため，予防的治療が不可欠である。損傷部位が違えば，一定期間禁止される運動や伸張すべきでない組織も異なり，選択され

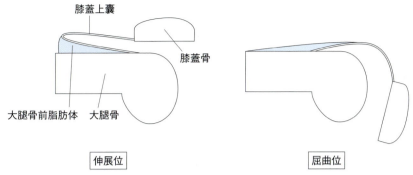

図32 膝関節屈曲運動における膝蓋上嚢の動態
大腿骨前脂肪体は，大腿骨前面と膝蓋上嚢との間にある。屈曲運動時の膝蓋上嚢の滑走は，この脂肪体の伸張によって達成される。

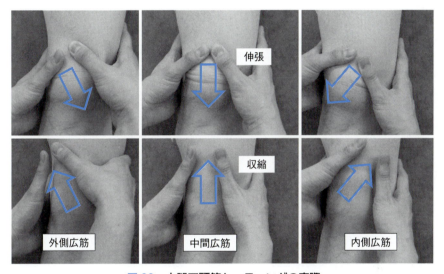

図33 大腿四頭筋セッティングの実際
内側広筋および外側広筋を選択的に収縮させるためには，それぞれの筋線維に合わせた方向に膝蓋骨を引き下げた位置を開始肢位とする。

る治療方法も異なる。

　大腿脛骨関節(femorotibial joint：FTJ)内骨折の保存療法や靱帯損傷後の固定，そのほかの外傷などにより膝関節屈曲運動が禁止される場合，膝蓋上嚢との連結がある中間広筋の反復収縮と膝蓋骨を遠位に引き下げる操作により拘縮予防を図る。大腿四頭筋セッティングは習得したい技術の1つである。長座位とし，セラピストが徒手的に膝蓋骨を遠位に引き下げ，その状態から膝関節のさらなる伸展運動を指示し，大腿四頭筋の十分な収縮を促す(図33)。収縮開始時にセラピストの手を膝蓋骨上部から離す。手を離さない場合，運動を妨げ，膝蓋骨上部の疼痛を訴える患者が多いためである。

　膝蓋靱帯損傷や脛骨粗面部の骨折などで膝蓋骨の運動自体が禁止される場合は，膝蓋上組織(supra-patellar tissue)の柔軟性維持目的の徒手操作が有効である[52]。膝蓋骨近位前面にある中間広筋，膝蓋上嚢，大腿骨前脂肪体を，大腿骨前面上をすべらすように内外側

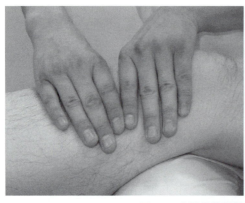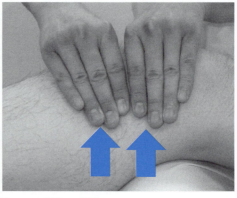

図34 大腿骨前脂肪体リフト操作の実際
膝蓋骨近位前面深部にある中間広筋，膝蓋上囊，大腿骨前脂肪体を，内外側より指腹にて把持して持ち上げる．大腿骨前面の深層部分まで把持すると効果的である．

より把持して持ち上げる（図34）．表層のみをつまみ上げてしまうと，皮膚表面や大腿四頭筋腱膜板のみとなり，大腿骨前脂肪体への効果は得られない．大腿骨前面の深層部分まで把持することで効果を発揮する．

4）損傷組織への伸張ストレスをかけないための日常生活指導

損傷筋の収縮や損傷組織への伸張が加わった状態で動作を遂行すると，強い疼痛と防御収縮を引き起こし，動作に対する苦痛と不安を与える．たとえば，大腿骨骨幹部骨折後に髄内釘による骨接合術を行った場合，固定性に問題がないことから，早期より離床することが多い．骨折時の転位が大きく広筋群の損傷が激しい場合，早期の起き上がりや移乗時に広筋群の過負荷となる収縮を防ぐため，セラピストが下肢の重量を十分に介助する[53]．また，自主練習として指導することが多い下肢伸展挙上運動も負荷量のコントロールなしでは病態の悪化を招くことがある．重力下で身体に加わる負荷と損傷組織の機能解剖，修復過程を考慮して動作を行うべきであり，患者への指導，看護サイドとの連携も必要となる．自動運動ができない原因は，廃用性の筋萎縮ではなく，収縮時の疼痛であることから，損傷筋の疼痛を伴った運動ではなく局所安静を優先することで，結果として早期の筋力回復が得られる．

5）付着部炎の筋へのストレッチ方法とアライメント改善

筋の付着部炎の場合，当該筋の攣縮や短縮が付着部への伸張ストレスとなる．筋と腱，付着部は連続しており，関節運動のみで伸張すると，付着部に伸張ストレスが加わってしまうため，筋実質のみを伸張する必要がある．付着部の近位にて母指球または指腹を当て，付着部方向に押さえた状態で筋の起始と停止部を引き離す方向へ関節運動を起こす．伸張範囲は筋実質が緊張する角度までとすることで，付着部へのストレスを軽減した状態で実施できる．薄筋由来の鵞足炎の場合，仰臥位にて付着部を緩める徒手操作を加えながら，膝関節軽度屈曲位での股関節外転運動にて筋を伸張する（図35）．

また，当該筋のストレッチにて一時的に付着部への伸張ストレスが解消されても，動作時のアライメント不良により，損傷および炎症組織に伸張ストレスをかけてしまうことが多い．動作時に伸張ストレスがかかる原因には，動作方法の理解および経験の不足，他の組織の機能不全などがあげられる．前者の場合，動作方法の指導と反復練習を行う．その

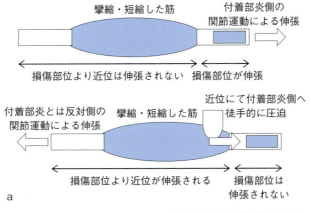
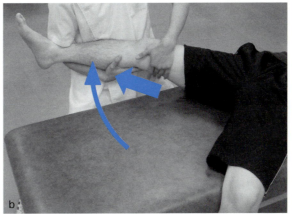

図35　筋付着部へのストレスを考慮したストレッチの理論と実際
a．理論．b．実際．
薄筋由来の鵞足炎の場合，仰臥位にて付着部の近位側に対して，付着部を緩める方向へ徒手操作を加えながら，膝関節軽度屈曲位での股関節外転運動にて薄筋を伸張する．

方法であれば症状が軽減されるという経験を患者にしてもらうことが行動変容のために重要である．後者の場合，拘縮治療や筋力回復，荷重位での筋力発揮練習を行う．荷重時の過剰な股関節内旋が，相対的な下腿外旋を惹起して鵞足炎になっている場合，股関節が内旋しないための筋力を評価し，原因となる筋の筋力回復運動を実施する．

2　浮腫への対処方法

a　浮腫の解釈

　一般的に浮腫とは，「組織を構成する諸細胞と動静脈・毛細血管やリンパ管といった脈管系，線維組織などの隙間（いわゆる組織間隙）を満たしている組織間液が異常に増加している状態」と定義されている．足は最も下方に位置するため，外傷後や手術後には，3か月から場合によっては1年以上も浮腫が残ることがある[54]．浮腫が残存すると動脈や静脈，リンパ管の流れを低下させ創傷の治癒や骨癒合を遅らせるだけではなく，長期化すると線維性結合組織の増殖により硬化し，関節拘縮などの原因となるため，早期からの対応

表2 浮腫の分類

全身性	・心疾患 ・腎疾患（腎不全，ネフローゼ症候群） ・肝疾患（肝硬変） ・内分泌疾患（甲状腺機能低下症，クッシング症候群，月経前緊張症） ・栄養障害（栄養摂取減少，たんぱく漏出性胃腸症，吸収不良症候群，悪液質） ・薬剤性（非ステロイド性抗炎症薬，タキサン系抗癌薬など）
局所性	・外傷性浮腫 ・炎症性浮腫 ・リンパ浮腫 ・慢性静脈機能不全症（深部静脈血栓症，静脈瘤，静脈弁機能不全など） ・肩手症候群

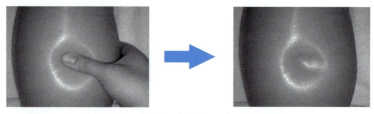

図36 圧痕テスト

〈判定方法〉
陰性（−）：圧痕なし，陽性（＋）：圧痕ありとして評価する。
圧痕が残る pitting edema（圧痕性浮腫）
圧痕が残らない non-pitting edema（非圧痕性浮腫）
※長期化した浮腫では，圧痕が残らない非圧痕性浮腫をきたす場合がある。

が求められる。

b 浮腫の分類

浮腫は，何らかの疾患によって生じる全身性浮腫と静脈やリンパ管の障害や局所の炎症で生じる局所性浮腫に大別される。打撲や捻挫，骨折などにより生じる浮腫は，外傷性浮腫と呼ばれ局所性浮腫に分類される（表2）。

c 浮腫の評価

浮腫の評価には，一般的に圧痕テストや周径計測が用いられる。

1）圧痕テスト（図36）

患肢を10秒ほど，押し圧痕を評価する。

2）周径

周径は，日内変動を認めるため，同一部位，同一姿勢，同一時間帯で測定する。

d 浮腫への効果的な介入方法

外傷性浮腫は，毛細血管の透過性が亢進し，浮腫部に発赤，熱感，疼痛を認めるため，急性期においては，冷却と安静が有効となる。一方で慢性期に認める浮腫は，廃用性浮腫

の要素を含むため，圧迫療法など積極的な介入により改善を目ざす。このように，浮腫は臨床上，多くみられる症状の1つだが，発症の時期や原因により，その対応は多様であるため，臨床症状を見極め適切な時期に適切な対応を行うことが重要である。

1）急性期

急性期は，RICE 療法（rest, icing, compression, elevation）に代表されるように炎症を防ぐことで浮腫を予防することが重要である。また，骨や筋にアプローチするためにも早期に表層組織に認める浮腫へ対処することが大切である。

① 具体的介入方法

・冷却

冷却により血管が収縮し局所の血流が減少するとともに毛細血管透過性の低下を生じることで，毛細血管から細胞間質組織への体液の移動を妨げ，腫脹や浮腫を予防する。介入方法としては，アイスパッドなどを用いて，術部や損傷部を中心に腫脹や熱感のある部位を中心に術直後から行い，腫脹・疼痛・熱感が軽減するまで行う[55]。

・圧迫療法

外傷や手術などの刺激が加わると細胞が侵襲され，それに伴いヒスタミンやブラジキニンなどの物質が放出し，血管透過性が亢進することで組織が腫脹し浮腫が生じる。急性期において腫脹や浮腫は，皮膚への伸張ストレスを増大させ疼痛や運動制限を助長させる。これにより，局所の血流が低下し，発痛物質が除去されずさらに腫脹や浮腫が生じるといった悪循環に陥る可能性がある。そのため，弾性包帯で患肢を圧迫することで，腫脹の増悪を防ぎ浮腫を予防する。急性期の場合は，血行障害を起こしやすいため，緩めの圧迫を行う。

2）慢性期

長期化した浮腫は，関節可動域制限などの運動障害を招くため，症状が重症化する前に適切な対応を行うことが重要となる。

① 具体的介入方法

・用手的リンパドレナージ（manual lymph drainage：MLD）

MLD は，ゆっくりとやわらかいタッチで皮膚を動かす手技であり，その目的は皮膚全体の柔軟性を取り戻しリンパ還流を促通し，正常に機能したリンパ系に誘導すること[56]である。MLD は，動脈の血流を促進させることなくリンパ還流を促進させるため，外傷や手術後などの炎症期にも適応となり，早期から腫脹や浮腫にアプローチすることも可能である。

・圧迫療法

圧迫療法は，浮腫を軽減させる効果が高く有効な手段の1つである。慢性期の浮腫に対しては，弾性包帯による多層包帯法があげられる（図37）。多層包帯法では，弾性包帯を多重層に患肢に巻き上げることで患肢を外部から圧迫し間質組織圧を高め，組織間液やリンパの再貯留を防ぐ効果がある。圧迫療法における圧バランスはラプラスの法則に基づき段階的に調整する。ラプラスの法則によれば，同じ圧でも，半径の大きいところでは圧迫力が弱く，半径の小さいところでは圧迫力は強くなる（図38）[57]。

・圧迫下での運動

圧迫下の運動は，直接的な圧迫によりうっ滞している浮腫を軽減させるとともに，運動

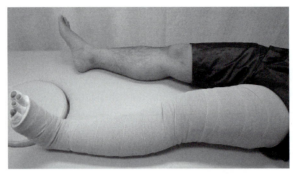

図37　多層包帯法による下肢圧迫療法

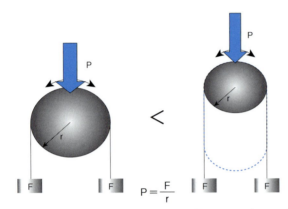

$P = \dfrac{F}{r}$

Fが同じならば分母のrが小さいほどP（患部にかかる力）は大きくなる

図38　ラプラスの法則
〔吉澤いづみ：3．圧迫療法．安保雅博，他（編著）：上肢リンパ浮腫のリハビリテーション．p60，三輪書店，2011より〕

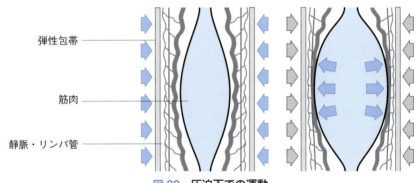

図39　圧迫下での運動
圧迫下で運動をすると，筋ポンプが効率的に働く．
〔吉澤いづみ：4．圧迫下での運動．安保雅博，他（編著）：上肢リンパ浮腫のリハビリテーション．p93，三輪書店，2011より〕

療法を行うことで筋ポンプを効率的に働かせ，静脈・リンパ還流を促進させる（図39）[57]。

• 圧迫療法が静脈・リンパ還流を促進する効果

　外部の圧迫により皮下の間質液の貯留を抑制し，重力の影響を改善し浮腫増悪を防ぐ。また，安静時には患肢に一定の低い圧迫を持続的に与え，運動時では筋収縮に対して高い圧迫を加え，静脈やリンパ管の運動を促進する。多層包帯法では，巻きかたを調整することにより，症状に合わせた対応が可能であることも特徴の1つである。

- 圧迫療法の一般的禁忌
  ①感染症による急性炎症
  ②心性浮腫
  ③急性期の深部静脈血栓症
  ④動脈血行障害

3 筋攣縮，癒着，短縮組織への対処方法

a 筋攣縮の病態と治療

1）病態と治療方針

当該筋または関節周囲への侵害刺激に対して反射性収縮が持続的に生じている状態である。循環障害を伴うことが多く[58]，圧痛を認めるのが特徴である。また，起始と停止を近づけても緊張亢進による硬さを触知できる点が短縮とは異なる。

筋攣縮は神経筋反射性の病態であり，リラクゼーションが選択される。当該筋自体が筋攣縮の原因であれば，リラクゼーション手技にて弛緩する。当該筋が原因ではなく，関節周囲由来の疼痛の結果であれば，当該筋への手技のみでは弛緩せず，疼痛の原因追究と病態に応じた対処とが必要である。この判断のためには，所見を得ることに加え，目的の筋へのリラクゼーション手技を確実に施行できる技術が求められる。

2）治療の実際

① 反復性等尺性収縮によるリラクゼーションとその理論的背景

攣縮筋を可動域限界の手前まで伸張した位置から，筋の起始と停止が最短距離で最大限近づくところまで収縮させる。このとき，伸張位にてごく軽い抵抗をかけて1～2秒間の等尺性収縮とし，その後は，最終域まで自動運動または自動介助運動とする。筋が伸張した位置での等尺性収縮とすることで，Ⅰb抑制によるリラクゼーション効果が期待できる。筋と直列に接続するゴルジ腱器官への張力によりⅠb線維を介して当該筋が弛緩する[59]。筋を伸張せずに実施する場合，ゴルジ腱器官に張力を加えるには高負荷の収縮が必要となり，機能障害の関節には適さない。伸張位からの実施では，筋と腱を足した長さは変化がなく，筋のみが短くなるため，両端の腱に張力が加わる。

攣縮筋は，筋内圧が高く，循環障害が生じている。血液は酸性に傾き，発痛物質や疲労物質が発生する[60]。筋を伸張した位置から最終域まで十分に収縮させ，その後に弛緩，伸張と収縮を反復することで筋内の循環が改善し，発痛物質の除去効果が期待できる。

② 大腿四頭筋（広筋群）における手技の実際

膝関節屈曲90°以下では端座位，90°以上では仰臥位とし，防御収縮を生じない範囲の屈曲位とする。この位置から，自動にて伸展運動を行う。運動開始時は，患者の自覚で1～2割程度の筋力にて等尺性収縮を約1秒間行い，その後は伸展最終域まで自動介助運動とする。屈曲角度を確認しながら，可動域が改善するまで繰り返す。筋の短縮や癒着を伴う場合は，リラクゼーションのみでは改善しないため，ストレッチや滑走運動を追加する。

筋の線維方向は，1つの筋であっても部位によって異なるため，目的とする筋線維が選択的に収縮するように運動開始時の伸張，下腿と重力との関係，抵抗の方向などを調節す

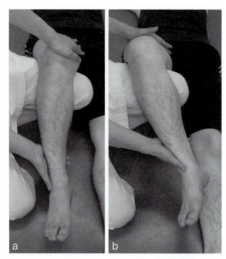

図40　目的とする筋への反復性等尺性収縮のための工夫
a. 膝蓋骨操作。b. 下腿にかかる重力方向の考慮。
写真は内側広筋の収縮を引き出すための徒手操作を示している。線維方向に沿って膝蓋骨を外下方へ引き下げた位置を開始肢位とすることで，同筋を伸張した位置にする。股関節を外旋位とすることで，同筋が最も上面になるように調整すると，重力による下腿の落下方向と支える筋の走行とが一致するため，相対的に強く働かせることができる。

る。運動開始時の伸張は，目的とする筋の線維方向へ膝蓋骨を引き下げることで可能になる（図40a）。股関節の内外旋角度にて，目的とする筋が最も上面になるように調整すると，重力による下腿の落下方向と支える筋の走行とが一致するため，目的とする筋を相対的に強く働かせることができる（図40b）。運動中に大腿後面への抵抗にて，股関節伸展方向に軽く力を入れながら行うと，相反抑制にて大腿直筋の活動を抑えた状態で広筋群を収縮させることが可能となる。

b 癒着の病態と治療
1）病態と治療方針
　皮膚，筋，腱，靱帯，神経などの各軟部組織は，伸張と滑走によって関節運動に対応している。遠位方向だけでなく，横方向への滑走や組織自体の変形などが起こる。癒着は，2つの組織間が膠原線維によって結合し，滑走障害が生じている状態である。
　筋自体や筋との連続性がある組織では，低負荷の筋収縮による近位方向への滑走と伸張による遠位方向への滑走とを数多く反復する。2つの組織間を剝離するために，それぞれ異なる方向に徒手的に滑走させることが有効である。
2）治療の実際
　内側膝蓋支帯を例にあげて説明する。内側膝蓋支帯は，対側からの広筋支帯，内側広筋斜走線維からの縦走線維，横走線維である膝蓋大腿靱帯，関節包による層構造である。内側広筋の収縮力を伝達して動的支持ができるほどの強靱さに加え，膝関節の屈曲全可動域にわたって滑走ができるのが特徴である（図41）。治療としては，大内転筋より起始する内側広筋斜走線維の収縮（図42a），膝蓋骨内側上部が脛骨粗面から離れる方向への他動

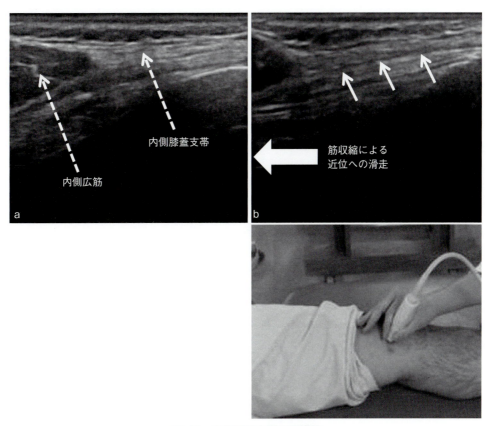

図41　内側膝蓋支帯の層構造

aは，内側広筋斜走線維から膝蓋支帯へ移行する部位を長軸にて撮影した超音波エコー画像である。内側膝蓋支帯は，内側広筋斜走線維からの縦走線維を含む膜組織が重なった層構造であることがわかる。bのごとく，内側広筋を収縮させると，層間に水分を示す低エコー像が鮮明となり，各層間での滑走が起こっていることが示されている。

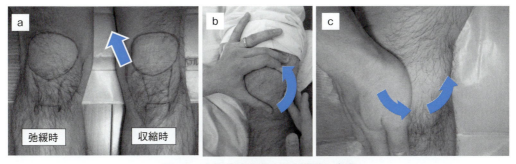

図42　内側膝蓋支帯の滑走運動の実際

a. 内側広筋斜走線維の収縮。b. 膝蓋骨の他動的回旋操作。c. 膝蓋骨内側の他動的浮き上がり操作。

aは，内側広筋斜走線維の収縮による膝蓋支帯の変化を示している。最終域まで伸展することで，膝蓋支帯を近位方向へ滑走させる。その結果，膝蓋支帯や膝蓋下脂肪体による膨隆を観察することができる。bは膝蓋骨内側上部が脛骨粗面から離れる方向への他動的な回旋運動。cは膝蓋骨内側の浮き上がり操作を示し，それぞれ縦走線維，横走線維の伸張および滑走を起こしている。

的な回旋運動(図42b),膝蓋骨内側の浮き上がり操作(図42c)などが有効である.また,膝関節屈曲時に内側側副靱帯(MCL)の後方移動を許容するだけの横方向への滑走が必要であり,癒着によりこの動きが妨げられ,同靱帯由来の疼痛が生じる[61].内側広筋斜走線維の収縮と伸張の後,内側膝蓋支帯を徒手的に後方移動させながら膝関節屈曲運動を行う.

C 短縮の病態と治療

1) 病態と治療方針

軟部組織の伸張性が低下した状態である.膠原線維の配列が粗から密になれば組織の伸張性が低下する.筋では,非収縮要素である筋膜の伸張性低下,筋節の数の減少による長さ不足が起こっている[62].

短縮に対しては徒手や関節運動によるストレッチを行う.筋と連続する組織では,筋収縮によって伸張する方法もある.筋節の数の減少に対しては,筋節が産生される筋腱移行部への伸張刺激が必要となる.

2) 治療の実際

① 正常な運動軌跡内で行うストレッチ

短縮している組織の起始と停止とを離す方向に関節を動かす.しかし,関節周囲の軟部組織が短縮した状態で可動域制限が起こる角度まで関節を動かすと,短縮した組織が直線化しようとする力によって遠位側の関節面は反対側に押し出され,インピンジメントを起こす.たとえば,広筋群が短縮している場合,制限域にて脛骨関節面が後方に押し出され,膝窩にてインピンジメントを起こし,同部位に疼痛を訴える.インピンジメントを避け,短縮した筋のみを選択的に伸張するには,関節の形状に合った曲線的な操作を用いる必要がある.

② 外側広筋斜走線維

外側広筋斜走線維は,腸脛靱帯より起始し,外側膝蓋支帯に移行する.短縮により膝関節屈曲時の伸張と後方への滑走が妨げられ,腸脛靱帯の後方移動も制限される.同筋に直接的な伸張を加えながら膝関節屈曲運動を行う(図43a).直接的伸張を加えている指に

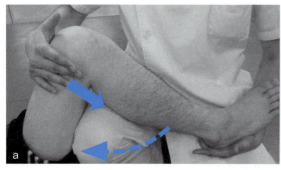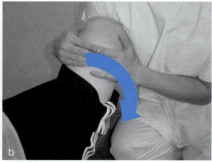

図43 外側広筋斜走線維のストレッチ
a. 直接的伸張と関節運動との組み合わせによるストレッチ.b. 外側広筋における前後方向へのストレッチ.
aは,外側広筋への直接的伸張と屈曲運動との組み合わせによるストレッチを示す.外側広筋が緊張するところまでの屈曲とする.bは,外側広筋の前後方向への伸張を回復する手技を示す.外側広筋を包むように把持し,大腿骨長軸回りで後外側へ移動させている.

対し，さらなる伸張による硬さの増加が触知できるところまでの屈曲とすることで，正常な運動軌跡の範囲内で実施できる．これを反復し，徐々に屈曲角度を増していく．屈曲制限時，別の制限因子が最初に緊張するようになれば，その組織を治療対象にして同様の手技を行う．外側広筋の前後方向への伸張手技も有効である（図43b）．外側広筋を包むように把持し，大腿骨長軸回りで後外側へ移動させる．

③ 膝蓋下脂肪体

　膝蓋下脂肪体は，滑膜に覆われた脂肪組織であり，膝蓋靱帯の裏側に存在する[63, 64]．上方部は，大腿骨顆間窩から伸びる膝蓋下滑膜ひだと膝蓋骨下極の両側から伸びる翼状ひだとによって吊り下げられている（図44）．滑膜ひだは膜様の組織で，薄く柔軟性に富んでいる[65]．柔軟性の低下により，膝関節屈曲制限の原因となる．膝蓋靱帯の深部での内外側方向への伸張，膝関節軽度屈曲位からの素早い自動伸展運動における膝蓋靱帯の浮き上がりと両側の緊張，膝蓋骨上部を深部に押した際の下部の浮き上がり，遠位への膝蓋骨の引き下げ操作，膝蓋骨底を中心とした膝蓋骨の回旋操作，正常な膝関節屈曲運動を用いた外側部の伸張などを行う（図45）．これらは伸展位だけでなく，屈曲位でも実施する．

④ 自動介助での屈伸反復の自主練習

　広筋群およびハムストリングスの収縮と伸張を反復しながら屈伸可動域を維持，改善する方法である．長座位にて，すべりやすく加工した板を患肢の下に敷き，踵と板の間にタオルを敷く．この状態から膝関節を自動にて伸展し，タオルを殿部からできるだけ遠ざける（図46a）．同期して足関節を背屈して踵を遠くに押し出すと広筋群の収縮が得られやすい．伸展最終域において，患者自身の手で大腿遠位部を前方から後方に押して伸展してもらう．このとき，踵をタオルから浮かしてしまうと，下肢の重量を股関節屈筋かつ膝関節伸筋で支えることになり，大腿直筋が強く働き，広筋群の収縮も得られにくい．次に，膝関節を自動にて屈曲し，タオルを殿部に引き寄せる（図46b）．屈曲最終域において，

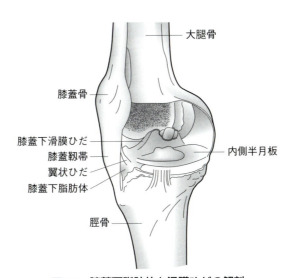

図44　膝蓋下脂肪体と滑膜ひだの解剖
膝蓋下脂肪体は，滑膜に覆われた脂肪組織であり，膝蓋靱帯の裏側に存在する．上方部は，大腿骨顆間窩から伸びる膝蓋下滑膜ひだと膝蓋骨下極の両側から伸びる翼状ひだとによって吊り下げられている．

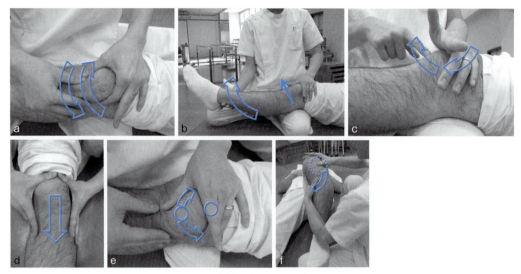

図45 膝蓋下脂肪体の柔軟性改善
a. 横方向への柔軟性回復操作。b. 膝関節軽度屈曲位からの素早い自動伸展運動。c. 膝蓋骨下部の浮き上がり操作。d. 遠位への膝蓋骨の引き下げ操作。e. 膝蓋骨上部を中心とした回旋操作。f. 正常な膝関節屈曲運動による外側部の伸張。
膝蓋下脂肪体の柔軟性を回復するための各手技を示す。膝蓋靱帯の深層部分だけでなく，膝蓋骨下極の深層部分への治療が必要である。

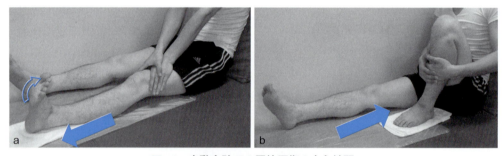

図46 自動介助での屈伸反復の自主練習
a. 膝関節伸展時。b. 膝関節屈曲時。

患者自身の手で脛骨骨幹部を押して屈曲してもらう。このとき，踵をタオルから浮かしてしまうと，下肢の重量を股関節屈筋かつ膝関節伸筋で支えながら屈曲する，すなわち大腿四頭筋の遠心性収縮となるため屈曲には不利となる。

4 extension lag への対処方法

a extension lag とは

膝関節伸展運動における自動可動域と他動可動域との差を extension lag という[66]。自動伸展の際に，最終域に近づくにつれて徐々に筋力が発揮できなくなるのではなく，中間域での筋力は比較的保たれ，伸展最終域のみで極端な出力不足を起こす点が筋力低下とは異なる。extension lag の症例は，歩行の立脚中期において膝関節伸展位での支持ができず，膝折れへの不安から，骨盤前傾かつ患側への回旋位，過伸展位にてロッキングしてい

ることが多い。また，健側からの階段降段時に患側の大腿四頭筋の遠心性収縮ができず，転倒の危険がある。

b extension lag の原因と治療方針

　extension lag の症例は，健常者と比べて，膝関節自動伸展時に広筋群の収縮が得られず，特に内側広筋斜走線維の萎縮が観察される。extension lag の原因は諸説あるが，①関節水腫や疼痛による反射性抑制[67]，②膝関節伸展機構と周囲との癒着[68]，が主な原因と考えられる。原因に対する問題解決を図りつつ，伸展最終域での収縮を促し，さらに立位や歩行，階段昇降などの動作にて支持練習を行うことが extension lag への対処方法となる。

c 原因に対する解決方法

1）関節水腫や疼痛による反射性抑制の特徴と対処方法

　関節水腫が存在すると，内側広筋をはじめとする広筋群に反射性抑制が起こるとされている。10～20 mL の水腫または血腫で内側広筋の収縮が得られにくくなり，外側広筋や中間広筋は，さらに多くの量が貯留した場合に反射性抑制が起こる[67]。関節水腫は，大腿遠位および下腿近位の前面を膝蓋骨中心に向かって圧迫したときの膝蓋骨の浮遊感を確認することで判断できる。関節水腫は，滑膜炎や痛風などの関節の炎症性疾患の存在を示唆しており，医師による対処が必要となる。また，関節内骨折や靱帯損傷の場合は関節内血腫になることがあり，超音波画像診断装置にて確認できる(図 47)。多くは安静にて改善するが，場合によっては穿刺が必要になる。

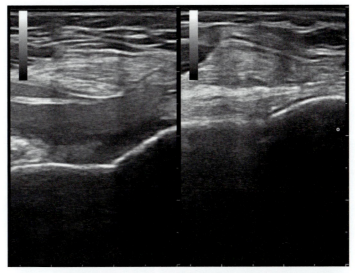

図 47　脛骨近位端骨折後の膝関節伸展不全症例の膝関節内血腫
脛骨近位端骨折(保存療法，受傷 2 週間後)症例の膝蓋上嚢部を，短軸にて撮影した(右は健側)。患側(左)では，関節水腫を示唆する無エコー像ではなく，血腫を疑わせる低エコー像が認められ，表層から大腿骨までの距離が延長していた。明らかな拘縮を認めないものの，20°の extension lag を認めた。その後，血腫の改善とともに extension lag は改善した。

膝関節伸展機構の損傷や炎症に起因する疼痛による extension lag の場合，他動での屈曲が，鋭い疼痛を伴う防御収縮によって制限され，大腿四頭筋の収縮にて下腿の重量を支えようとすると疼痛が出現する．局所安静を図り，損傷部位の修復を促すことが病態に合った治療となる（対処方法は，「D-1. 損傷および炎症組織への対応方法」参照⇒147頁）．

2）膝関節伸展機構と周囲との癒着

膝関節伸展機構と周囲との癒着が存在すると，筋収縮力が伝達できず，extension lag が起こる．多くの場合，癒着による屈曲可動域制限を伴う（対処方法は，「D-3. 筋攣縮，癒着，短縮組織への対処方法」参照⇒155頁）．

d 大腿四頭筋の収縮不全に対する具体的治療方法

1）伸展最終域での収縮練習

原因に対する治療とともに，症例ごとに設定した伸展角度にて広筋群の収縮練習を行う．膝蓋骨を遠位に引き下げることで広筋群の収縮効率を高めた状態から収縮してもらい，介助下で数秒間の伸展位保持を反復する（図48a）．自動伸展できない範囲での保持練習を介助下にて行い，これまで収縮が得られていない線維群の収縮を促す．下腿の重さを介助すれば収縮が得られる角度に設定することがポイントである（図48b）．自動伸展できない範囲が広いうちから完全伸展位に近い角度に設定すると，その患者にとって難易度が高すぎる課題となり効果が得られない．たとえば，他動伸展0°，自動伸展−20°，膝蓋骨を引き下げた状態で下腿を介助して伸展−10°より伸展位では収縮が得られない場合，練習として適切な伸展角度は−15〜−10°付近である．収縮にて膝蓋骨が近位に移動すれば，設定角度が適切であると判断できる．収縮が全く得られず，膝蓋骨が遠位に下

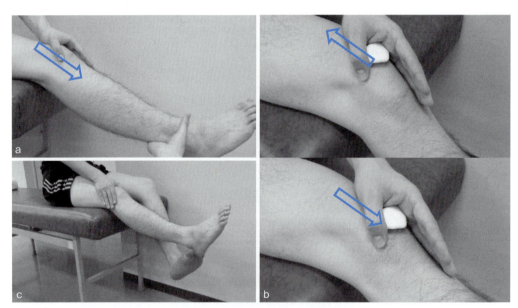

図48 伸展最終域での収縮練習
a. 収縮効率を高めるための膝蓋骨引き下げ操作．b. 収縮練習に適した膝関節伸展角度の設定．c. 自主練習の実際．
下腿の重さを介助すれば収縮が得られる角度に設定することがポイントである．収縮が得られない角度に設定すると，効果が得られない．収縮による膝蓋骨の上方移動がみられることを確認する．

がったまま動かなければ，角度設定が不適切であると判断する．このとき，膝関節伸展位保持が，代償運動にて達成されていないか確認する．この収縮練習は，セラピストの介助下での実施も可能であるが，収縮練習に適した角度の設定方法と収縮状態の確認方法とを十分に指導した後，端座位にて反対側下肢の介助下での自主練習とする方法もある（図48c）．健側の足の母指と示指で患側のアキレス腱を挟んで自己介助とすると，下腿を落とす危険性が低い．

2）動作における支持練習

　端座位などで伸展最終域での収縮練習を行った後，歩行の立脚中期を意識した支持練習を行う．この練習で，立位での収縮を促し，荷重位における支持機能の獲得を図る．立位にて患側を1歩前に出した位置を開始肢位とし，健側下肢から患側下肢上に重心を移動する．このとき，膝蓋骨を徒手にて遠位に引き下げ，広筋群の収縮が起こっている状態で体重支持が行われていることを確認する（図49）．重心位置は，上半身重心（第7～9胸椎レベル）と下半身重心（大腿の中央1/2～近位2/3の間）との2点の中点を重心位置とする（図50a）[69]．患側下肢への重心移動の際に，骨盤のみが前方へ移動して上半身が後方に残ることや，反対に，上半身のみが前方へ移動して骨盤が後方に残ること（図50b）がないように，骨盤上に体幹，体幹上に頭部を配列する．筆者は，上半身重心に近い剣状突起と重心位置に近い臍部を結ぶ線の床への延長線が，患側足部内側縁よりも外側に落ちることを確認している（図50c）．この練習のポイントは，患側下肢の筋活動での支持が要求されるアライメントを保ちつつ上肢や健側下肢での支持を段階的に減らすこと，静的支持ができてから動的支持へと進めることである．ここでも，難易度の低い課題から始めて，徐々に高度な課題へと進めることが大切である．重心が患側下肢に載っていない状態や広筋群の収縮が得られていない状態で，筋力やバランスの許容範囲を超えた難易度の高い練習を

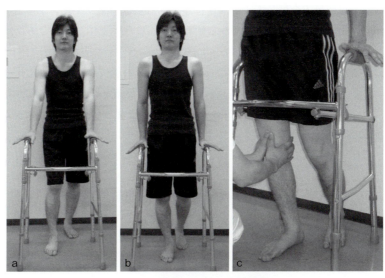

図49　動作における支持練習
立位にて患側を1歩前に出した位置を開始肢位とし（a），健側下肢から患側下肢上に重心を移動する（b）．膝蓋骨を徒手にて引き下げ，広筋群の収縮が起こっている状態で体重支持が行われていることを確認する（c）．この練習で，立位での収縮を促し，荷重位における支持機能の獲得を図る．

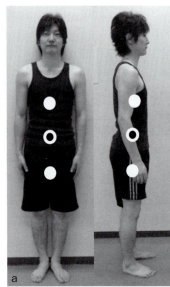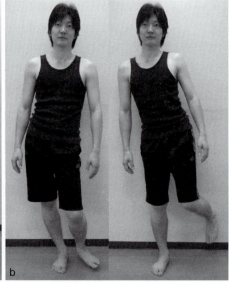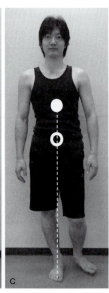

図50　重心位置の確認方法と適正なアライメント
a．重心位置。b．筋活動による姿勢制御にて重心移動ができていない例。c．適正なアライメントの例。

行うと，膝関節過伸展位でのロッキングや代償運動での動作を獲得してしまい，extension lagの改善が動作に結びつかない．全体重負荷が許可されていたとしても，現時点で可能な荷重量を大幅に超えると代償運動が出現する．

　具体的練習方法を紹介する（図51）．①前述の荷重位を両手支持および患側足尖をつけた状態で静止する練習を行う．②前方への重心移動は両手で支持しながら行い，荷重位にて患側の手を手すりから離した状態で静止する練習を行う．③②をすべて片手支持にて行う．④患側足尖を離して①〜③を行う．⑤荷重位のアライメントを崩さずに健側下肢を1歩前に出す．これを両手支持から始め，徐々に片手支持，可能であれば手すりなしにて練習する．

　平地歩行にて広筋群の収縮による体重支持が可能になったら，健側からの降段練習を開始する．高さ5cm以内の低い台の上に立ち，健側下肢をゆっくりと台の下に1歩踏み出し，その後に台上に戻す（図52）．この動作も，患側広筋群の遠心性収縮が得られている状態で課題の難易度を徐々に上げていく．はじめは低い台にて，両側の手すりを把持しながら行い，降段練習中に膝折れが起こらないことを確認できたら，徐々に手すりへの依存を減らし，用いる台を1〜2cm単位で高くしていく．練習用の階段の段差分の高さから可能になったら1足1段での階段の降段練習を許可する．日常生活において，膝折れなく可能な高さまでの階段昇降を1足1段にて実施してもらう．

D. 治療方法とそのポイント 165

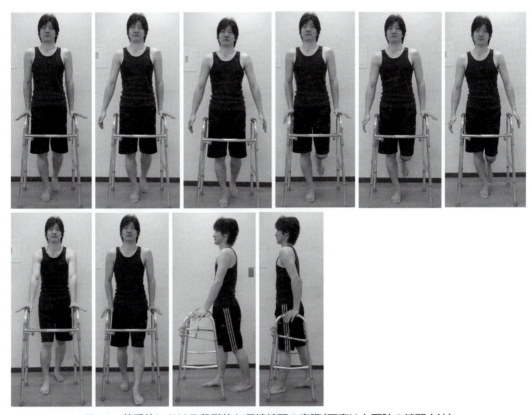

図51　荷重位における段階的な収縮練習の実際（写真は右下肢の練習方法）
難易度の低い課題から始め，徐々に難易度の高い課題へと進めていく．上肢の支え，反対側の支持面を減らせば難易度が上がる．また，静止した姿勢の保持よりは，反対側下肢の振り出しの動きを加えたほうが難易度が高い．筋活動で制御されているアライメントを保持しながら実施する．

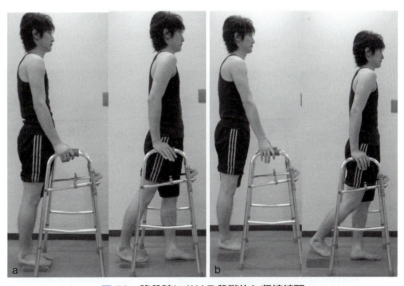

図52　降段時における段階的な収縮練習
患側広筋群の遠心性収縮が得られている状態で課題の難易度を徐々に上げていく．はじめは低い台にて，両側の手すりを把持しながら行い（a），降段練習中に膝折れが起こらないことを確認できたら，徐々に手すりへの依存を減らし，用いる台を1〜2cm単位で高くしていく（b）．

E ケーススタディ

1 骨化性筋炎を起こした大腿骨骨幹部骨折後の症例

症例：10 歳代，男性，学生
診断名：左大腿骨骨幹部開放骨折，骨化性筋炎
現病歴：交通事故により受傷した。同日に開放部の洗浄と縫合が行われた。診断受傷1週後に髄内釘による骨接合術が施行され，翌日より理学療法を開始した。術後2週経過時に，骨化性筋炎と診断され(図53，「B-1. 大腿骨骨幹部骨折」参照⇒127頁)，膝関節屈曲可動域運動は中止された。
リハ依頼内容：膝蓋骨周辺の柔軟性を維持し，骨化性筋炎の改善とともに屈曲可動域運動を再開すること。

術後2週経過時のPT評価：
- 主訴：大腿部の運動時痛および歩行困難。
- 単純X線所見(図53)：横骨折を認め，その前外側部に異所性骨化像が認められた。
- 視診：大腿中央1/2〜近位1/3の著明な腫脹が認められた。自力での下肢挙上は困難であった。内側広筋斜走線維および外側広筋斜走線維の萎縮が著明であった。
- 関節可動域(ROM)：膝関節；屈曲60°，伸展0°。屈曲時の制限は，抵抗感より先に出現する耐えがたい運動時痛によって起こる。疼痛の部位は大腿中央前外側であった。
- 徒手筋力検査(MMT)：膝関節；伸展1レベル。大腿四頭筋セッティングを，大腿骨長軸方向および外側広筋の線維方向に一致させて実施すると疼痛が出現し，収縮は得られない。内側広筋の線維方向に一致させ

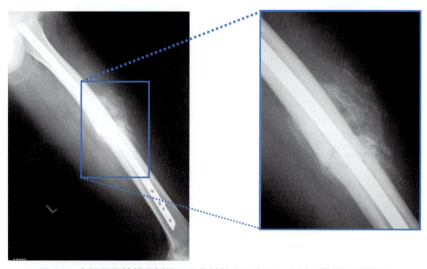

図53 大腿骨骨幹部骨折後に骨化性筋炎を生じた症例の単純X線所見
大腿骨幹中央部に横骨折を認め，その前外側部に異所性骨化像が認められた。

て実施すると疼痛がなく，わずかながら収縮が得られる．
- 圧痛：大腿中央前外側部で，異所性骨化による突出部に一致している．
- その他：健側との比較により，膝蓋骨周辺皮膚の滑走，膝蓋脛骨靱帯・膝蓋大腿靱帯の伸張性，膝蓋下脂肪体の柔軟性，内・外側膝蓋支帯の滑走性，大腿骨前脂肪体を含む膝蓋上嚢の柔軟性・滑走性，内・外側広筋斜走線維の前後への滑走の低下を認めた．

Thinking Point !!
❶ 骨化性筋炎後の膝関節屈曲制限にかかわる各組織の病態解釈
❷ 骨化性筋炎の症状出現期間における膝関節屈曲可動域の治療方針
❸ 骨化性筋炎の症状改善後における膝関節屈曲可動域の治療方針

---

a Thinking Point の解釈

1) 骨化性筋炎後の膝関節屈曲制限にかかわる各組織の病態解釈

圧痛，腫脹部位，収縮時の疼痛部位，制限の出かた，疼痛部位などの所見より，外側広筋，中間広筋は強い炎症状態にあり，屈曲制限因子となっていると推察した．また，健側と比較して得られた所見より，伸展機構のその他の組織は，癒着や短縮を起こしていることが示唆された．

2) 骨化性筋炎の症状出現期間における膝関節屈曲可動域の治療方針

炎症部位の局所安静と他の組織の伸張性および滑走性の改善を図った．異所性骨化と炎症に対して，医師による薬物療法が行われ，理学療法士（PT）は中間広筋や外側広筋に収縮を起こさない動作方法を指導した．また，癒着および短縮と推察した軟部組織については，膝関節屈曲運動を行わずに，直接的な伸張・滑走手技を実施した．

3) 骨化性筋炎の症状改善後における膝関節屈曲可動域の治療方針

術後8週経過時に膝関節屈曲可動域運動の再開の指示があった．屈曲制限時に，疼痛よりも先に短縮や癒着による抵抗感が出現することを確認した．炎症による制限ではないことを確認したうえで，屈曲運動を再開するためである．その時点で大腿前外側の骨突出は残存しており，膝関節屈曲は60°であった．外側広筋に徒手的な伸張を加えつつ屈曲すると可動域が減少するという所見があり，これが制限因子であると判断して，遠位から順に伸張および滑走を促した．異所性骨化部が原因で制限されているのであれば，自動および他動での屈曲だけでなく，自動での伸展運動時にも強い疼痛が生じるはずである．しかし，そのような所見はなく，可動域，筋力ともに改善できると判断した．屈曲制限の改善とともに，extension lag の改善にも取り組んだ．

b Thinking Point を考慮しアプローチした結果

通院手段の事情により，週1〜2回の実施であったが，術後150日の時点で膝関節屈曲155°，extension lag がない状態まで改善し，当院での理学療法を終了した．杖なし歩行および1足1段での階段昇降は自立したが，正座は大腿前外側部の伸張痛を伴う．

2 膝蓋骨骨折に対して tension band wiring 法での骨接合術を施行した症例

症例：60 歳代，女性，主婦
診断名：右膝蓋骨骨折
現病歴：交通事故により受傷した。受傷 5 日目に tension band wiring 法での骨接合術が施行され（図 54），翌日より理学療法を開始した。
リハ依頼内容：術後早期より膝関節屈曲可動域運動を行い，術後 2 週はニーブレース装着下で膝関節完全伸展位での全荷重歩行を練習すること。仮骨形成とともに伸展筋力回復運動を開始する。

理学療法開始時の PT 評価：

- 主訴：膝関節前面の屈曲運動時痛，歩行困難。
- 単純 X 線所見（図 54）：受傷時には横骨折に加え，下極付近で一部粉砕骨折を認める。上下の骨片間は離れている。
- 視診：膝蓋骨周辺の著明な腫脹が認められた。ニーブレース装着下で膝関節完全伸展位にて荷重したが，患側足部の支持面上に重心移動をすることが困難であった。膝蓋下から膝蓋骨の近位までの正中部に術創を認めた（図 55）。
- 関節可動域（ROM）：膝関節；屈曲 45°，伸展 −10°。屈曲時の制限は，抵抗感より先に出現する運動時痛によって起こる。疼痛の部位は膝蓋骨前面中央であった。術創周囲の皮膚を両側から寄せた状態で，抵抗運動にてハムストリングスの収縮を利用しながら屈曲すると 65° まで可能であった。
- 徒手筋力検査（MMT）：股関節屈曲および膝関節伸展筋力テストにおいて，自力での収縮が全く得られなかった。移動・移乗動作において，同筋群の筋力が要求されると膝関節周囲に疼痛が出現し，下肢の重量をセラピストが保持して動作を行うと疼痛はごく軽度であった。
- 圧痛：膝蓋骨周囲前面および膝蓋下脂肪体に認められた。

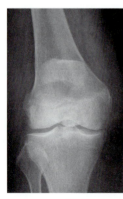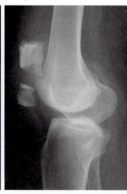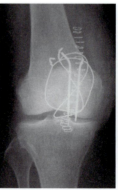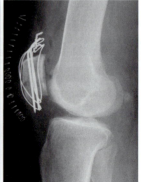

図 54　tension band wiring 法での骨接合術を施行した症例の単純 X 線所見

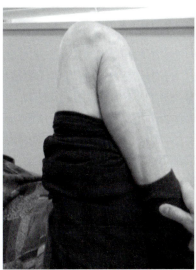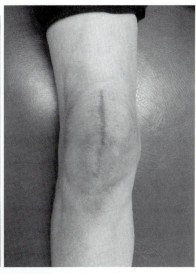

図55 終了時における膝関節屈曲と術創の状態

> **Thinking Point !!**
> ❶ 術後早期の膝関節屈曲の制限因子とその対処方法
> ❷ 時間経過による病態の変化とその対処方法
> ❸ extension lag の原因とその対処方法

a Thinking Point の解釈

1) 術後早期の膝関節屈曲の制限因子とその対処方法

　受傷時の単純X線像より，膝蓋骨の両側にある内・外側膝蓋支帯が損傷していると考えられた．また，手術侵襲が加わった皮膚，膝蓋上嚢，膝蓋下脂肪体が，屈曲の制限因子になりうると予測した．腫脹，制限の出かた，運動時痛の部位，屈曲可動域が増加する条件，圧痛などの所見より，術創周囲の皮膚への離開ストレスが屈曲時の疼痛を引き起こし，その時点で最も優先的に対処すべき制限因子になっていると推察した．端座位にて，術創周囲の皮膚を徒手的に寄せ，離開ストレスが加わらない状態で膝関節屈曲可動域運動を実施した．このとき，ハムストリングスの収縮を伴うことで，大腿四頭筋の緊張を抑制しながら実施した．そのほかに浮腫管理や患部外の予防的治療を実施した．

2) 時間経過による病態の変化とその対処方法

　術後2週経過した時点で，屈曲は115°であった．屈曲時に，疼痛よりも先に短縮や癒着による抵抗感が出現することを確認した．これは，屈曲の制限因子が，損傷による疼痛から癒着や短縮に変化したことを示唆している．屈曲時に術創周囲の皮膚，膝蓋下脂肪体，内・外側広筋斜走線維が緊張し，これらに対して徒手的にわずかな伸張を加えながら屈曲すると可動域が減少するという所見が得られるため，直接的な制限因子であると考えられた．介助量の多い自動介助運動にて広筋群の収縮練習を行い，徒手的治療にて膝蓋下脂肪体の柔軟性改善および皮膚の滑走性改善を実施した．膝蓋支帯については，tension band wiring を破損しないために，骨癒合が得られるまでは滑走性の評価や治療を行わなかった．

3) extension lag の原因とその対処方法

　術後4週経過時に，膝関節の完全屈曲が可能となったが，最終域にて内・外側膝蓋支帯遠位1/2部分の緊張が認められ，その近位部では遠位部よりも緊張増加の程度が少なかった。extension lag も10°認められたことから，膝蓋支帯での癒着が残存していると推察した。この部分の癒着除去が，屈曲最終域での疼痛軽減と extension lag の改善のために必要であると考えられた。骨折部に仮骨形成が認められたことを確認後，膝蓋骨操作での膝蓋支帯部の滑走性改善運動を追加した。術後6週からは，内・外側広筋斜走線維の積極的な収縮練習を実施した。代償運動に注意しながら，端座位での伸展位保持，立位での体重支持，健側からの降段時の体重支持の練習を行った。

b Thinking Point を考慮しアプローチした結果

　術後6週にて正座が可能となったが，extension lag は5°残存した。術後12週にて extension lag が5°残存したまま1足1段での階段昇降（段差15 cm）が可能となった。術後16週で extension lag は消失し，術後18週にて理学療法を終了した。

■ 引用文献

1) 坂井建雄，他（監訳）：プロメテウス解剖学アトラス　解剖学総論/運動器系，第2版．pp 366-372，医学書院，2011
2) 坂井建雄，他（監訳）：プロメテウス解剖学アトラス　解剖学総論/運動器系，第2版．pp 436-445，医学書院，2011
3) 坂井建雄，他（監訳）：プロメテウス解剖学アトラス　解剖学総論/運動器系，第2版．pp 477，479，501，医学書院，2011
4) 江玉睦明，他：大腿直筋の筋・腱膜構造の特徴—肉ばなれ発生部位との関連について．厚生連医誌 21：34-37，2012
5) 河上敬介，他：骨格筋の形と触察法，改訂第2版．pp 316-338，大峰閣，2013
6) 林　典雄：膝関節拘縮に対する運動療法の考え方—膝関節伸展機構との関連を中心に．Clin Phys Ther 8：1-11，2005
7) 林　典雄：運動療法のための運動器超音波機能解剖—拘縮治療との接点．pp 110-123，文光堂，2015
8) 工藤慎太郎（編）：運動療法の「なぜ？」がわかる超音波解剖．pp 143-145，158-161，医学書院，2014
9) 林　典雄，他：膝蓋骨拘縮の観点よりみた内側膝蓋支帯と膝関節包間の滑液包の存在意義について．理学療法学 25（学会特別号）：184，1998
10) 坂井建雄，他（監訳）：プロメテウス解剖学アトラス　解剖学総論/運動器系．pp 429-430，447，医学書院，2007
11) 工藤慎太郎（編）：運動器疾患の「なぜ？」がわかる臨床解剖学．pp 155-157，医学書院，2012
12) 林　典雄：運動療法のための機能解剖学的触診技術　下肢・体幹，改訂第2版．pp 205-211，222-226，メジカルビュー社，2012
13) 格谷義徳：深屈曲に対応する人工膝関節のインプラントデザイン—正常膝での深屈曲の解析を基に．整・災外 47：129-135，2004
14) 坂井建雄，他（監訳）：プロメテウス解剖学アトラス　解剖学総論/運動器系，第2版．p 412，医学書院，2011
15) 中川研二：膝蓋骨の位置異常．MB Orthop 6：13-21，1993
16) 冨士川恭輔，他：大腿膝蓋関節のバイオメカニクス．MB Orthop 6：1-11，1993
17) Kapandji AI（著），塩田悦仁（訳）：カパンジー機能解剖学 Ⅱ 下肢，原著第6版．pp 94-95，102-103，医歯薬出版，2010
18) 新津　守：膝蓋下ヒダと膝蓋下脂肪体．臨床画像 25：126-129，2009
19) 津村　弘：機能解剖とバイオメカニクス．内田淳正（監修）：標準整形外科学，第11版．pp 611-615，医学書院，2011
20) 糸満盛憲，他（日本語版編）：AO法骨折治療，第2版．pp 586-587，医学書院，2010
21) 大塚　誠：大腿骨骨幹部骨折に対する骨接合術．安田和則，他（編）：下肢の骨折・脱臼．OS NOW

Instruction No.3, pp 80-87, メジカルビュー社, 2007
22) 内田淳正(監修):標準整形外科学, 第11版. pp 267, 438-439, 医学書院, 2011
23) Wiss DA, et al : Fractures of the knee. Rockwood CA Jr., et al (eds) : Rockwood and Green's Fractures in Adults, 4th ed, Lippincott-Raven, 1996
24) 小野啓郎(監訳):図解 整形外科手術アプローチ. pp 130-137, 医学書院, 1990
25) 森 於菟:総説・骨学・靱帯学・筋学. 解剖学 第1巻, p 434, 金原出版, 1982
26) 林 典雄:運動療法のための機能解剖学的触診技術 下肢・体幹, 第2版. メジカルビュー社, 2012
27) 赤羽根良和, 他:鵞足炎におけるトリガー筋の鑑別検査. PTジャーナル 46:175-179, 2012
28) 黒坂昌弘:半月(半月板)損傷. 松野丈夫, 他(総編集):標準整形外科学, 第12版. pp 674-676, 医学書院, 2014
29) 沖田 実(編):関節可動域制限―病態の理解と治療の考え方, 第2版. 三輪書店, 2013
30) Cyriax J : Textbook of Orthopaedic Medicine, 1, Diagnosis of Soft Tissue Lesions. Bailliere Tindall, London, 1984
31) 武村啓住, 他:組織学的変化からみた関節可動域制限のとらえ方, 嶋田智明(編):関節可動制限 発展途上の理学療法―その考え方. 実践MOOK・理学療法プラクティス, pp 18-23, 文光堂, 2009
32) 武富由雄:拘縮の理学療法. 理学療法 16:88-90, 1999
33) 鳥巣岳彦, 他(総編集):標準整形外科学, 第9版. p 588, 医学書院, 2005
34) 横田敏勝:関節痛の病態生理. 理学療法 18:753-760, 2001
35) 水永弘司:正常人の膝関節内圧に関する研究. 岡山大学学位論文要旨第15号:p 87, 1975
36) 国中優治:機能解剖学からみた理学療法の展開. 理学療法京都 38:15-22, 2009
37) 国中優治:機能解剖学的に捉えた膝関節の運動学. 理学療法 24:733-743, 2007
38) 林 典雄:そのエクササイズは正しいか?機能解剖に基づく評価と運動療法―とくに膝の疾患について. スポーツメディスン 115:4-10, 2009
39) 石田泰男, 他:変形性膝関節症の下肢アライメントの検討―膝と足部の関係について. 理学療法学 21:472, 1994
40) 松本秀男, 他:膝関節拘縮に対する授動術について. 別冊整形外科 No.22, pp 198-202, 南江堂, 1992
41) 林 典雄:運動療法のための機能解剖学的触診技術 下肢・体幹, 改訂第2版. pp 198-204, メジカルビュー社, 2012
42) 整形外科リハビリテーション学会(編):関節機能解剖学に基づく整形外科運動療法ナビゲーション―下肢, 改訂第2版. pp 96-99, メジカルビュー社, 2014
43) 土屋明弘, 他:膝半月板損傷の病態と整形外科的治療. 理学療法 25:252-256, 2008
44) 蒲田和芳:膝下腿外旋症候群(1). スポーツメディスン 32:40-44, 2001
45) 蒲田和芳:膝前十字靱帯再建術後にみられる前内方回旋不安定性. J Athlet Rehabil 3:15-21, 2000-2001
46) 石井慎一郎:膝のゆるみと回旋―screw home movementを中心に. スポーツメディスン 142:6-14, 2012
47) 八木茂典:膝関節不安定性に対する理学療法. スポーツメディスン 142:15-21, 2012
48) Page P, Frank CC, Lardner R(著), 小倉秀子(監訳):ヤンダアプローチ―マッスルインバランスに対する評価と治療. pp 45-59, 三輪書店, 2013
49) Sahrmann SA(著), 竹井 仁, 他(監訳):運動機能障害症候群のマネジメント―理学療法評価・MSBアプローチ・ADL指導. 医歯薬出版, 2005
50) 織田弘美, 他:コラーゲン線維と拘縮. PTジャーナル 23:222-227, 1989
51) 皆川洋至:超音波でわかる運動器疾患―診断のテクニック. pp 232-237, メジカルビュー社, 2010
52) 橋本貴幸:膝蓋骨開放骨折後の理学療法―伸展不全(Extension lag)に対する運動療法を中心に. 整形外科リハビリテーション学会誌 12:41-46, 2009
53) 坂井建雄, 他(監訳):プロメテウス解剖学アトラス 解剖学総論/運動器系, 第2版. pp 499-503, 医学書院, 2011
54) 田中康仁, 他:整形外科リハビリテーション実践マニュアル―骨関節の評価とリハビリテーション 足関節および足. Monthly Book Orthopaedics 13:125-131, 2000
55) 加賀谷善教:寒冷療法. 理学療法学 32:265-268, 2005
56) 粳間 剛, 他:MLD(manual lymphatic drainage). 臨床リハ 18:753-754, 2009
57) 安保雅博, 他(編):上肢リンパ浮腫のリハビリテーション―包括的視点からのアプローチ. 三輪書店, 2011
58) 横田敏勝:疼痛の生理. 理学療法 29:148-154, 1995
59) 辻井洋一郎(監訳):マッスルエナジー・テクニック. pp 3-4, 医道の日本社, 2000
60) 豊田和典, 他:股関節運動方向制御による中間広筋の選択的収縮の検討. 整形外科リハビリテー

ション学会誌 11：2-7，2008
61) 冨士川恭輔，他：膝関節のバイオメカニクス．関節外科 16：310-319，1997
62) 石井光昭，他：関節拘縮．細田多穂，他（編）：理学療法の基礎と評価．理学療法ハンドブック 第1巻，改訂第4版．pp 357-380，協同医書出版社，2010
63) 森　於菟，他：総説・骨学・靱帯学・筋学．解剖学 第1巻．p 235，金原出版，1982
64) 井上　一，他：大腿・膝関節の臨床解剖と構造．井上　一，他（編）：大腿・膝．新 図説臨床整形外科講座 第8巻，p 2，メジカルビュー社，1996
65) 新津　守：膝蓋下ヒダと膝蓋下脂肪体．臨床画像 25：1058-1061，2009
66) 嶋田智明，他（編）：関節可動障害—その評価と理学療法・作業療法．pp 47-78，メディカルプレス，1999
67) 井原秀俊：考える膝．pp 1-10，全日本病院出版会，2002
68) 林　典雄：膝関節拘縮に対する運動療法の考え方．Clin Phys Ther 8：1-11，2005
69) 福井　勉：力学的平衡理論，力学的平衡訓練．山嵜　勉（編）：整形外科理学療法の理論と技術．pp 174，メジカルビュー社，1997

■ 参考文献

- 森　於菟：総説・骨学・靱帯学・筋学．解剖学 第1巻．金原出版，1982
- 相磯貞和（訳）：ネッター解剖学図譜，第2版．丸善，2001
- Kapandji AI（著），塩田悦仁（訳）：カパンジー機能解剖学 Ⅲ脊柱・体幹・頚部，原著第6版．医歯薬出版，2008
- Neumann DA（著），嶋田智明，他（監訳）：筋骨格系のキネシオロジー，原著第2版．医歯薬出版，2012
- 中村隆一，他：基礎運動学，第6版．医歯薬出版，2003
- 山嵜　勉（編）：整形外科理学療法の理論と技術．メジカルビュー社，1997
- 坂井建雄，他（監訳）：プロメテウス解剖学アトラス 解剖学総論/運動器系，第2版．医学書院，2011
- 林　典雄，他：内側広筋における筋線維角の特徴．理学療法学 26，1999
- 林　典雄，他（編）：関節機能解剖学に基づく整形外科運動療法ナビゲーション 下肢，第2版．メジカルビュー社，2014
- 遠山晴一：スポーツに関連する膝関節疾患．MB Med Reha 130：41-49，2011
- 工藤慎太郎（編）：運動器疾患の「なぜ？」がわかる臨床解剖学．p 146，医学書院，2012
- 佐藤謙次，他：半月板損傷に対する的確・迅速な臨床推理のポイント．理学療法 28：215-222，2011
- Reider B, et al：The anterior aspect of the knee joint. J Bone Joint Surg Am 63：351-356, 1981
- 林　典雄：膝関節伸展機構の機能解剖と膝関節拘縮治療への展開．愛知県理学療法学会誌 16：8-16，2004
- 市橋則明，他：関節可動域制限に対する理学療法の考え方．理学療法 29：17-26，2012
- 川越　誠：変形性膝関節症の運動療法．MB Med Reha 105：33-39，2009
- 石井慎一郎：多関節運動連鎖からみた変形性膝関節症の保存的治療戦略．井原秀俊，他（編）：多関節運動連鎖からみた変形性関節症の保存療法—刷新的理学療法．pp 149-159，全日本病院出版会，2008
- 林　典雄：膝関節拘縮に対する運動療法の考え方—膝関節伸展機構との関連を中心に．J Clin Phys Ther 8：1-11，2005
- 八木茂典：関節可動域エクササイズに必要な膝関節機能解剖．スポーツメディスン 23：21-31，2011
- 北鼻　顕，他（編）：浮腫．医療ジャーナル社，2002
- 寺井千尋：アレルギー・炎症に伴う浮腫．Fluid Manag Renaiss 2：53-60，2012
- Földi M, et al：Földi's Textbook of Lymphology, 3rd ed. Mosby, UK, 2012
- Hildegard W：Vodder 式リンパドレナージュ手技．日本DLM技術者会/キベプランニング，2012

IV 足関節

A 基本構造

1 足関節を構成する骨格

　足関節(図1)は，脛骨・腓骨の下端部と7つの足根骨(踵骨，距骨，舟状骨，立方骨，内側・外側・中間側楔状骨)と5つの中足骨，14本の趾骨から形成される。

　脛骨下端の内側は内果が突出し，その後側には後脛骨筋腱と長趾屈筋腱の通る内果溝がある。下面は，距骨と対向する下関節面があり，その外側部は腓骨と関節を形成するための，腓骨切痕が存在する。

　腓骨下端の外側は外果が突出し，その内側面には外果関節面がある。関節面の後方には距腓靱帯・踵腓靱帯が付着する外果窩が存在する。

a 足根骨

1) 距骨

　頭部・頸部・体部に分けることができ，体部が後方2/3を占める。体部後方に出る，距骨後突起は長母趾屈筋腱溝により内側・外側結節に分けられる。頸部には踵骨溝があり，足根洞を形成する。

2) 踵骨

　海綿骨を主とする足根骨最大の骨である。前部は踵骨体となり，距骨を載せている部位である。その上縁から内方に向け，載距突起が突出している。後方の肥大している部を踵骨隆起といい，踵骨腱(アキレス腱)が付着する。踵骨外側面には踵腓靱帯が付着する隆起があり，その前方には長腓骨筋腱溝がある。

3) 舟状骨

　前方は内側・中間・外側楔状骨，後方は距骨頭と関節面をなす。

4) 内側・中間・外側楔状骨

　舟状骨の前方に位置する。下面には，後脛骨筋・前脛骨筋・長腓骨筋が付着する。

5) 立方骨

　外側楔状骨の外側にある。後面は踵骨，前面は第4・5中足骨と関節面を形成する。

b 中足骨

　5本の長骨である。底部・体部・頭部で形成され，第1中足骨頭の下面に1対の種子骨が存在する。

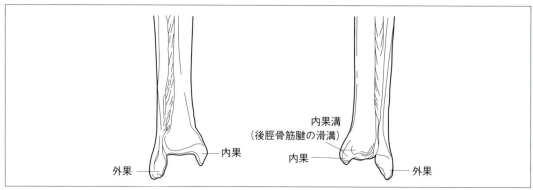

a. 脛骨，腓骨

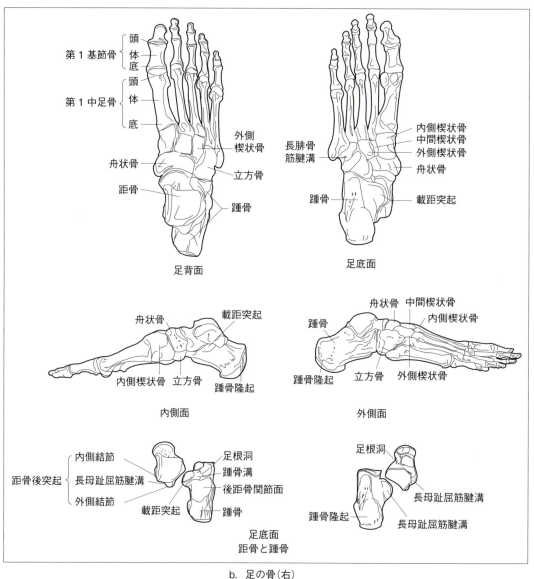

b. 足の骨（右）

図1　足関節を構成する骨格

c 趾骨

手の指骨と全く同じ形状であるが，それより短く，不規則な形をとることが多い。第2〜5趾骨は，基節骨，中節骨，末節骨からなり，母趾に関しては中節骨が存在しない。

2 足関節・足部の基本構造

足関節・足部は，①距腿関節，②足根間関節（距骨下関節，横足根関節，遠位足根骨間関節），③中足の関節（足根中足関節，中足間関節），④足指の関節（中足趾節関節，趾節間関節）の4関節より構成される（図2）。以下にそれぞれの関節構造について説明する。

a 距腿関節（talocrural joint）

距腿関節は，脛骨下関節面，内果，腓骨外果と距骨滑車により構成される蝶番関節である。距腿関節周囲には側副靱帯が存在しており，距骨の過剰な内がえし・外がえしを制動している。側副靱帯は，内側側副靱帯（三角靱帯）と外側側副靱帯により構成される。

1）内側側副靱帯（三角靱帯）

前方より，前脛距靱帯，脛舟靱帯，脛踵靱帯，後脛距靱帯の4靱帯から構成される（図3a）。脛距靱帯の深層線維は，関節包に直接連結を持ち，関節支持性を強化している。

底屈・背屈時，異なる靱帯の緊張を変化させることにより，外反捻挫を生じるのを防いでいる（図4）。また，外反捻挫は，外果の骨性支持が得られていることにより発生頻度は低い。

2）外側側副靱帯

前方より前距腓靱帯，踵腓靱帯，後距腓靱帯の3つの靱帯で構成される（図3b）。

外側側副靱帯も内側側副靱帯同様，足関節の姿位により各靱帯の緊張を変化させ，内反方向への制動に関与している（図4）。

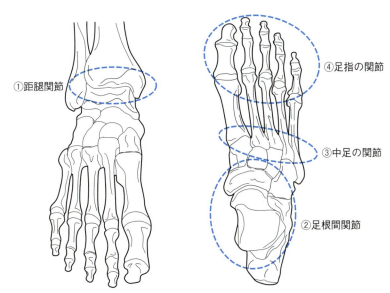

図2 足部の関節
足部の関節は①距腿関節，②足根間関節，③中足の関節，④足指の関節で構成される。

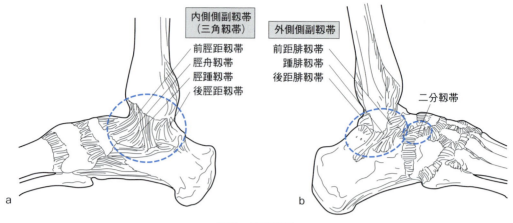

図3 側副靱帯
a. 内側面の靱帯。内側面には三角靱帯（前方より前脛距靱帯・脛舟靱帯・脛踵靱帯・後脛距靱帯）が付着する。
b. 外側面の靱帯。外側面には外側側副靱帯（前方より前距腓靱帯，踵腓靱帯，後距腓靱帯），二分靱帯が付着する。

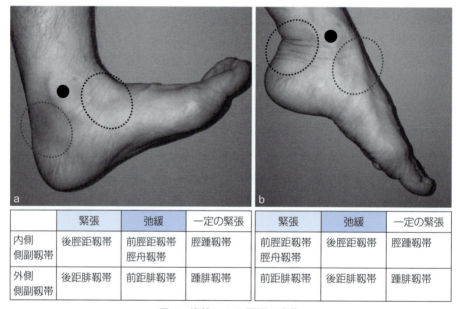

	緊張	弛緩	一定の緊張		緊張	弛緩	一定の緊張
内側側副靱帯	後脛距靱帯	前脛距靱帯 脛舟靱帯	脛踵靱帯		前脛距靱帯 脛舟靱帯	後脛距靱帯	脛踵靱帯
外側側副靱帯	後距腓靱帯	前距腓靱帯	踵腓靱帯		前距腓靱帯	後距腓靱帯	踵腓靱帯

図4 姿位による緊張の変化
a. 背屈位。背屈の際，関節軸よりも後方軟部組織は緊張し，前方軟部組織は弛緩する。関節軸上にあるものは一定の緊張を保つ。
b. 底屈位。底屈の際，関節軸よりも前方軟部組織は緊張し，後方軟部組織は弛緩する。関節軸上にあるものは一定の緊張を保つ。

　しかし，内果は外果よりも短く，距骨を内側壁で十分に支えることができない。つまり，外側側副靱帯は骨性支持が低いことと三角靱帯よりも弱いことから内反捻挫は生じやすい。
　外果前方から距骨頸外側に付着する前距腓靱帯は，内返捻挫の際，最も損傷されやすい靱帯である。

b 足根間関節

1) 距骨下関節(subtalar joint)

距骨下関節は，距骨の前・中・後関節面と踵骨の上面により構成される。

足根洞中を斜めに走行する，骨間靱帯(前方線維束と後方線維束)により支持されている(図5)[1]。下腿骨から距骨滑車へ伝達された荷重は，踵骨台と距骨前方関節面の2つに分散される。この際，骨間靱帯は，下腿軸の延長線上に位置し，内がえし・外がえしを制動している。

また，踵骨上縁・アキレス腱前縁・長母趾屈筋後縁間(Kager's triangle)には，脂肪組織が存在している(図6)[2]。各組織間での①すべりの効率化，②機械的ストレスの緩衝に役立っている。

MRIや超音波画像において，この三角部が消失するか不明瞭となること(Kager's sign陽性)は，アキレス腱断裂の指標となりうる。

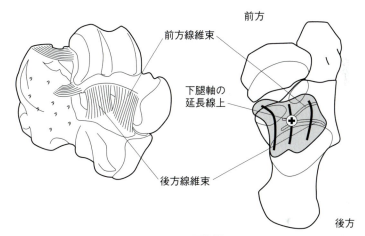

図5 骨間靱帯
骨間靱帯は前方線維束と後方線維束より構成され，下腿軸の延長線上にある。
〔Kapandji AI(著)，塩田悦仁(訳)：カパンジー機能解剖学Ⅱ　下肢，原著第6版.
pp 188-189，医歯薬出版，2010 より〕

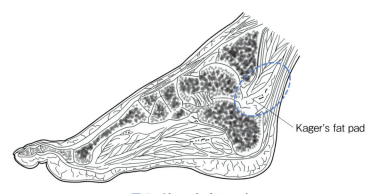

図6　Kager's fat pad
踵骨上縁・アキレス腱前縁・長母趾屈筋後縁間にKager's fat padがある。役割は，①すべりの効率化，②機械的ストレスの緩衝である。
〔坂井建雄，他(監訳)：プロメテウス解剖学アトラス　解剖学総論/運動器系，第2版. p 460, 医学書院，2011 より〕

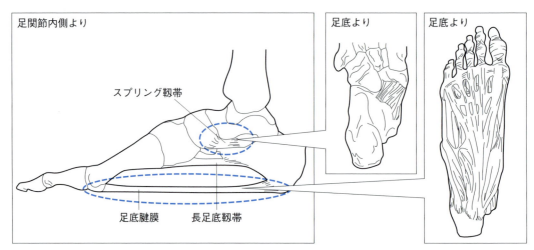

図7 足部アーチに必要な足底の靱帯
アーチを支持する靱帯として，スプリング靱帯，足底腱膜，長足底靱帯がある．特にスプリング靱帯は距骨頭を支える関節窩として重要な役割を果たしている．
〔坂井建雄，他（監訳）：プロメテウス解剖学アトラス　解剖学総論/運動器系，第2版．pp 452，453，461，510，医学書院，2011 より〕

2）横足根関節（transverse joint）
横足根関節は，内側の距舟関節と外側の踵立方関節により構成される．外科的切断部位としてショパール関節ともいわれる．

① 距舟関節
距骨頭・舟状骨近位・スプリング靱帯（底側踵舟靱帯）により構成される．
球関節に近い関節構造を持ち，中足部内面での回転が可能となる．スプリング靱帯は，載距突起と舟状骨粗面を結ぶ靱帯である．距舟関節の安定化，足部アーチの頂点を保持している（図7）[2]．また，距舟関節背側は，背側距舟靱帯，外側は二分靱帯により支持されている．

② 踵立方関節
距舟関節とは対照的に，柔軟性に乏しく，足部外側の剛性に関与している．
二分靱帯は，踵立方関節の背外側より起始し，舟状骨（踵舟靱帯）と立方骨（踵立方靱帯）へ分かれるY字状の靱帯である．ショパール関節に加わる内転を制動している．
長足底靱帯は，足底腱膜とともに足の縦アーチを形成する．足底腱膜は，踵骨隆起から足指へ広がる縦走線維とそれを結びつける横走線維により構成される．足部のアーチを維持し，歩行時のWindlass機構としての役割がある（図8）．

3）遠位足根骨間関節
遠位足根骨間関節は，楔舟関節・立方舟関節・楔間と楔立方関節により構成される．
横アーチを形成することにより，中足部に安定性をもたらすことが主な機能であるといえる（図9b）[3]．楔舟関節は，内側中足骨を介し，足部回内・回外を前足部に伝達する役割を有している．

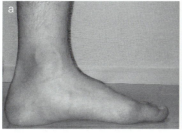
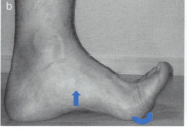
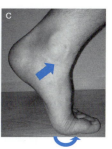

中間位の状態。

足指を伸展させると，足底腱膜が緊張し足のアーチが挙上する。

歩行ではheel offに伴い，足指が伸展し足のアーチが挙上，アーチの元に戻る力が前方への推進力となる。

図8　Windlass 機構

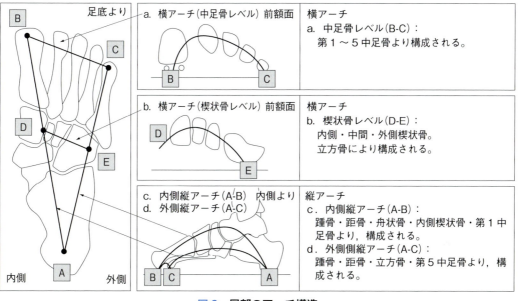

図9　足部のアーチ構造
(中村隆一，他：基礎運動学，第6版．p 269，医歯薬出版，2003 より一部改変)

C 中足の関節

1) 足根中足関節 (tarsometatarsal joint)

　足根中足関節は，内側楔状骨と第1中足骨・中間楔状骨と第2中足骨・外側楔状骨と第3中足骨・立方骨と第4・5中足骨との間で構成される関節の総称である。外科的切断部位として，リスフラン関節とも呼ばれる。

　第1足根中足関節は，柔軟性に優れ内側縦アーチの一部を構成している（図9c）[3]。

2) 中足間関節

　中足骨間の関節で，足部横アーチが形成される部位である（図9a）[3]。

d 足指の関節

1) 中足趾節関節

中足骨頭と基節骨底により形成される顆状関節である。側副靱帯は，肥厚した束状部と扇状の副次部より構成される。深横中足靱帯は，すべての足底板と結合し，足底を支える役割がある。

2) 趾節間関節

近位趾節間関節と遠位趾節間関節により構成される。側副靱帯，足底板，関節包は存在するが，小さく明確ではない。

3 足関節を構成する筋群

足関節には多くの筋が存在する。距腿関節の運動軸（距腿関節軸）の前方に位置する筋が背屈筋，後方が底屈筋，距骨下関節の運動軸（距骨下関節軸）の外側が回内筋，内側が回外筋となる。筋が軸に対してどこを走行しているかによって作用が決まる（図10）[4]。

a 下腿三頭筋

腓腹筋（内側頭，外側頭）とヒラメ筋を合わせて下腿三頭筋と呼ぶ。腓腹筋は足関節底屈と膝関節屈曲の作用を有する。しかし，ヒラメ筋は膝関節をまたいでいないため，足関節底屈のみの作用となる。膝関節屈曲位での底屈運動は腓腹筋の収縮は抑制され，ヒラメ筋の筋力が主となる。ヒラメ筋は重量が大きく，外側頭に対する重量比は，外側頭：内側

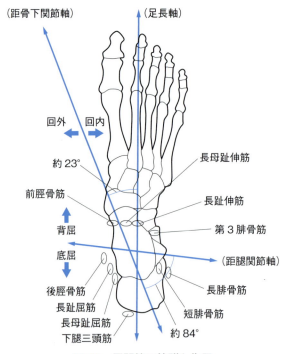

図10 足関節の筋群と作用
（林 典雄：運動療法のための機能解剖学的触診技術 下肢・体幹，第2版．p229，メジカルビュー社，2012 より）

頭：ヒラメ筋＝1：1.6：4.3である[5]。毛細血管の豊富な赤筋を多く含む筋線維であることから，一関節筋として，足関節底屈時に最も強くかつ持続する筋活動を行う[6]。

腓腹筋の内側頭は，外側頭よりも大きい。下腿三頭筋の最大筋力が発揮できる膝関節伸展位および足関節背屈位では足部が回内する。アキレス腱の捻れが最大となり[7]，内側頭の張力が高まる。このような状態の際，アキレス腱内において下腿三頭筋の収縮力に対抗する張力が生じ，限界を超える収縮力が作用した場合，断裂が発生する。内側頭の損傷例は，外側頭の損傷例の約6倍にものぼる[8]。内側頭の損傷は，下腿背側のほぼ中央部に相当する遠位側の筋腱移行部に好発する[9]。

アキレス腱は，下腿三頭筋の遠位部から踵骨付着部にかけて約15 cmの長さで，前後径は4〜9 mmである。人体のなかで最も長く，強靭な腱である。アキレス腱の線維は平行ではなく，腓腹筋の腱が外側に，ヒラメ筋の腱が内側になるように捻じれている。アキレス腱断裂では，長腓骨筋や後脛骨筋などにより底屈運動は可能であるがつま先立ちは不可能である。アキレス腱断裂を診る徒手テストとしてはThompson-Simmond testやknee flexion test（Matles test）がある[10]。Thompson-Simmond testは，腹臥位で膝伸展（足関節は台の端から出す），または屈曲位で下腿後面中1/3部位を握り，底屈しなければ陽性とする。knee flexion test（Matles test）は，腹臥位で台の端から足部を出し，足関節を底屈位にしたまま自動運動で膝を90°まで屈曲させる。正常では底屈位を保持できるが，中間位や軽度背屈位になると陽性とする。

b 後脛骨筋

作用は，足関節底屈，距骨下関節回外，前足部内転である。また，足の内側縦アーチを保持する最も重要な筋である。回内不安定性に伴う，遠心性収縮が繰り返されることにより，後脛骨筋腱鞘炎，シンスプリント，有痛性外脛骨が生じることとなる。長趾屈筋，長母趾屈筋とともに深後側コンパートメントに存在するが，これらの筋よりも深層に位置する。足根管レベルでは，内果のすぐ後方を通過して内果下端で走向が変化する（「B-5. 足根管症候群」の図22参照⇒200頁）。そのため背屈時に機械的刺激を受けやすい。このような解剖学的特徴や内果後方での血行が乏しいという特徴から，腱鞘炎から腱の変性・断裂へと進行し，後脛骨筋機能不全（posterior tibial tendon dysfunction）という病態に至るケースがある[11]。内果後方の後脛骨筋に沿った部位の疼痛・腫脹，前足部の外転・踵骨の外反を伴う扁平足のアライメントを呈することが特徴である。

c 長母趾屈筋（長趾屈筋）

1）長母趾屈筋

母趾の屈曲，足関節底屈，足部回外の作用がある。脛骨遠位レベルでは，近位外側から遠位内側へ斜めに走行する。足根管の部位では，後脛骨動脈の後方，アキレス腱内側縁の前方を通過する。長母趾屈筋とアキレス腱内側縁との間にはKager's fat padが存在し，腱の滑走が保たれている。足根管より遠位では，距骨後突起間の長母趾屈筋溝が滑車となり，走行を前方へ変える。この走行から，長母趾屈筋が短縮した場合，足関節背屈時に矢状面において距骨を前方へ押し出す。また，近位方向への回旋を強める。そのため，背屈の制限因子になるだけでなく，背屈時の距骨前方移動に伴う足関節前面痛および圧迫感を

引き起こすと考えられる[12, 13]。足部疾患の術後では背屈可動域を確保する目的で，長母趾屈筋の伸張は早期から行われている[14]。行わなかった場合，長母趾屈筋の筋腱移行部付近で，癒着が生じ，鉤爪趾変形が生じる可能性がある[15]。長母趾屈筋の停止は，第1趾末節骨だけでなく第1〜3趾末節骨であることが多い[16]。可動域訓練の際，2・3趾の伸展も併せて行うべきである。

スポーツ障害では，クラシックバレエダンサーに長母趾屈筋腱の肥厚や変性が生じる報告が散見される。障害は，距骨後突起から載距突起下部まで続く fibro-osseous tunnel 部分で発生する。腱の損傷は，骨の突出や滑車により腱の走行方向が変わるため，同部に応力が集中しやすいと考えられている[17]。保存療法が無効の場合，tunnel を切開するケースがある。

2）長趾屈筋

第2〜5趾を屈曲，足関節底屈，足部回外の作用がある。脛骨後面の中央部を起始部とし，腱状になり，足根管のレベルでは後脛骨筋の後方を通過する（「B-5. 足根管症候群」の図22参照⇒200頁）。長趾屈筋が4腱に分岐する少し近位では，踵部から起始する足底方形筋が付着する。足底方形筋は長趾屈筋の緊張を高め，遠位趾節間関節，近位趾節間関節および中足趾節間関節の屈曲作用を補助する[18]。また，4腱に分岐した遠位では虫様筋が起始する。末節骨に停止する近位では，短趾屈筋の腱裂孔を貫く。

d 長趾伸筋（長母趾伸筋）

1）長母趾伸筋

母趾の伸展，足関節背屈，足部ではわずかに回内に作用する。長母趾伸筋は，半羽状形を呈し，下腿部では前脛骨筋と長趾伸筋に覆われている。そのため，筋腹のほとんどは，皮下で観察することはできない[19]。まれではあるが，スポーツ中，つまずくなど，母趾の底屈強制により，長母趾伸筋腱停止部での皮下断裂が生じることもある[20, 21]。

2）長趾伸筋

第2〜5趾の伸展，足関節背屈，足部の回内に作用する。起始から前脛骨筋の外側に沿って下り，下伸筋支帯より遠位で4つの腱に分かれる。第2〜5趾の指背腱膜へ移行し，中節骨，末節骨へ停止する。長趾伸筋の下外側から分かれ第5中足骨底に至る筋を第3腓骨筋と呼ぶ[22]。

足関節背屈時に長趾伸筋は，長母趾伸筋や前脛骨筋と共同して伸筋支帯を持ち上げ，pretalar fat pad（図11）[23]を引き上げる作用を有する。外傷や固定後，伸筋支帯の拘縮やこれらの筋の滑走性が低下すると，背屈に伴い pretalar fat pad が距骨に挟まれ，前方部痛の原因となる可能性がある[24]。

e 長・短腓骨筋

1）長腓骨筋

作用は，足部回内，足関節底屈，母趾列内転制動，足部横アーチを保持する。長腓骨筋は，腓骨頭のすぐ遠位より始まり，腓骨幹近位1/3が起始部となる。筋の形状は，半羽状筋であり，下腿の遠位2/3では腱となる[25]。腓骨後側から外果後面と踵骨外側の腓骨筋滑車の間を走行し，前下方に向きを変えて長腓骨筋腱溝を下りる。その後，立方骨の下でも

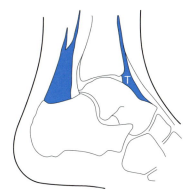

図11 pretalar fat pad
T：pretalar fat pad
距骨頚の前方に存在し，様々な動きのなかで変形する。
（Towbin R, et al：Teardrop sign：plain film recognition of ankle effusion. AJR 134：985-990, 1980 より）

大きく角度を変えて足底を斜めに横切り，内側楔状骨および第1中足骨に停止する。

足底にまわり込んだ長腓骨筋は母趾側の足底を床に押しつけるとともに，外果と立方骨を持ち上げる作用を有する。内側からまわり込む下腿屈筋深層群（後脛骨筋，長趾屈筋，長母趾屈筋）と協働して，足アーチの保持に役立っている。

立方骨の下で大きく角度を変える部位では，ランニングなどで，足部の過度な回内・回外運動により，摩擦ストレスによる疼痛が出現することもある[26]。

足関節内反捻挫に対する運動療法において外反筋の強化を行うことは，靱帯による内反制動機能の代償として重要である。特に，腓骨筋反応時間の遅延と足関節内反捻挫の習慣性や外側側副靱帯損傷との関連性が指摘されている[27]。外反運動においては，底屈位のほうが優位に作用する。そのため，長腓骨筋の筋力訓練は，足関節底屈位で行うほうがより効果的である[28]。また，不安定板トレーニングは，腓骨筋群の筋断面積が増加するとの報告がある[29]ことから，固有受容器のトレーニングだけでなく，筋力増強としても有効である。

2）短腓骨筋

短腓骨筋の作用は，足部外転，足関節底屈である。

腓骨骨幹近位1/3より遠位で起始し，骨幹遠位1/3までは長腓骨筋深部を走行する。筋の形状は，羽状筋である[25]。短腓骨筋腱は，外果後方を通過した後に踵骨の腓骨筋滑車を走行し，第5中足骨底に付着する。外果のレベルでは，短腓骨筋腱が，長腓骨筋腱の前方に位置する。

4 足関節のバイオメカニクス

a 背屈・底屈

背屈・底屈運動は，主に距腿関節の運動である。距腿関節の運動軸は，ほぼ内果と外果の先端を結ぶ線上にある。水平面では約6°外側が後方に向き，前額面では約10°外側が低くなっている（図12b）[30]。また，膝関節の運動軸（内外側軸）に対して20〜30°外旋位に

あるといわれている[31]。背屈位では距骨は外反位(外転・回内)となり，底屈位では内反位(内転・回外)となる。これは距骨滑車の曲率半径が内縁より外縁が大きいことにより，内果を軸として距骨が動く形となる[32,33]。遠位脛腓関節は，前・後脛腓靱帯による結合であり，その可動性は小さい。距骨滑車面の幅は，前方が後方よりも広い。下方が上方より広い楔状を呈している。この構築学的要因により，足関節背屈時，距骨滑車が脛骨と腓骨の間を1〜2mm離開させる[34]。背屈により広げられた内外果間は，①骨性の安定化作用，②内・外側靱帯の自動締結作用，③腓骨筋や後脛骨筋などの後方深部屈筋の内外側からの

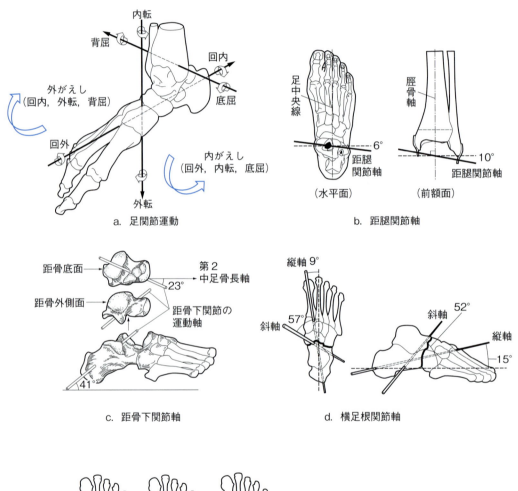

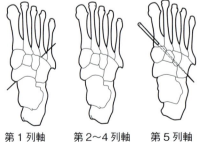

図12 足関節運動と運動軸について

締めつけ作用により安定した状態となる．逆に底屈位では不安定となる[35, 36]．背屈に伴って腓骨は上方へ移動する[34]．この時腓骨の回旋運動については，約5°外旋するとの報告[34]や反対に内旋するとの報告[36, 37]があり，一定のコンセンサスは得られていない．

最終背屈・底屈運動時，距腿関節だけでなく，わずかではあるが足根骨間の関節も運動に関与している．最大背屈では足底アーチを平坦化し，逆に最大底屈では足底アーチが高まることで可動域は増加する[37]．

b 内がえし・外がえし

足底が外を向く運動を外がえし（eversion）と定義され，足部の回内，外転，背屈が複合した運動である（図12a）．内がえし（inversion）は，その逆の運動で，足部の回外，内転，底屈が複合した運動である．海外では，内がえしを supination，外がえしを pronation と表現することが多く[39]，わが国とは異なる．距骨下関節が内がえし，外がえし運動の主役をなす．その他，距腿関節，ショパール関節やリスフラン関節が複合的に動いている[32]．個人差は大きいが，運動の割合は内外がえしは後足部が60％，ショパール関節が26％，それより以遠が14％である[30]．ショパール関節とリスフラン関節の間の遠位足根間関節（楔舟関節，楔立方関節，楔間関節で構成）は，背側および底側足根靱帯で支持され，可動性は乏しい．以下に距骨下関節，ショパール関節，リスフラン関節の主な運動軸について記述する．

1）距骨下関節（または距踵関節）

距骨下関節は，距骨と踵骨の間で3つ（前・中・後）の関節面を形成する[32]．また距骨は前方で舟状骨と距踵舟関節を形成する．後関節面と前・中関節面の間には足根洞が存在している．そのなかの骨間距踵靱帯が，距骨と踵骨を強固に結合している．この関節の運動は距骨に対しそれ以下の踵骨と舟状骨が運動軸上で回内・回外運動を行う．距骨下関節の運動軸は水平面では足長軸に対して約23°内方に傾き，矢状面では約41°前上方を向く（図12c）[32]．そのため，回内運動時には背屈・外転運動が，回外運動時には底屈・内転運動が伴う．背屈位では踵骨が回内位となり距骨下関節は骨性の安定性が高くなる．また，荷重時では足底が固定されるため回内運動時には下腿の内旋が生じ，回外運動時には下腿の外旋が生じる．

2）横足根関節（ショパール関節）

横足根関節は，内側の距舟関節と外側の踵立方関節からなる．距舟関節は前方凸の，踵立方関節は後方凸の鞍状関節をなして安定性が保たれて縦アーチの頂上を形成し，かつ強靱な靱帯で骨同士が連結されている[33]．両関節面がそれぞれ可動軸を有し，2つの軸は距骨下関節の動きで軸偏移を起こす．距骨下関節が最大回内位にあるとき2つの可動軸がほぼ平行となるので，可動域の増大を生む．逆に回外運動では，両可動軸は交叉し，可動域が減少する（図13）[40, 41]．この横足根関節には，上記の関節面の形状の軸とは別に長軸と斜軸という2つの軸が存在するといわれている[42]（図12d）．長軸は水平面に対して15°，矢状面に対して9°傾斜している．水平面と矢状面にほぼ平行であるため，前額面の動き（回内・回外）となる．斜軸は水平面に対して52°，矢状面に対して57°傾斜している．そのため底屈では内転が生じ，背屈では外転が生じる．長軸と斜軸は運動が組み合わされるため，真の意味で三平面での運動（内がえし-外がえし）が生じることになる．

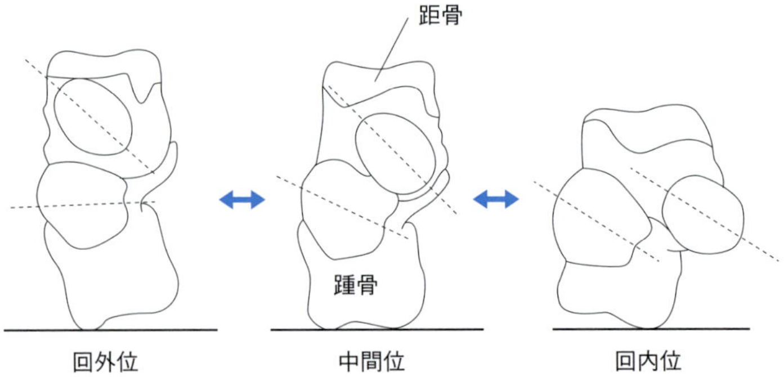

図13 距舟関節と踵立方関節の可動軸
〔Seibel MO（著），入谷　誠（訳）：フットファンクション．pp 127-182，ダイナゲイト，1996より〕

3）足根中足関節（リスフラン関節）

　足根骨遠位列と中足骨底の間をつなぐ関節である．内側楔状骨と第1中足骨底で形成される第1足根中足関節（第1列）は形態的には鞍関節，第2～5足根中足関節（第2～5列）は半関節に分類される．中間楔状骨は第2中足骨底，外側楔状骨は第3中足骨底，立方骨は第4・5中足骨底との間でそれぞれ関節を形成する．中間楔状骨に対応する第2中足骨底は内・外側楔状骨に挟まれた形となり，可動性が著しく少ない．これらの足根中足関節は背側・底側足根中足靱帯，骨間楔中足靱帯によって補強されており，自動運動は困難である．第1列の運動軸は水平面にほぼ平行で，矢状面と前額面から45°に等分角された位置に存在する（図12e）[41]．このことは，背屈と回外，底屈と回内がそれぞれ同じ量の運動として生じることを意味する．第2～4列の運動軸は，足根中足関節近位の水平面にあるといわれている（図12e）[43]．したがってこの部位での運動は純粋な背屈・底屈のみとなる．第5列の運動軸は，距骨下関節の軸と同じ空間方向に走行している[41]．つまり，距骨下関節と同様，三平面での運動（背屈・外転・回内―底屈・内転・回外）が生じる．

B おさえておくべき疾患

1 脛骨骨幹部骨折

a 特徴

　骨盤を除く四肢骨折の中では，最も高頻度に発生する．脛骨は前内側面，ほぼ全長にわたって皮下に存在しているため，開放骨折となりやすい．また，重度な合併症として，コンパートメント症候群の発生が多い部位でもある．
　下腿は，筋膜・骨間膜・脛骨・腓骨によって4つのコンパートメント（図14）に分かれており，それぞれの区画で生じる症状が異なる（表1）．解剖学的構造を理解し，早期発見することが重要である．

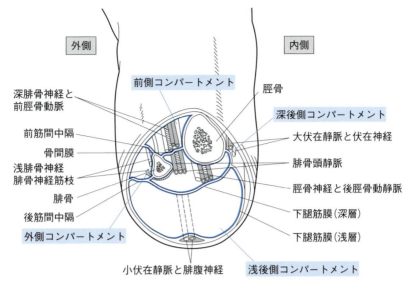

図14 下腿コンパートメントの構造
筋膜・骨間膜・骨(脛骨・腓骨)により前側・浅後側・深後側・外側コンパートメントの4区画に分けられる。

表1 各コンパートメントの内容と内圧亢進時の知覚鈍麻，他動伸展時痛

	コンパートメント内の主な筋	コンパートメント内を走行する主な神経，血管	知覚鈍麻の発生部位	他動伸展時痛の出る運動
前側コンパートメント症候群	前脛骨筋，長趾伸筋，長母趾伸筋，第3腓骨筋	深腓骨神経 前脛骨動静脈	第1趾，第2趾対向面の背側	足関節底屈，足趾底屈
浅後側コンパートメント症候群	腓腹筋，ヒラメ筋，足底筋	なし	なし	足関節背屈
深後側コンパートメント症候群	後脛骨筋，長趾屈筋，長母趾屈筋	脛骨神経 後脛骨動静脈 腓骨動静脈	足底	足趾背屈
外側コンパートメント症候群	長腓骨筋，短腓骨筋	浅腓骨神経	足背	足部内反

b 分類

　一般的にはAO分類(図15a)[44]がよく用いられる．AO分類は単純か分節か粉砕骨折かによって分けられる．近年では，AO分類の改良型であるOTA(orthopedic trauma association)分類(図15b)がよく用いられるようになっている．OTA分類は，コンピュータ上での骨折の統計的処理や治療結果の分析に適していることから有用であるとされている．開放骨折に関しては，Gustilo分類(表2)[45]が用いられる．開放骨折は，骨折形態以上に軟部組織損傷程度・骨折部位を被覆する皮膚の損傷状況が重要となってくる．

　Ⅰ型は骨折端が皮膚を内部から突き破ったもので，衣服に損傷がなく，汚染がほとんどないもの，Ⅱ型は創は小さく筋の挫滅範囲も小さいもの，Ⅲ型は高度の汚染のある開放骨折で，創も大きいものをさし，さらに3つに細分される．

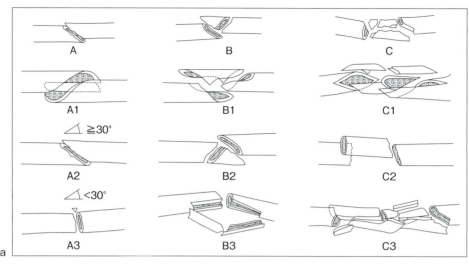

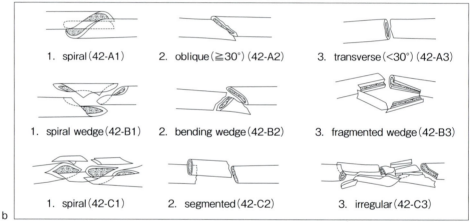

図15 脛骨骨幹部骨折の分類
a. AO 分類（脛骨骨幹部骨折）。
b. 脛骨骨折の OTA 分類。コンピュータ処理を前提とした分類で5ページにわたって詳細に分類されている。この図はその2ページ目で A1〜C3 までの基本的な骨折形態を示したもの。
（Muller ME, et al：The AO Classification of Fractures. Springer, New York, 1998 より）

表2 Gustilo 分類の Chapman による要約（筆者訳）

型		創	汚染の程度	軟部組織損傷	骨損傷
Ⅰ		1 cm 以下	汚染なし	最小	単純，最小限の粉砕
Ⅱ		＞1 cm 超	中等度	中等度，多少の筋損傷	中等度の粉砕
Ⅲ	A	通常 10 cm 以上	高度	挫滅により高度	通常粉砕性，軟部組織による骨の被覆可能
	B	通常 10 cm 以上	高度	非常に高度，被膜欠損	骨の被覆は不可能，通常軟部組織の再建外科的手術が必要
	C	通常 10 cm 以上	高度	非常に高度，被膜欠損＋修復を必要とする血管損傷	骨の被覆は不可能，通常軟部組織の再建外科的手術が必要

節状骨折，農場での損傷，高度に汚染された環境での骨折，散弾銃による損傷，および高速の銃による損傷は自動的にⅢに分類する。

〔Chapman MW：Open fractures. In；Rockwood CA（ed）：Fractures in Adults, 4th ed. pp 305-352, Lippincott Raven, Philadelphia, 1996 より〕

c 治療法

　非転位例や長斜骨折に対しては，2～3週間のギプス固定後，PTB型装具[46]（patella tendon bearing type cast，図16）に変更する保存療法を行う場合もある。しかし，下腿は上下に蝶番関節を持っており，角状変形治癒の許容範囲が小さい。つまり，自家矯正力の強い小児以外は，より正確なアライメント保持が必要とされ，外科的治療に踏み切られる場合が多い。外科的治療法は，現在，髄内釘固定術（図17）[47]が一般的であり，プレート固定術や創外固定術が選択されることは少ない。髄内釘に関する議論の論点は，横止めが必要か，リーミングなしの挿入は有用かという点である。横止めの利点は，回旋安定性と分

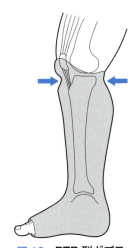

図16　PTB型ギプス
膝蓋腱部を強めに圧迫整形して荷重がこの部分に集中するように固定する。実際には十分に適合させてギプスを巻けば，下腿の前内側面全体に荷重する。

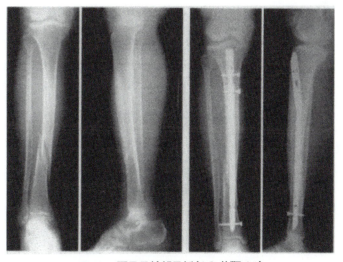

図17　脛骨骨幹部骨折（AO分類A1）
（田中　康，堀口康伸：下腿骨骨折の病態と整形外科的治療．理学療法 25：193-200，2008 より）

節状骨折などでも骨長を維持することが可能な点である。リーミングなしの挿入の利点は、骨髄側からの血流の温存、リーミング時の熱壊死がない、感染の危険性が少ないことがあげられる。

d 合併症

コンパートメント症候群が重大な合併症として知られている。発生から8時間以内であれば、直ちに筋膜切開を行うことで症状の改善が期待できる。12～24時間経過すれば、症状は不可逆性の変化を起こすとされている。筋膜切開は下腿の全長にわたって行い、筋外膜も切開したほうがよいとされている。

2 足関節果部骨折

a 受傷機転

足関節に大きな外力が加わった場合や、下腿と足の間に捻転力や回旋力が加わった際に発生する。高所からの飛び降り、跳躍などを契機に起こることが多いほか、交通事故やスポーツ外傷としての発生頻度も高い。

b 分類

Lauge-Hansen分類(図18a)[48]、AO分類(図18b)[44]が主に用いられる。Lauge-Hansen分類は、受傷時の足部の肢位と足部にかかる外力の方向によって分類され、損傷の進行度によってStageに細分化されている。病態を把握するうえでは有効ではあるが、少し煩雑な点があるとの指摘も多い。

AO分類は、腓骨骨折の高さより分類され、手術方法を選択する際に有用であることから、臨床上、よく用いられている。

c 臨床症状, 診断

受傷時、下腿下部から足関節にかけての腫脹、変形、皮下出血が認められる。また、受傷時に脛腓靱帯・外側靱帯・三角靱帯などの靱帯損傷を合併しやすいので、それらの部位の圧痛を確認する必要がある。しかし、何よりもX線による診断が重要となり、単純2方向だけでなく詳細な骨片の転位を把握するため、3方向撮影(前後、側面、内旋位)が必要となる。

d 治療方法

X線にて、転位をほとんど認めない(2 mm以内)、骨折部以外に圧痛が少ない、靱帯損傷が考えづらい場合、保存療法適応となる。

足関節屈伸0°で下腿上方から足尖までギプス包帯にて10日間固定する。その後、PTB型ギプス包帯に替えて、翌日より松葉杖を用いての荷重歩行を行う。固定期間は約8週間必要である。

転位のある不安定型骨折はすべて外科的治療の適応となる。手術では腓骨整復固定が第一となるが、距骨が後方に脱臼していて整復が困難な場合、しばしば後脛骨筋が内果と距

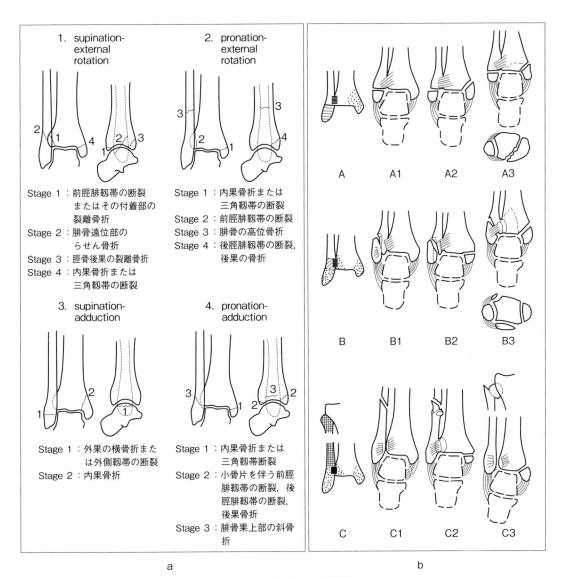

図18 足関節果部骨折分類

a. Lauge-Hansen 分類。
(Lauge-Hansen N: Fractures of the ankle II: Combined experimental—surgical and experimental—roentgenological investigation. Arch Surg 60: 957-985, 1950 より)
b. AO 分類（足関節果部骨折）。
(Muller ME, et al: The AO Classification of Fractures. Springer, New York, 1998 より)

骨の間に陥入しているので内果から整復操作を行う必要がある．固定方法は，外果はキルシュナー鋼線を刺入するかプレートで固定し，内果にねじ釘かピンとワイヤーによって引き寄せ鋼線締結法(tension band wiring)で固定する(図19)．

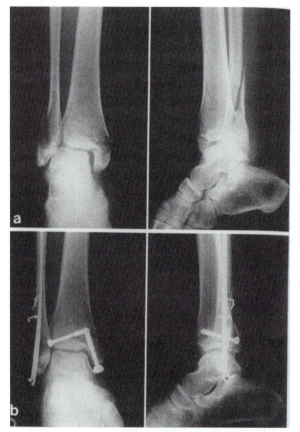

図19 引き寄せ鋼線締結法(tension band wiring)
a. 受傷時，後果骨折も認める。b. 術後。

3 踵骨骨折

a 受傷機転

　踵骨骨折のほとんどは，高所からの墜落・転落が原因で生じる。高所になればなるほど，腰椎圧迫骨折・骨盤骨折などの複合骨折を伴う可能性が高くなるといえる。転落外傷であり，疼痛・腫脹が踵部内外側に存在し，踵部をついて歩行ができない状態で来院した場合，まず踵骨骨折を疑うべきである。

b 分類

　従来より骨折型分類法は数々提唱されてきた。しかし，分類法に対して，治療方法・成績が一定しないことから，実用的な分類法は確立していないといわれている。しかしそのなかでも，Essex-Lopresti(エセックス-ロプレスティ)の分類(図20)[49]は，距踵関節の転位の機序から分類(tongue タイプ・depression タイプ)され，治療に則し，かつ簡易な分類という点から最も優れているといわれている。

B. おさえておくべき疾患　193

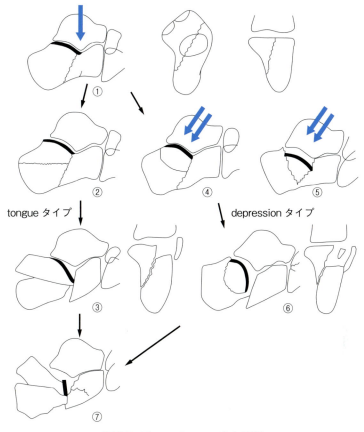

図20　Essex-Lopresti の分類
下肢長軸方向に外力が加わって基本的な骨折線ができて（①），同じ方向の外力が増加することに伴って tongue タイプの軽症のもの（②）から転位の高度なもの（③）となる．足関節に背屈力が作用して後方関節面に直交する外力が増加すると depression タイプとなり（④），外力が大きいと関節面は踵骨内に陥入し（⑤），内外側の皮質が転位する（⑥）．さらに大きな外力では踵骨全体が粉砕される（⑦）．
(Essex-Lopresti P : The mechanism, reduction technique, and results in fractures of the os calcis. Br J Surg : 39 : 395-419, 1952 より一部改変)

表3　踵骨骨折の治療上の問題点

1. 4つの関節面を有し，その適合性が歯の噛み合わせのようにデリケートであるため，正確な適合性の再建が困難である．よって後足部の可動域の低下や関節症を招きやすい．
2. 踵骨の変形が隣接した腱や神経を圧迫しやすく，狭窄性腱鞘炎や絞扼性神経障害の原因となる．
3. 海綿骨を主体とするため，治療中の免荷などにより骨萎縮をきたしやすい．
4. 骨変形が足のアーチを低下させるなど，足のバイオメカニズムに影響を及ぼす．いずれも踵骨の解剖学的特徴に起因するものであり，踵骨骨折の治療においてこのような障害を残さないためには，踵骨およびその周辺の解剖を理解しておくことが不可欠である．

(杉本和也：踵骨の解剖．MB Orthop 8 : 1-9, 1995 より)

C　外科的治療法

　杉本は，踵骨骨折の治療上の問題を4点あげている（表3）[50]．それらのことを踏まえ，治療方針も個々の症状に合わせながら選択されなければならない．
　基本的に，関節外骨折に対しては保存療法が行われ，関節内骨折で転位の小さい症例に

対しては，再転位の予防を目的に，キルシュナー鋼線による固定が行われる。depression タイプで転位のあるものに対しては，Westhues 釘による陥没面の整復操作，陥没面の骨欠損部に対しては，腸骨からの骨移植が行われる。

d 合併症

踵骨は海綿骨が主で構成されるため，偽関節などは起こりにくいが，変形癒合や骨萎縮の問題は起こりやすい。また，後遺症状として，遺残性疼痛が生じる場合があり，治療に難渋することも少なくない。原因としては，①距踵関節面の不適合，②狭窄性腓骨筋腱炎，③扁平足，横径増大や内外反変形，④骨棘による疼痛，⑤距踵関節の外傷性関節炎，⑥複合性局所疼痛症候群 (complex regional pain syndrome : CRPS) があげられている。なかでも，②の腓骨筋腱に由来した疼痛は最も多く注意を要する。踵骨外壁の膨隆による腓骨筋腱の圧迫，外果と外壁とによる腓骨筋腱腱鞘の狭窄による腱鞘炎が原因としてあげられている。

4 有痛性足部疾患

有痛性足部疾患の数は多く，症候群を示す疾患名もあり同じ疾患でも病態が異なるものがある。そのため，ここでは臨床で頻度の多い疾患についてのみ述べる。

a 下腿コンパートメント症候群

1）定義

コンパートメント症候群（筋区画症候群）は，筋膜や筋，骨膜により境界された区画の組織間液圧が，微小血行や神経筋機能の障害をきたすまで増大した状態と定義される[51]。スポーツ活動による慢性障害や打撲，捻挫，骨折などの急性外傷による圧上昇，細動脈の閉塞により筋，腱，神経組織の壊死を起こす。

2）発生機序

急性型は外傷を契機として発生し，放置すると非可逆的となるため緊急の筋膜切開を必要とする。慢性型はランニングなどのスポーツ活動により発生し，安静にすると寛解する。

下腿での動脈本幹の圧は約 100 mmHg とされ，これに対し毛細血管の圧は 20〜30 mmHg といわれる。何らかの原因で末梢の組織の圧が 30 mmHg 以上に上昇すると，筋内に分布する細動脈は閉塞し，筋・神経の阻血状態となる。慢性型の場合，保存療法に抵抗し，走行前後の内圧差が 30 mmHg 以上，走行直後の内圧が 70 mmHg 以上を超えると筋膜切開の適応が考慮される[52]。

3）分類

下腿のコンパートメント（以下，区画）は前側，外側，深後側，浅後側の 4 つがあり（「B-1．脛骨骨幹部骨折」の図 14 参照⇒187 頁），複数侵されることもある。症状は各区画内の筋の伸張痛，圧痛，筋力低下が生じる。また，通過する神経の麻痺を起こしやすく，前側区画では深腓骨神経の障害，外側区画では浅腓骨神経が通過するので浅腓骨神経の障害，深後方区画では脛骨神経の障害を起こす。浅後側区画では腓腹神経の知覚障害を

まれに起こすが，原則として知覚は正常である[53]。

4）保存的治療

慢性型では安静，罹患筋のリラクゼーション，筋膜のストレッチ，アイシングを行い徹底的に内圧を低下させる。また，疼痛誘発動作を確認し，このときの罹患部へのストレスとなる関節運動を制動する。足部の機能訓練で疼痛が出現するケースでは，足底挿板やテーピングが有効である。

b シンスプリント

1）定義

アメリカ医師会（American Medical Association：AMA）の定義では[54]，「硬いサーフェスでのランニングや底屈筋の過負荷によって誘発される下腿の違和感や疼痛。診断は，骨折や虚血性障害を除く筋腱の炎症に限られたもの」とされている。

陸上競技選手に多発する過用症候群の1つであり，脛骨内縁中央から遠位1/3にかけての疼痛を愁訴とする。上記の定義があるものの，その病態については骨膜炎，筋・筋膜・腱の炎症，過労性骨障害などいまだに統一されていない[55]。症例ごとにどの組織が疼痛の原因であるかを圧痛，エコー所見，骨シンチグラフィー，アライメント，筋の収縮時痛などから判断すればよい。

2）発生機序および分類

ランニングやジャンプ動作が多いスポーツで生じる。症状は，初期はスポーツ後の違和感であるが，疼痛のためスポーツ活動が困難な状態に至る。

発生機序は，一般的に回内足に伴うものが多く報告されており[56]，荷重時に下腿外側への曲げ負荷や深層屈筋群（後脛骨筋，ヒラメ筋）による骨膜牽引刺激が原因で脛骨内側後面の痛みが生じるといわれている[57, 58]。しかしすべてが回内足を呈しているわけではなく，ハイアーチを呈し踏み切り時にホイップが入る例や，回外足においてもシンスプリント症状が出現するケースは臨床上多くみられる。中宿ら[59]は，凹足で後足部が回外位のまま荷重していくタイプの1つの発現機序として，後足部の回外接地による下腿の外旋が，相対的に内旋した大腿や膝を含めた脛骨上部との間で外捻力が生じた結果と述べている。

分類としては疼痛の程度を基準にしたものではなく，上記のように，疼痛の原因が回外タイプか回内タイプかそれによりストレスが加わる組織は何かを明確にすることが大切である。また，八木[60]は，復帰期間が2週間程度の一般型と2〜3か月を要する重症型に分類し，復帰時期を明確にすることで現場のニーズに対応している。一般型は長趾屈筋などの筋のトラブル，重症型は骨障害としている。

3）保存的治療

疼痛が発生する原因となったアライメントをランニング，ジャンプ動作などを観察し判断する。そのうえで足底挿板の調整や筋のストレッチを考案する。

疼痛のある組織に対しアイシングや疼痛の引き金となった筋のリラクゼーションを行う。下腿後面の筋の伸張性低下による足関節背屈制限が歩行・走行での踏み切り時にホイップを生じさせて疼痛が出現しているのであれば，伸張性を獲得する。また，ランニングやジャンプ動作で足趾屈曲する選手では，長趾屈筋の正しい収縮パターンの習得が必要である[60]。骨の障害であれば，骨リモデリング期間として4週間の安静と超音波治療を行う。

c アキレス腱炎・アキレス腱周囲炎

1）定義

アキレス腱自体が炎症を起こしたものをアキレス腱炎，アキレス腱の周囲組織（パラテノン）の炎症をアキレス腱周囲炎，アキレス腱付着部周辺にある滑液包が炎症を起こした状態をアキレス腱滑液包炎という[61]。

2）発生機序

ランニング，ジャンプ動作での足関節底屈や，停止時やジャンプの着地時にアキレス腱には大きな張力が働く。このような動作が引き金となりアキレス腱やその周囲に炎症を起こす。アキレス腱への負荷の増大と，その頻度の過大が原因と考えられている。そのほか，アライメントの問題として，ランニングの荷重時に後足部が回外から過回内することで生じるアキレス腱の捻転や内側の伸張ストレスが問題とされる[62]。

3）分類

アキレス腱炎は足部の過回内による内側型と過回外による外側型，混合型である中央型に分類される。また，定義でも示したように炎症部位によりアキレス腱炎，アキレス腱周囲炎，アキレス腱滑液包炎に区別される。圧痛部位の確認だけでなく超音波画像診断装置を使用することでアキレス腱周囲炎，部分断裂，付着部の滑液包炎の鑑別が可能である。そのほか，他動的に底屈強制し足関節後方に疼痛や腫脹を引き起こす三角骨障害との区別も大切である。

4）保存的治療

急性期でもアキレス腱より近位の腓腹筋・ヒラメ筋を徒手にて遠位に寄せるストレッチはアキレス腱の無駄な伸張ストレスを軽減でき，治癒を促進できる。急性期では，踵を高くする足底挿板を使用して，腱への伸張を軽減することは有効であるが，筋の短縮が生じるので疼痛がないなら無理に使用しないほうがよい。患者には1〜2週の安静を指示し，疼痛が軽減したら腓腹筋・ヒラメ筋のストレッチを行わせる。筋の硬さ，足部のアライメント，動作の問題など，発症に関与した要因を改善することは重要である。後足部の回内ではアキレス腱の内側，回外では外側に伸張ストレスが入りやすいので足底挿板にて調整する。特にいったん後足部が回外してからの過回内運動は是正が必要である。2〜6週でスポーツ復帰が可能となるが，バドミントン選手の後ろ足など競技によってはストレスを受けやすい動作があるので，機能が改善してもテーピングで対応する。福井によると足関節から上部にある身体質量が足関節より前方に位置すると足関節底屈モーメントが増大するため，体幹の後方コントロールが重要であると指摘している[63]。

d 踵部脂肪褥炎（heel pad lesion）

ヒールパッドとは，踵の肥厚した皮膚深層と踵骨後結節部の浅層との間の豊富な皮下脂肪組織である[64]。踵の皮下脂肪層は線維性隔壁で仕切られたいくつかの小区画に分けられており，体重負荷時にショックを緩和する役割を担っている。

1）定義

矢部ら[65]によると，①荷重時に踵骨隆起下縁部に疼痛を生じ，同部位に圧痛があること，②踵骨隆起下縁部脂肪褥の硬度の低下減少により踵骨下縁部を容易に触知できること，の2点としている。扁平化した脂肪を寄せて厚みを持たせると圧痛が軽減することも

重要なチェック項目である．また，母趾を背屈しても疼痛は生じない点で足底腱膜付着部炎と異なる．

2）発生機序

踵への反復もしくは強度の圧迫刺激が生じた際に隔壁が損傷され，隔壁内の脂肪組織が圧排・流出する．ヒールパッドの疼痛が持続するケースでは脂肪の扁平化や瘢痕化をきたし，衝撃吸収能が失われ，圧が局所的に集中されている．踵骨骨折後の症例では疼痛の原因であることも多い．

3）保存的治療

治療目的は，挫滅されたヒールパッドへの機械的ストレスを軽減させ，自然治癒を促すことである．一般的な治療は，消炎鎮痛薬の投与，ステロイドの局所注射，免荷や安静の指示，運動時にはヒールカップやヒールパッドを寄せるテーピングを行い，荷重時のショックの緩和を行う[66~68]．スポーツにおいて反復した圧迫刺激で発症した場合には，足底挿板による後足部のアライメントの是正が必要である[69]．

e 有痛外脛骨

1）定義

外脛骨は足部過剰骨のなかでも最も頻度が高く，後脛骨筋が付着する舟状骨の内側後方にみられる．健常者の15％前後に認められ，有痛性でなければ問題はない．しかし，急激な運動負荷や外傷を契機として痛みが発症すると治療の対象となる．80～90％は両側に認められる[70]．

2）発生機序

スポーツ活動の盛んな10～15歳の思春期に発症することが多く，安静で疼痛は軽減するが，スポーツ活動に支障をきたす．疼痛発生機序は，主に以下の3つがあげられる．①外脛骨隆起部が靴で圧迫されて炎症性滑液包炎が起こる．②後脛骨筋が外脛骨を介して舟状骨粗面に付着するため，縦アーチの動的支持不全をきたし，外反扁平足，後脛骨筋腱腱鞘炎などの症状を起こす．③VeitchⅡ型では，外脛骨と舟状骨の線維性軟骨結合が外傷やオーバーユースにより断裂し，骨軟骨炎を生じる．

3）分類

X線像による分類では，Veitchの分類[71]がよく用いられる．外脛骨を舟状骨との位置関係において次の3型に分類した．Ⅰ型：外脛骨は小さく，舟状骨から遊離しており後脛骨筋腱内にある．Ⅱ型：外脛骨は舟状骨粗面部に隣接し線維性または軟骨性に結合し，腱付着部の一部になっている．Ⅲ型：外脛骨は舟状骨と骨性に癒合しており突起状を呈している．このうち有痛性外脛骨になるのは圧倒的にⅡ型が多い．

4）保存的治療

靴による圧迫が主な原因であれば，靴の変更やドーナツ型のパッドで圧迫を防ぐことで症状は改善する．外反扁平足や回内足が著明な場合には，足底挿板およびテーピングにて内側縦アーチを保持し，後脛骨筋からの牽引ストレスを軽減する治療が有効である．足底挿板は舟状骨だけでなく踵骨載距突起の落ち込みを確実に止めることが重要である．回内足に対して内側縦アーチを保持する目的で足趾屈筋のトレーニングも並行して行わせる．

f 外側靱帯損傷

1）定義

足関節外側靱帯は前距腓靱帯（anterior talofibular ligament：ATFL），踵腓靱帯（calcaneofibular ligament：CFL），後距腓靱帯（posterior talofibular ligament：PTFL）からなり，いずれかが損傷を受ければ外側靱帯損傷である。CFL や PTFL の単独損傷はまれで，通常の臨床で問題になるのは ATFL と CFL である。これに PTFL 損傷が加われば腓骨と距骨の靱帯連絡は完全に途絶する。足関節捻挫は軽度であれば競技に支障をきたすことは少ないが，不安定性が残存したままスポーツ復帰をすれば腓骨筋腱炎，衝突性外骨腫，離断性骨軟骨炎ひいては関節症性変化の原因となりうる。

2）発生機序

外側靱帯損傷は足関節底屈で足部が内がえし強制され生じる。まず，ATFL が損傷され，さらに外力が加わると CFL，PTFL の順に損傷される[72]。

3）症状

足関節外果部を中心とした疼痛を主訴とする。損傷が重度の場合は歩行困難となることが多い。外果部を中心に腫脹があり，皮下出血は外果下方に出現することが多い。圧痛は，一般に ATFL に最も多いが，足根洞の圧痛の有無もみておくとよい。受傷時に内果下端と距骨の内果関節面とが衝突することにより骨軟骨損傷が生じることがある。この場合損傷部に腫脹と圧痛を認める。

4）分類

重症度分類は，靱帯の損傷の程度に基づく分類が一般的である。Beynnon[73]は，「Grade I は ATFL もしくは CFL の部分断裂（不安定性なし）。Grade II は ATFL の断裂はあるが CFL は損傷してないか，もしくは部分断裂（前方不安定性はあるが，内がえし不安定性はなし）。Grade III は ATFL および CFL の完全断裂（前方および内がえし不安定性あり）」としている。この分類は不安定性の程度で判断はできるが，受傷直後は疼痛のため行いにくいことや Grade II と III の判断が困難である。そこで，加藤ら[74]は「ATFL のみの圧痛を軽度，ATFL および踵腓靱帯の圧痛がある場合を中等度，ATFL と踵腓靱帯の圧痛が強く，これに加えて内側靱帯や前下脛腓靱帯の一部に軽度の圧痛を認めるものを重度」と圧痛部位とその程度で重症度を判断しており，スポーツ現場で用いやすい。

5）保存的治療

Grade III では手術を選択されることも多いが，それ以外の Grade I・II では保存的治療が行われることが一般的である。手術の選択は医師によっても異なり[75〜77]，靱帯損傷の重症度や不安定性の程度のみでなく，社会的背景やスポーツの種目とレベルなどから決定されるため単一ではない。

保存療法の急性期（受傷直後から 72 時間程度まで）では，炎症症状の軽減を目的にPRICE（保護・安静・冷却・圧迫・挙上）処置を優先的に行う。急性期以降から徐々に筋力強化を図るとともに，次の復帰準備期で実施したいステップ動作などを円滑に実施できるための基礎的な運動機能の回復を図る。最終的には，種目に合わせたステップ動作や種目特性のスポーツ動作を獲得させる。

足関節が機能的に安定する背屈の可動域を獲得すること，不安定である底屈位で腓骨筋の強化を行い，内反不安定性を制動することが大切である。バランスボードを用いた神経

筋協調訓練も大切であるが，靱帯損傷を再発させるような内反アライメントが出現しないために，サイドステップや方向転換動作で小趾側荷重を防止することも大切である．競技開始時には適宜テーピングを指導する．

g 外反母趾

1）定義

外反母趾とは，外反母趾角が15°以上の状態をいう．軽度の外反母趾ならば，15〜20°，中度ならば20〜40°，重度ならば40°以上となる．

2）発生機序

外反母趾はハイヒールを履く女性に多く，その主な原因は靴にあるとされてきた．しかし，外的要因だけでなく母趾中足趾節関節（metatarsophalangeal joint：MTP jt），第1足根中足関節（tarsometatarsal joint：TM jt）の過剰な可動性が生じやすい疾患も外反母趾の促進要因になる．

外反扁平足や回内足など，母趾球への荷重の集中，TM jt，母趾 MTP jt の異常可動性，母趾内転筋，外転筋の筋力低下などが生じると，母趾内転筋や深横中足骨間靱帯の第1中足骨を元の位置にとどめる力が減少する（図21）．すると体重負荷による中足骨に対する外転力が優位となり，第1中足骨が外転（TM jt の内反）する．このとき，種子骨，長母趾屈筋腱腱鞘，蹠側板などの蹠側機構は母趾内転筋や深横中足骨間靱帯で元の位置にとめられる．そして，蹠側機構と強く結合した基節骨は内転・回内し母趾 MTP jt の外反となり，外反母趾が発生する．

母趾 MTP jt の矢状面から外側に外れた屈筋腱と伸筋腱は，母趾 MTP jt を外反するベクトルが生じ，外反母趾角が増加する．また，外反母趾角が増えると内側種子骨に停止する母趾外転筋の作用は減弱し，逆に内転筋の作用は増加するので外反母趾を増悪させる．

3）分類

病期として，荷重により生じた母趾の外反が脱重によって元の中間位に復帰する代償

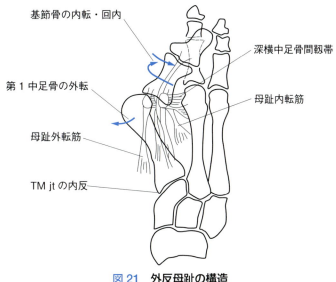

図21　外反母趾の構造

期，荷重を除いても母趾が外反位にある非代償期，筋力により外反が強くなる増悪期，母趾 MTP jt が亜脱臼する終末期に分けられる[78]。

4) 保存的治療

保存療法の効果が期待できる限界の外反母趾角は 35°といわれている[79]。前述したように外反母趾角の増加により各筋が外反に作用するため，もはや内反の運動ができないためである。

軽度の外反母趾に対しては，①履物の改善，足底挿板の作製[80, 81]，②母趾 MTP jt 内側の靱帯・関節包のストレッチ，③母趾外転筋や横アーチ，内側縦アーチ保持筋の強化，④装具でのケアが有効である。

5 足根管症候群

a 定義，受傷機転

足根管 (tarsal tunnel) とは，脛骨内果の後面で，屈筋支帯と踵骨の内面により形成されるトンネルである。トンネルの中は，神経・血管を通過する区画 (後脛骨動脈・静脈・脛骨神経) と，下腿屈筋群 (後脛骨筋腱・長趾屈筋腱・長母趾屈筋腱) が通過する区画に分かれている (図 22)[82]。足根管症候群 (tarsal tunnel syndrome) は，足根管内で脛骨神経が圧迫を受けることにより発症する，絞扼性神経障害である。足の屈筋支帯は手の屈筋支帯に比べ薄く，強度も手根管よりも低い。そのため，手根管症候群よりも発症頻度が高いといえる。

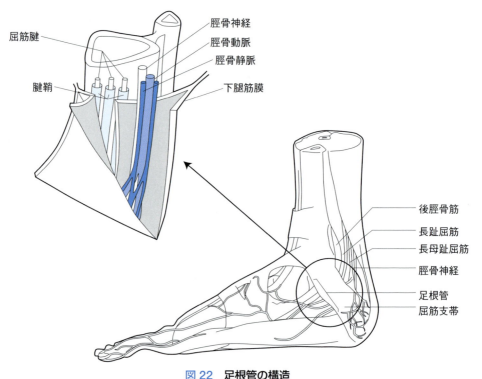

図 22　足根管の構造
〔工藤慎太郎(編)：運動器疾患の「なぜ？」がわかる臨床解剖学．pp 201, 206, 医学書院, 2012 より〕

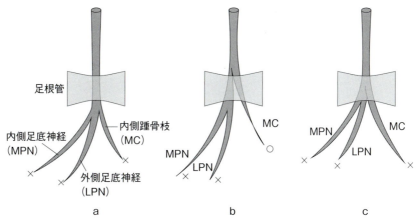

図 23　足根管内での脛骨神経の分岐パターンと損傷される神経
a. 足根管を通過した後，3本に分岐する例：内側・外側足底神経，内側踵骨枝すべて障害される。
b. 足根管を通過する前に，内側踵骨枝が分岐する例：内側・外側足底神経のみ障害される。
c. 足根管内で3本に分岐する例：内側・外側足底神経，内側踵骨枝すべて障害される。
〔工藤慎太郎(編)：運動器疾患の「なぜ？」がわかる臨床解剖学．p 203，医学書院，2012 より〕

　また，屈筋支帯は，腱膜様組織であり，その近位は下腿腱膜へ，遠位は足背腱膜へ移行する。つまり，足関節部の外傷などにより，下腿三頭筋の柔軟性が低下した場合，屈筋支帯の柔軟性も低下してしまうため，本症を発生する要因となる。そのほか，発症要因としては，ガングリオン・腫瘍に伴う足根管内の占拠性病変，腱鞘炎(関節リウマチなど)に伴う腫脹などがあげられる。

b 臨床症状

　脛骨神経は，足根管内部で内側足底神経，外側足底神経，内側踵骨枝に分枝される(図23)[82]。そのため足根管症候群は，足底部から足趾にかけての放散痛および足根管部痛を訴えるとともに，足底部に感覚障害を発生させる。発現部位は，踵骨を除く足底内側が最も多く，次いで足底面全体に発生することが多い。症状出現部位が異なるのは，足根管内部で脛骨神経の分岐に変異が存在するためである(図23)[82]。
　上記を訴え，足根管部にティネル徴候を確認できれば本疾患と診断される可能性は高いといえる(図24)。

c 治療方法

　外科的治療法は，屈筋支帯を切離しての神経剥離術，骨棘切除術が行われる。保存療法は，下腿三頭筋の柔軟性の改善が屈筋支帯の柔軟性改善に有効であることからストレッチが行われる。

6　距骨骨折

a 受傷機転，特徴，分類

　距骨骨折は発生率が全骨折の0.1〜0.6％とまれな骨折である。足根骨骨折の中でも比較

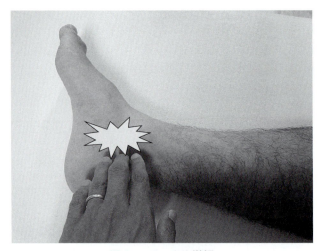

図 24 ティネル徴候
損傷された末梢神経を遠位より近位へ軽く叩いていくと，損傷された部位では，その神経の固有知覚領域にチクチク感や蟻走感が生じる。損傷された神経が再生過程において，髄鞘に覆われていない軸索の先端を叩打するために生じる徴候である。

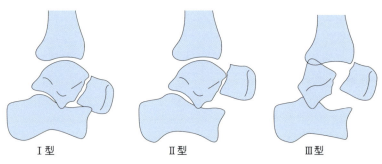

図 25 Hawkins 分類
Ⅰ型：骨折部に転位はなく，距骨下および距腿関節の脱臼は伴わない。下方と側方からの血行は保たれる。
Ⅱ型：骨折部に転位を生じ，距骨下関節の脱臼を伴う。3つの主な栄養血管のうち2つが障害を受ける。
Ⅲ型：骨折部は大きく転位し，距骨下関節と距腿関節は脱臼する。すべての栄養動脈は障害を受ける。
〔玉井和哉：足部の骨折と脱臼．松野丈夫，他（総編集）：標準整形外科学，第12版．p 824，医学書院，2014 より〕

的まれであり，Davidson ら[83]は 25,000 例中 56 例であったと報告している。

　受傷機転は交通外傷が多く，ほかに高所からの転落やスポーツなど多くは背屈強制により骨折する。解剖学的特徴として，距骨は頭部・頸部・体部より構成される。頭部は舟状骨と距舟関節を，体部は脛骨下端と距腿関節，踵骨と距骨下関節を形成している。その表面積の約 60% は関節軟骨で覆われている[84]。距骨は筋腱の付着がなく，距骨の動きは周囲の靱帯によって制動されている。骨内・骨外の血流は後脛骨動脈の分枝，前脛骨動脈の分枝，腓骨動脈貫通枝により供給されている。しかし，血行に乏しいことから阻血性壊死を惹起しやすく，治療に難渋することが多い。距骨骨折は頸部骨折と体部骨折に分けられ，頸部骨折では足関節が背屈強制されたとき脛骨前方部と距骨の頸部に外力が加わり骨折する。骨折の分類は Hawkins の分類が用いられることが多い（図 25）[85]。距骨体部骨折

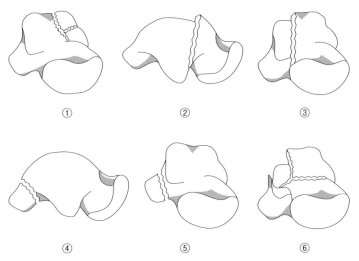

図26 Sneppen 距骨体部骨折の分類
① compression fracture（圧迫骨折）
② coronal shearing fracture（前額面剪断骨折）
③ sagittal shearing fracture（矢状面剪断骨折）
④ fracture in the posterior tubercle（後結節骨折）
⑤ fracture in the lateral tubercle（外側結節骨折）
⑥ crush fracture（粉砕骨折）
〔高倉義典：足関節部骨折．越智隆弘，他（編）：下肢の外傷，NEW MOOK 整形外科，No 8，pp 188-198，金原出版，2000 より〕

では体部に大きな圧迫かつ剪断力が加わり，脛骨と踵骨間で圧迫されて骨折が生じる．距骨後突起骨折では，足関節の底屈強制により，距骨後突起が脛骨関節面後縁に衝突して骨折する．分類は Sneppen の分類が用いられる（図26）[86]．Hawkins 分類Ⅰ型では骨壊死を合併する頻度はきわめて少なく，0〜13% と報告されている．Ⅱ型では 20〜50% と高くなり，Ⅲ型ではさらに 80〜100% の発生率となる[86]．体部骨折では転位の小さい頚部骨折に比べて，骨壊死の頻度は高くなる．

b 外科的治療

　転位のないものは保存療法が選択され，転位があるものには観血的治療が選択される．
　ギプスによる固定期間は短いもので 5〜6 週，長いものでは 6 か月と様々な報告があり，骨癒合の得られにくさから，固定期間については一定したコンセンサスは得られていない．一般的に Hawkins 分類においてⅠ型では保存療法，Ⅱ型や転位の大きなⅢ型は観血的整復術を行う．外科的治療としては海綿骨螺子や K-ワイヤーが用いられることが多い．粉砕の程度によれば，プレート固定や骨移植を行うという報告もあるが，いずれにしても残存する血液供給路を阻害せず，周囲の軟部組織を温存したアプローチが必要となる．
　骨壊死の評価には Hawkins 徴候が用いられる．足関節正面像で滑車部の軟骨下骨組織に出現する骨透亮像の有無により血流の存在を判断する．血行が保たれていれば骨萎縮が起こり，途絶していれば骨硬化が出現して骨壊死を疑う[86]．骨壊死の評価には軟部組織損傷の評価を含め，CT や MRI が重用されているが，Hawkins 徴候が出現するまで外固定や免荷が継続されることが多い．この際，PTB（patellar tendon bearing）の下肢装具が用

いられることが多い。しかし免荷期間を延長したからといって，治療成績が向上するとのエビデンスはみられない。また，手術を行うタイミングについて，受傷より手術までの期間と治療成績については予後関連性はなかったとの報告もある[84]。

c 合併症

合併症は，内果骨折，踵骨骨折，中足骨骨折や距踵靱帯などの靱帯損傷，関節包損傷などがあり，さらに足関節の回外が加わることにより距骨下関節の亜脱臼が生じることもある。また，距骨骨折では，前述したように解剖学的整復の得られにくさや，血行が乏しいことにより阻血性壊死が最大の問題点となる。それに伴い長期固定が必要となり，足関節拘縮も問題となる。アライメント不良や距骨壊死後に滑車部が陥没し，距骨下関節や足関節に二次性変形性関節症が生じることも問題となる。

固定期間中のリハビリテーションとしては，腫脹・疼痛の管理，皮膚色調の確認，足趾関節可動域訓練（腱の滑走訓練），等尺性収縮訓練などが重要となる。距骨骨折は高エネルギー損傷であることが多く，合併損傷に留意しながら進める必要がある。いずれにしても，距骨阻血性壊死が最大の問題点となるので，継時的なX線確認が重要となる。

C 臨床症状の診かた・考えかた

1 背屈可動域制限の責任組織と病態の推察方法

a 背屈運動で伸張・滑走する軟部組織

制限因子になる可能性がある軟部組織の把握が，基礎知識として重要となる。距腿関節の底背屈軸より後方を通過する軟部組織は，距骨滑車の後方移動を制動し，背屈可動域の制限因子となる可能性がある。筋では，腓腹筋やヒラメ筋だけでなく，長母趾屈筋，長趾屈筋，後脛骨筋，長および短腓骨筋があげられる。靱帯では，後脛距靱帯，後距腓靱帯だけでなく，背屈時の脛腓間の離開に伴う前および後脛腓靱帯も制限因子になる可能性がある。その他に，皮膚や関節包，脛骨神経，アキレス腱前方のKager's fat pad[87]，滑液包なども念頭におく必要がある。これらの組織が壊れた状態を「損傷」，筋の持続的な収縮が引き起こす内圧上昇によって疼痛と循環障害が起きている状態を「筋攣縮」，伸張障害や長さの不足が起きた状態を「短縮」，2つの組織間の滑走が障害された状態を「癒着」とする。損傷と筋攣縮は早期から，短縮と癒着は時間経過とともに出現し，いわゆる関節拘縮として扱われる。

b 理学所見による確認
1）背屈制限時のエンドフィールの確認

抵抗感なく急な疼痛と防御収縮が出現して制限される場合は，損傷や炎症であることが多い。抵抗感の増加とともに疼痛が増す場合は，癒着や短縮による制限が考えられる。

2) 圧痛の有無

情報収集により予測された組織について確認する。疼痛を訴えた部位に圧痛があるということは，その部位に圧変化に伴う病態があることを示している。ただし，圧痛は攣縮筋だけでなく，局所安静が必要な損傷組織においても認められることから，圧痛が認められたらリラクゼーションとストレッチを行うべきという短絡的な判断ではなく，複数の所見を合わせて病態を推察することが大切である。また，表層組織が弛緩した状態で圧痛が著明な場合は深部組織が，表層組織が弛緩していない状態で圧痛が著明な場合は表層組織が，圧痛の原因組織と判断する。

3) 他関節操作や他方向操作での可動域および疼痛変化

多関節筋においては，背屈角度の増減により，他関節の可動域も増減するという現象が認められる。たとえば，長母趾屈筋腱が距腿関節の近位で癒着している場合，背屈位にすると母指中足指節間関節(MP関節)および趾節間関節(IP関節)の伸展が制限され，背屈角度を少し減らすと，減らした分だけ母趾MP関節およびIP関節の伸展角度が増加する。角度の増減だけでなく，制限時に訴えた疼痛と同じ質の疼痛が増減することを確認すると，より確実な所見になる。

これらの操作で可動域や疼痛の程度に変化がない場合には，単関節に関連する軟部組織が制限因子と考えられる。背屈以外の運動によっても制限される組織の場合，可動域限界までの背屈位をとると，背屈以外の運動が制限される。たとえば，後脛骨筋の場合，可動域限界までの背屈位では距骨下関節の外がえしができなくなり，背屈角度を少し減らすと，減らした分だけ外がえし角度が増加する。同様に長・短腓骨筋が制限因子の場合，背屈位では距骨下関節の内がえしができなくなり，背屈角度を少し減らすと，減らした分だけ内がえし角度が増加する。この操作でも可動域に変化がない場合，背屈方向のみを制限する組織が制限因子と考えられる。

4) 制限時に緊張する軟部組織と緊張しない軟部組織の同定

軟部組織の癒着や短縮による制限の場合，背屈可動域制限と同時に緊張して硬くなる変化を触知できる。触診し，指に一致して緊張が増す部位を足関節の遠位から近位に向かって順に確認する。短縮の場合，その組織の全長にわたって緊張による硬さの増加を触知できる。癒着の場合，緊張による硬さの増加を触知できるのは癒着部位より遠位側のみであり，癒着部位およびその近位側では硬くなる変化を触知できない(図27)。関節運動によって軟部組織が伸張されても，癒着部があることで伝達が途絶えるためである。制限時に緊張する組織が体表上から全く触知できず，明確な抵抗感がある場合は，関節包や靱帯など関節構成体由来である可能性が高い。ただし，骨表面に近い最深層部位にて癒着や短縮があり，表層の組織は十分に伸張，滑走している場合，制限時の軟部組織の緊張の変化を体表から触知しにくいことがある。その場合は，後述する徒手操作による確認を行う。近年普及しつつある運動器超音波画像にて，背屈運動時に滑走していない組織を確認する方法もある(図28)。

5) 徒手的伸張・弛緩操作での可動域・疼痛変化

制限と同時に緊張した組織に対し，徒手にてわずかな横断的伸張を加えつつ再度可動域を確認する。この操作により，徒手的伸張を加えない場合と比べて角度が減少し，伸張を加えている指に緊張が伝わるのと同時に制限される場合は，現在の角度での制限因子であ

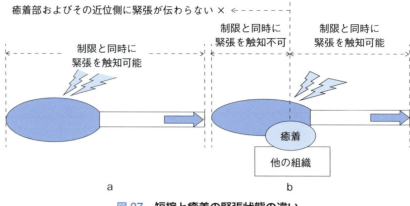

図27 短縮と癒着の緊張状態の違い
a. 短縮の場合。b. 癒着の場合。

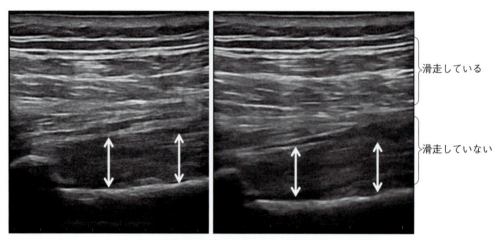

図28 運動器超音波画像による滑走障害部位の確認
大腿骨骨幹部を含む下肢多発骨折症例である。術後半年以上が経過し，膝関節屈曲は130°である。骨折部の前面遠位部を短軸にて撮影したところ，骨折部のすぐ遠位部は屈曲に伴う滑走がなく（白矢印部分），その表層部のみが大きく滑走していた。表層と深層の滑走状態が大きく異なり，病態把握をするうえで，触診では判別しにくい事例であるが，運動器超音波検査であれば視覚化できる。

る可能性が高い。角度の変化がない場合は，癒着部位の近位側に操作を加えてしまっているか，その組織が現在の角度での制限因子ではないと判断する。癒着が制限されている場合は，癒着部位の遠位にてこの操作を行うと可動域が減少する。また，疼痛を訴えている部位を周囲から緩める徒手操作にて角度が増加する場合は，緩めた組織由来の損傷や炎症が制限因子である可能性が高い。

6）軟部組織個別の伸張性，滑走性の左右差比較

責任部位と病態が明確になってきたら，その組織の長軸方向の伸張や滑走の程度の確認に加え，短軸方向すなわち横断的な方向への伸張や滑走を確認する。同じ肢位で健側と比較して判断する。

c 所見を得るときの注意点

正常な運動軌跡となる背屈運動を操作できることが正しい評価の条件となる。伸張性を失った後方組織は、背屈時に距骨を前方へと偏位させ、足関節前方インピンジメントを誘発するためである。セラピストは、前腕にて患者の前足部のみを押して背屈するのではなく、距骨滑車の後方移動を操作する。

2 荷重時痛の責任組織と病態の推察方法

a 荷重時痛の発生原因

荷重時に発生する疼痛の責任組織や病態が異なれば、対処方法も異なる。最適な治療を行うためには、原因追究のための評価が欠かせない。

1）疾患や外傷に起因するもの

外傷による解剖学的破綻や疾患に起因する荷重時痛は、運動療法が逆効果となる場合がある。セラピストによる確認と報告が、医師の診断と治療方針決定の補助になることもあるため、主なものを知っておく必要がある。

① 脛腓靱帯損傷

足関節果部骨折後、特に Lauge-Hansen 分類の PER(pronation-external rotation)タイプの Stage 2 以上、PA(pronation-abduction)タイプの Stage 2 以上に起こりやすいとされている[88]。遠位脛腓関節の開大により距骨が外側に転位し、関節面の適合性が不良となる。単純X線像にて、腓骨内側縁と脛骨切痕前縁との距離に比べて、腓骨内側縁と脛骨切痕後縁との距離が長い場合は、不安定症を疑う。遠位脛腓関節部の圧痛と腫脹、背屈時痛、荷重時痛などが生じ、背屈角度や荷重量を減らすと疼痛が軽減する。脛腓間が離開し、距骨が1mm外側へ偏位すると、脛骨天蓋と距骨滑車関節面との接触面積が42%減少するとされ、将来は関節症変化を起こす可能性が高い[88]。過度な荷重や背屈を避けて修復を待つことになるものの、靱帯断裂など解剖学的破綻が症状の原因であり、整形外科的手術も選択肢の1つとなる。医師に方針を十分確認する。

② ズーデック骨萎縮

骨折に限らず、四肢末梢部分の外傷に続発する。反射性の血管運動障害の結果、腫脹やチアノーゼ、関節拘縮を認める[89]。荷重時痛が非常に強く、全荷重許可時期になっても荷重できない例がある。外傷後に著しい腫脹と循環障害をきたし、単純X線像において高度の骨萎縮が認められる場合は本症を疑う。腫脹や循環障害、拘縮の改善を優先しつつも、足底板などで荷重圧の分散を図りながら、可能な範囲で荷重を進める。

③ 下腿の深部静脈血栓症

下肢および脊椎の手術後に発症しやすく、肺血栓塞栓症の原因となる。広範囲の肺血栓塞栓症は致死率3割で、1時間以内の死亡が40%と危険度が高い。運動療法実施中の発症もありうる。下肢の深部静脈血栓症(deep vein thrombosis：DVT)がその原因と考えられ、腸骨型、大腿型、下腿型のうち下腿型が突然死の塞栓源として多い。そのうち9割がヒラメ筋静脈を血栓発生源としており、早期の発見、治療が重要である[90]。術後、足関節背屈強制による腓腹部の疼痛(ホーマンズ徴候)、下腿の両側圧迫時での疼痛はなく前後圧迫時による疼痛の出現(バンクロフト徴候)、下肢や腓腹部の疼痛が立位で増強(ルーク徴

候），膝窩部の腫脹や圧痛が認められる場合[91]は医師に相談する．下腿三頭筋の拘縮や筋損傷によっても似た症状が出現するが，疑わしい場合は医師に相談すべきである．

④ その他

踵骨骨折後の距骨下関節面不適合による有痛性関節症，踵骨横径増大による腓骨筋腱の腱鞘炎，距骨骨折後の阻血性壊死による圧潰，下腿骨折ロッキングプレート固定後の感染，末梢循環障害による間欠跛行，急性痛風性関節炎（痛風発作）や関節リウマチによる疼痛，腫瘍や腫瘤など，運動療法による対処が困難な病態があることを念頭において評価・治療に当たるべきである．それぞれどのような理学所見が得られるかを知っておくとよい．

2）力学的ストレスに起因するもの

荷重時痛は，体重負荷により正常から逸脱した軌跡での運動になっている関節に起こる．伸張や圧迫，捻れ，剪断などの力学的ストレスが，組織の強度や柔軟性の限界を超える場合，組織の損傷や炎症が起こる．組織へのストレスが大きくても，組織の機能が高ければ損傷・炎症を生じない．反対に，組織へのストレスが小さくても，組織の機能が低ければ損傷・炎症を生じる．力学的ストレスが加わる動作方法や姿勢，ストレス回数の過多などが原因となる．前者の原因として，負担が少ない姿勢や動作の理解不足や経験不足，その姿勢保持・動作遂行のための局所機能の低下などがあげられる．

損傷・炎症部位は，時間とともに線維芽細胞の働きが活発になり，線維化して拘縮へと至る．拘縮や過緊張により，ある関節の可動域不足（hypomobility）が認められる場合，動作時にその関節が負担すべきであった関節可動域を補う形で隣接関節に過可動性（hypermobility）を生じ，周辺組織の炎症を惹起する場合がある．

b 力学的ストレスの視覚化

力学的ストレスによる荷重時痛を評価するためには，どこの筋の活動が高まっているか，どこの靱帯が過緊張になっているかなどを観察にて判断することが重要である．

身体重心位置から地球の中心に延びる線を重心線とする．この線が足関節のどこを通過するかで，距腿関節および距骨下関節に加わるストレスを判断し，関節機能解剖学とのマッチングをさせることで，どこの組織に負担がかかっているかを把握できる．

重心線が距腿関節運動軸より前方を通過すれば，底屈筋が働き，背屈制動の靱帯が緊張し，前方組織には圧迫力が加わる．距腿関節よりも後方を通過すればその反対である（図29）．距骨下関節運動軸の前外側を通過すれば，内がえしの筋が働き，外がえし制動の靱帯が緊張し，前外方組織には圧迫力が加わる．後内側を通過すればその反対である．共同作用を持つ筋や靱帯のうち，一部の組織が機能低下を起こせば，ほかの組織に負担がかかる．筋による支持は，収縮によるものと非収縮要素の抗張力によるものとがあり，後者では筋が伸張された位置でしか支持できない点が前者とは異なる．

c 荷重による運動連鎖の理解

荷重位において，1つの関節の位置関係が，ほかの関節の位置関係にも影響を与える．荷重により，踵骨の回内，立方骨の回内，小趾側の回内・外反と前方移動，母趾側の回外・内反と前方移動が生じる[92]．この機能的変形は，衝撃吸収や歩行時の推進力を高める

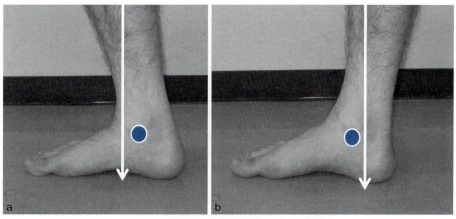

図29 重心線の位置と負担のかかる組織
重心線が距腿関節運動軸より前方を通過すれば底屈筋によって制御され(a)，距腿関節よりも後方を通過すれば背屈筋によって制御される(b)。筋活動にて制御できない場合は，他動的可動域の限界位置にて，筋そのものの張力や靱帯などで静的に制動される。

役割がある[93]（「D-2．有痛性足部疾患に対する足底挿板療法の考え方」参照⇒213頁）。踵骨回内接地により，下腿は内旋する。踵骨回外位での接地により，内側縦アーチが上昇して凹足となり，下腿は外旋する。機能的変形の過剰，不足が有痛性足部疾患につながる。

d 荷重時痛の評価手順

1）評価の目的

荷重時に疼痛が出現する場合，荷重量や左右の荷重割合を測定することが多い。これらの評価は，疼痛が問題であるという現状把握のためのデータとしては有効である。その一方で，どの組織の，どのような病態を治療すれば荷重時痛が改善し，動作上の問題が解決できるのかを表しておらず，原因追究と動作への影響を探るための評価手順が必要になる。

2）原因追究のための評価の実際

まず，支持基底面内に重心線が通過するように筋活動で制御しながら荷重し，症例が許容できる荷重量の限度をわずかに超えた場合，どのような症状や現象が出現するのかを確認する。荷重時痛が確認されれば，現状の姿勢で足関節にかかる力学的ストレスを分析する。運動連鎖を考慮しつつ，ストレスを軽減させる方向へのテーピング固定や徒手操作を行い，荷重時痛が軽減して片脚立位が行いやすくなるかを確認する。その後も条件変化による症状の変化を確認し，必要に応じて局所機能の詳細な検査を行うことで，責任組織と病態を推察する。

荷重時痛に，①関節可動域制限や筋力発揮困難を伴わない場合，②関節可動域制限を伴う場合，③筋力の発揮困難を伴う場合に大別される。

① 関節可動域制限や筋力発揮困難を伴わない場合

姿勢を変えずに荷重量を増加すると疼痛が増悪し，荷重量を減少すると疼痛が軽減する場合，荷重量そのものが疼痛の増減に影響していると判断する。何kgまで荷重ができるかを記録する。限界より少ない荷重量にて反復練習を行い，定期的に荷重量が増加してい

るかどうかを再確認する。前述のように解剖学的破綻が原因の場合は，医師と相談し，一定期間の荷重制限をすることも検討する。荷重時の疼痛という現象は同じであっても，条件を整えて荷重を進めてよい病態と荷重を待ったほうがよい病態とがある。診断名や画像での情報，術式，これまでの経過から判断する。

② 関節可動域制限を伴う場合

　荷重量を変えずに距腿関節や距骨下関節をある運動方向に変化させると疼痛が増悪し，その反対方向に変化させると疼痛が軽減する場合は，荷重時痛と運動時痛が混在した状態であると判断する(図 30)。増悪した方向への運動によって伸張される組織，圧迫されて内圧が高まる組織などをさらに確認する。組織が伸張されて生じる疼痛には，損傷部位が過剰に伸張される場合と拘縮による場合とがある。前者の場合は正常範囲よりも動きが過剰になるため，テーピングや足底挿板療法の適応となる。後者の場合は正常範囲よりも動きが不足しており，リラクゼーションやストレッチの適応となる。圧迫によって内圧が高まって生じる疼痛には，圧迫された側の瘢痕組織や損傷などが考えられる。

③ 筋力の発揮困難を伴う場合

　片脚立位にて支持できずに崩れてしまう，あるいは筋力が発揮できていない筋が完全に伸張されて筋そのものの張力にて支持する，その筋が支持する必要がないアライメントになろうとする，などの反応が得られる。姿勢と筋の機能解剖を考慮し，筋力を発揮していないと考えられる筋の起始と停止を近づけるようにテーピングや徒手にて支えた状態での片脚立位を確認する。この操作で片脚支持がしやすくなれば，そのとき介助した筋が責任筋であると確認できる。相補作用がある筋についても責任筋としての可能性を残しておく(図 31)。責任筋が確定したら徒手筋力テスト(MMT)を行う。筋力低下が認められる場合，MMT において主動作筋の起始部が停止部側に引っ張られないように介助する，すな

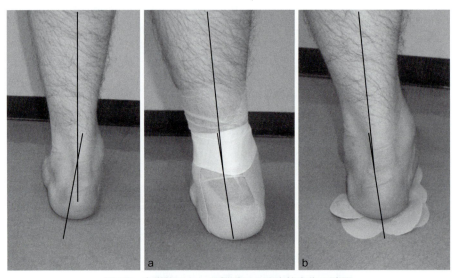

図 30　力学的ストレス軽減による症状変化の確認
a. テーピング固定による確認。b. 足底へのパッドによる確認。
荷重時の踵骨の外反が荷重時痛につながっている場合，テーピングや足底へのパッド，徒手などにて踵骨を直立化し，その状態で荷重することで症状の改善が得られているかどうかを確認する。改善が得られていれば，踵骨の外反を減少させ，直立化させることが解決の方針となる。

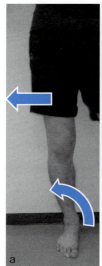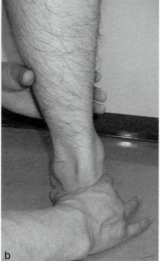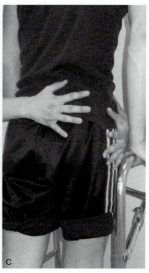

図31　筋力補助時の動作確認

足関節内がえしに働く筋群および股関節外転筋群の筋力発揮が困難な場合，下肢が外側に倒れてしまう（a）。たとえば，舟状骨と下腿後面の位置関係を保持するように支えることで症状が改善し，荷重がしやすくなった場合は，荷重時の後脛骨筋の活動を高めることが解決につながるものと判断する（b）。中殿筋後部線維の起始と停止の位置関係を保つように支えることで同様の反応が得られるときは，同筋の筋力発揮も解決への糸口となる（c）。筋力発揮困難と動作困難との因果関係を知るには，徒手筋力検査のみではなく，条件変化に伴う症状の変化を確認する必要がある。

わち固定筋の介助を行うと筋力が発揮できるかどうかを確認する。固定筋を介助したほうが筋力が発揮されるのであれば，固定筋の筋力回復運動が優先される。固定筋を介助しても結果が変化しなければ，主動筋の筋力回復が優先される。MMTで問題がなければ，筋力を有しているが発揮できていない状態と判断し，患者自身の上肢や健側下肢での支持の量，セラピストの介助量を調整しながら，難易度を段階的に上げて片脚立位を獲得する。筋力低下の原因として，活動量や姿勢の偏りによる廃用性筋力低下，末梢神経障害，中枢神経障害などがあり，原因によってその後の対処方法が異なる。

D 治療方法とそのポイント

1 浮腫への対処方法

浮腫そのものについての"解釈"，"分類"，"評価"，"効果的な介入方法"，"一般的禁忌"については「膝」の項（「Ⅲ．膝関節　D-2．浮腫への対処方法」⇒151頁）を参照してほしい。ここでは，足関節に特徴的な浮腫への対処方法について紹介する。

足関節は，どのような接地面に対しても適応できるように複雑な関節構造をしているが，拘縮があるとうまく適応できず，歩行時痛を残す大きな要因となる[94]。しかし，足関

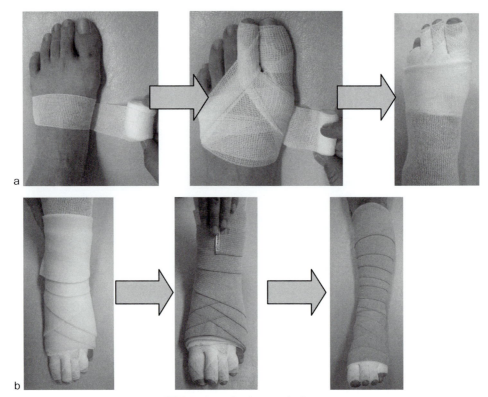

図32 bandaging technique

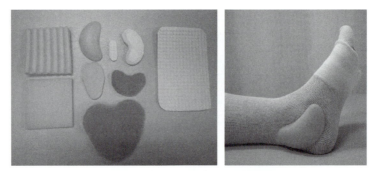

図33 パッド・スポンジと使用例

節は下方に位置しているため，浮腫が残存しやすく拘縮が生じやすいため，早期に浮腫を予防する必要がある．基本的には，良肢位をとることが重要であるが，急性期の場合は，圧迫療法として弾性包帯とパッドを用いて緩やかに巻き上げることも効果的である．圧迫療法の具体例を図32，33に示す．

1）bandaging technique
①**手順1**：足の甲を1周巻き，親指から順番に指先から付け根へ向けて3周ほど巻いていく（図32a）．
②**手順2**：筒状包帯を装着し，パッドを足首に巻き，足の甲から，バンデージを2周ほど巻く．

下腿を下から上に巻き上げていく(図 32b)。
2) パッド・スポンジの使用
　パッドやスポンジを利用し，範囲内の細胞組織により高い圧迫圧を加え，組織内の循環を活発化して，静脈・リンパ還流を増進させる。特に浮腫が顕著な部位には，スポンジやリンパパッドなどを使用すると効果的である(図 33)。

2 有痛性足部疾患に対する足底挿板療法の考えかた

　足部は床と接する唯一の器官であり，床面・床反力・痛みを察知して柔軟な対応が求められる。荷重された足部の動きは，足部だけでなく膝関節・股関節などの上部の器官にも作用するため，足底挿板を使用すると荷重時動作が劇的に変化することは容易に想像できる。
　しかし，セラピストにとっては，治療時間が制約されることや足底挿板を研磨・成形する機器の導入が困難であることなどの問題から，足底挿板を作製することは少ない。
　ここで紹介する足底挿板は作製時に特殊な機器を必要とせず，ベース板にパッドを両面テープで貼付し作製する。そのため，低コストで短時間で作製でき，足底挿板療法を行っていない施設でも導入しやすい。

a 足底挿板の目的
　第一の目的は疼痛の除去・緩和であり，そのうえで機能的・形態的向上を図る。足底アーチの保持，下肢アライメントをコントロールすることで疼痛動作の制動もしくは，無痛動作へ誘導する。そのためには，疼痛の発生機序と病態を明確にする知識と動作の観察力が必要となる。

b 足底挿板の適応
　すべての足部疾患に足底挿板療法が効果を発揮するわけではないので，その適応を図 34 の手順に沿って判断する。適応は基本的に荷重時に症状があるケースである。

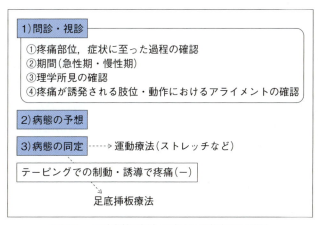

図 34　足底挿板療法の適応を判別する手順

1）問診・視診
① 疼痛部位，症状に至った過程の確認
　まず疼痛部位を確認し，症状に至った過程が外傷によるものか，ランニングなどの反復する荷重刺激によるものか，特定の動作のみの疼痛なのかを問診する。反復する荷重刺激や特定の動作のみの疼痛であれば足底挿板を用いて疼痛動作を制動することで症状を改善できる可能性が高い。

② 期間（急性期か慢性期か）
　症状が炎症を伴う急性期か，発症して期間が経過した慢性期であるのかを問診する。慢性期の疼痛であれば適応となる可能性がある。急性期であれば，炎症症状を軽減させる処置を優先するため安静が必要である。しかし，スポーツ選手の場合，近いうちに大切な試合が予定されている状況では，やむを得ず足底挿板にてストレスの軽減目的に作製する場合もある。

③ 理学所見の確認
　疼痛部位から理学所見を確認する。具体的には圧痛部位，疼痛が出現する関節運動（他動・自動・抵抗），疼痛が誘発される肢位・動作，関節の不安定性を確認する。そのほか，疼痛が出現する条件が，運動時のみか，運動を継続すると出現するのか，についても確認したい。
　患部外では，周辺関節の可動性や足部の内在筋・外在筋の筋力を確認する。

④ 疼痛が誘発される肢位・動作におけるアライメントの確認
　疼痛が誘発される肢位・動作でのアライメントをチェックし，理学所見で疼痛が誘発された関節運動が生じているかを確認する。併せて非荷重位と荷重位のX線像を確認すると骨運動の特徴がわかりやすい。また，近位関節からの運動が遠位関節に影響するため，足部だけでなく膝関節・股関節のアライメントも確認する。

2）病態の予想
　理学所見とアライメントの観察で得られた情報から病態を予測する。予測するには各有痛性疾患のアライメントや理学所見の特徴がイメージできないと，足底挿板を作製する方針が定まらない。大まかではあるが図35に有痛性足部疾患の特徴的なアライメントを示す。

① 後足部過回内に伴う障害
　後脛骨筋腱炎，有痛性外脛骨，内側靱帯の疼痛，アキレス腱周囲炎，シンスプリントなどがあげられる。踵骨回内により内側にある組織は伸張され，後脛骨筋などの筋は荷重されるたびに遠心性収縮が強いられる。そのため，筋・腱・靱帯の緊張，それによる付着部の牽引刺激により炎症を引き起こす。
　また，後足部が過回内すると後述する「体重負荷によるアーチ低下のメカニズム」（図36）[93]に従い内側縦アーチが低下し足長は長くなり，前足部は開張する。ここであげた後足部の有痛性疾患だけでなく前足部，足底，足背の疼痛も惹起する可能性があり，患者の訴える疼痛部位に応じて疼痛の発症機序を予測する。

② 後足部過回外に伴う障害
　腓骨筋腱炎，アキレス腱周囲炎（外側を主体とする疼痛），足根洞症候群などがあげられる。踵骨回外により外側の組織に伸張ストレスが生じる。足根洞症候群は頸靱帯や骨間距

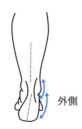
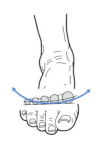

後足部過回内に伴う障害	後足部過回外に伴う障害	横アーチ低下に伴う障害
・後脛骨筋腱炎 ・有痛性外脛骨 ・内側靱帯の疼痛 ・アキレス腱周囲炎 ・シンスプリント，など	・腓骨筋腱炎 ・アキレス腱周囲炎 ・足根洞症候群 ・外側靱帯の疼痛，など	・中足骨頭部痛 ・モートン病 ・リスフラン関節障害 ・外反母趾，など

図35 有痛性足部疾患の特徴的なアライメント

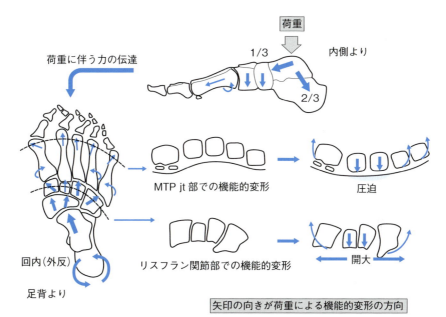

図36 体重負荷によるアーチ低下のメカニズム

歩行の踵接地から以下の順にアーチが低下していく。
①踵骨（回内）→②距骨（底屈・前方移動）→③舟状骨（低下・前方移動・回外に伴い外側へ）→④楔状骨（低下）→⑤中足骨（前方移動）・前足部開張。
※第1・5趾はアーチが低下するだけでなく，回旋を伴い低下するが，第2・3趾中足骨底は楔状骨のほぞにはまり込んでいるので，回旋は伴わない。
（林 典雄：運動療法のための機能解剖学的触診技術 下肢・体幹，第2版．p137，メジカルビュー社，2012より）

踵靱帯の伸張ストレス，距踵関節の不安定性が神経終末を刺激するとともに炎症を引き起こす。

③ 横アーチ低下に伴う障害

中足骨頭部痛，モートン病，リスフラン関節障害，外反母趾などがあげられる。

中足骨頭部痛は，横アーチの低下で第2・3趾の疼痛が生じやすいが，逆にハイアーチでは第1・5趾の疼痛が生じることもある．基本的には足底圧中心の流れで圧の高くなる部位に生じる．

モートン病は，横アーチが低下し足趾が開張すると，中足骨頭間のコンパートメント上面の横中足靱帯が緊張し，足底からも圧迫されるため内圧が高くなり足底神経が圧迫・絞扼される．疼痛は神経の痛みなので灼熱痛である．

リスフラン関節障害は，リスフラン関節の運動過多/ハイパーモビリティにより痛みが生じる．立方骨と第4・5中足骨との間か，内側楔状骨と第1中足骨との間の痛みかを鑑別し，疼痛が出現する運動も確認する．内側楔状骨と第2中足骨底をつなぐリスフラン靱帯が断裂し，中足楔状骨間離開が生じた場合は体重負荷で離開が大きくなり疼痛が出現するので，足底挿板のみで対応できないこともある．

外反母趾については「B-4．有痛性足部疾患」⇒（194頁）を参照のこと．

上記に示すように，同じようなアライメント不良で生じる疼痛でもそれぞれ発症機序は異なり，各疾患，各ケースでの対応が必要である．

3）病態の同定

疼痛部位，発症機序から大まかな病態が予想できれば，痛みを誘発する運動を制動するように簡易的にパッドを踏ませることや，テーピングを施行することで疼痛の軽減を図る．疼痛が消失または軽減すれば，足底挿板は間違いなく適応である．予想した疼痛発症機序と理学所見が一致しない場合は足底挿板の作製方針が立案できないことになる．足部の機能低下が疼痛の原因である可能性が高いケースでは無理に足底挿板を作製しない．

c 足底挿板療法

足底挿板を作製する際，たとえば前足部のみ疼痛があるケースでも荷重負荷による足底全体（後足部・中足部・前足部）の動きを調整することで，前足部の疼痛が軽減できる．そのため，荷重負荷により生理的に足底アーチが低下するときの後足部・中足部・前足部の動きを念頭におき，足底板を作製する．

立位になると体重は後足部に2/3，前足部に1/3が負荷され，足底アーチは機能的に低下する（図36）[94]．外側にある踵骨は回内し，外側では立方骨は回内，中足部横アーチは低下，第4・5中足骨も回内し前足部横アーチも低下していく．また，内側では距骨の底屈・前方移動，舟状骨と楔状骨の低下・前方移動・回外に伴い，中足骨も前方移動，第1中足骨は回外し，前足部開張していく．

このように，体重負荷された足部の骨格の動きはある程度決まっており，足底挿板を作製する際はこのアーチ低下のメカニズムに病態を加味して考える．すなわち，回内足により疼痛が生じている足部疾患では，基本的にはこのアーチ低下の動きを制動する形の足底挿板を作製し，逆に回外足が問題であればアーチ低下の動きを誘導するよう作製する．

d 足底挿板作製のポイント

歩行時，体重は足底の後方から前方に伝わる．まず大切なことは，後足部（踵骨）を安定させ，回内外中間位で接地させることである．踵骨の接地が不安定であると，その後の重心移動の流れをコントロールできず，足底挿板の効果が半減してしまう．踵骨の回内・回

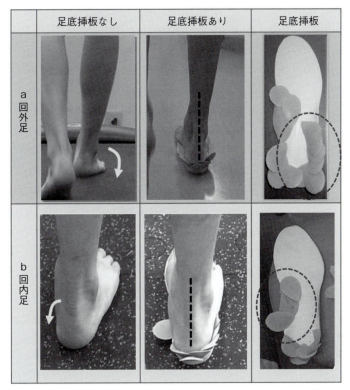

図37　後足部の回外足・回内足の動的アライメントと足底挿板

外は筋によって安定しているものではなく，靱帯によって安定している．そのため，患者自身で踵骨をコントロールすることは困難である．筆者は，後足部の回内外のアライメント評価は，静的に計測するより裸足にて歩行または患側支持で健側を前後にステップさせる動作(図39⑥参照)で，動的なアライメントの観察を重視している．後足部の動的なアライメントを後方から観察すると，踵骨が大きく回内するもの，大きく回外して足底外側荷重となるもの，大きく回外してから過回内するもの，回内外中間位のものなどがある．特に踵接地での踵骨回外から過回内するものは症状出現に作用していることが多く，足底挿板で制動すべきである．

　後足部の回外を制動するためのパッティングを図37aに示す．一瞬の回外への動揺を確実に止めるために踵の大きさや形を考慮して，足底圧中心が母趾球方向に流れるように外側は第5中足骨底まで貼付する．逆に回内の制動(図37b)は，載距突起下と舟状骨下にパッティングすれば容易であるが，パッドを盛りすぎて回外方向へ跳ね返る一瞬の動作が生じないように注意する．後足部から中足部の貼付で，足底圧中心の流れが決まるので，図39⑥のステップ動作でアライメントを確認しながら作製する．

　後足部のアライメントは下腿にも影響し，後足部回内すると距骨下関節を介して下腿内旋運動を，回外すると下腿外旋運動を誘導することになる．下腿の内外旋や内外側への傾斜をパッティングでコントロールできれば，膝関節の回旋や内反・外反ストレスで生じる膝関節の疼痛にも有効である．

　中足部での内側縦アーチを保持するパッドは，基本的に舟状骨を頂点として貼付する．フットプリントや足底面を観察し貼付していくが，パッドを高くしすぎると足底部の違和

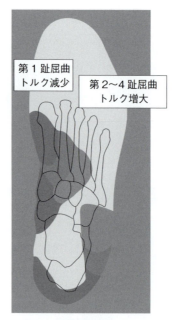

図38 前足部のパッティング
第1趾は中足骨頭までパッドを貼付しており，屈曲トルクは減少する。
そのほかの4趾は中足骨頭より近位までの貼付のため屈曲トルクは増大する。

感が生じ，酷くなると皮膚が損傷するので注意したい。
　前足部のパッティングのポイントは，MP関節の屈曲機能を高めるならパッドは中足骨頭の近位までとする。逆に，屈曲機能を抑制したいなら中足骨頭にかかるまで貼付する。たとえば，母趾のみの蹴り出しが強くトウアウトするケースでは母趾のMP関節にかかる形とほかの4趾中足骨頭近位までパッドを貼付する（図38）。
　中足骨部分のパッドは横アーチを保持したいなら，アーチを低下させないように第1中足骨の回内と第5中足骨の回外を妨げず第2・3中足骨部に貼付する。

足底挿板の作製手順
　図39①〜⑦の手順で足底挿板を作製する。図39③は，踵の位置が決定してから骨指標をマーキングする。舟状骨と踵骨載距突起は内側縦アーチのコントロールに必要なポイントである。第5中足骨底は，外側縦アーチの位置の確認と外側のパッティングがここを越えて遠位まで延びないようにするポイントである。第1中足骨頭の位置は，足底圧中心を前足部に誘導する方向を定めることや，前足部のパッティングの位置を決めるポイントである。図39④のフットプリントでは，足底の接地部分と圧集積を確認するが，併せて足底の皮膚を観察し胼胝形成のチェックも行う。また，立位のアライメントとして舟状骨の高さや前足部の内外転の程度はチェックしたい。図39⑥の動的アライメントでは，靴を着用しての歩行・走行もチェックするが，アウトソールが擦り減り足底が傾いていると足底挿板の効果はなくなるので注意したい。パッティングが終了したらシートを被せずに1〜2日間使用してもらい，長時間使用したときのフィッティングと疼痛の変化を確認してもらう。問題があれば修正し，なければ図39⑦のシートを被せて完成となる。
　ここで紹介した足底挿板の素材の特徴は，ベース板の踵部がカップ形で踵骨のアライメ

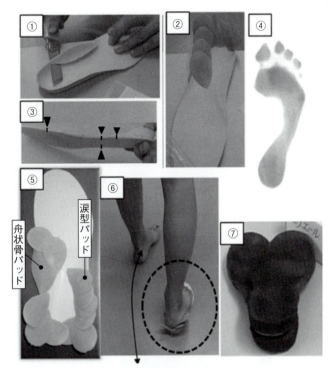

図39 足底挿板の作製手順
①ベース板の成形：内側縦アーチ部分は扁平足であれば低く削る。
②踵骨部のパッドの貼付：踵の位置を決め，アライメントを整える。
③骨指標のマーキング：舟状骨，踵骨載距突起，第1趾中足骨頭，第5趾中足骨底。
④フットプリント：足底の接地部分と圧集積の確認。
⑤パッドの貼付。
⑥動的アライメントの確認。
⑦仕上げ：シートは耐久性があり，表面がすべりにくいものを使用する。足底に金具がついたスパイクに挿入するなら足底挿板の底面は硬性のシートをつける。

ントを調整しやすいこと，EMSOLD社製の舟状骨パッド（6222）と涙型パッド（3917：1）は軽量のスポンジタイプであり，フィッティングがよいことである。

E ケーススタディ

1 有痛性踵パッドとシンスプリントを合併した症例

症例：16歳，男性，サッカークラブのユース選手
診断名：左足底腱膜炎，左有痛性踵パッド，左シンスプリント
現病歴：走行中の左踵荷重時に左踵外側の疼痛が出現し，プレー中は左脛骨の中1/3内側部の疼痛も感じていた。疼痛はあるもののプレーを継続していたが，症状は変わらず当院を受診した。

理学所見：左踵部外側に著明な圧痛を認めたが，疼痛周囲の脂肪組織を徒手的に寄せ集めた状態では圧痛は消失した．また，左脛骨の中1/3内側部に圧痛を認め，左足関節の背屈可動域は10°であった．左足趾を他動的に伸展させ，足底腱膜の緊張を高めても踵部痛は誘発されず，足底腱膜自体の圧痛はなかった．

超音波所見：左踵パッド外側部に低エコー像を認め，圧痛部位に一致して脂肪組織の損傷を認めた(図40a)．

フットプリント：左後足部は外側の圧集積が強かった．中足部の内側の接地はなく，第5中足骨底部への圧集積が著明な凹足であった．

歩行ならびに走行時の左下肢のアライメント(図41a)：左踵部が回外接地で，荷重に伴い明らかな側方不安定性が観察され，左踵外側に限局して荷重が負荷されていた．左立

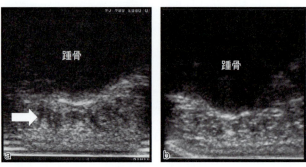

図40　ヒールパッドのエコー像
a. 初診時．b. 4か月後．

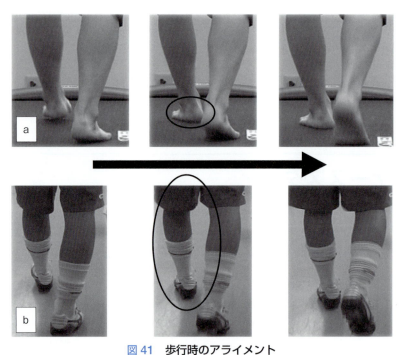

図41　歩行時のアライメント
a. 初診時の裸足歩行．b. 足底挿板着での歩行．

脚後期の足尖はトウアウトであり，左大腿に対し，下腿は明らかに外旋して走行していた。

> **Thinking Point !!**
> ❶ 足底腱膜の伸張刺激で疼痛を訴えないこと，踵パッドの圧痛所見から有痛性踵パッドと考えられる。
> ❷ 踵パッドをテーピングやインソールでホールドするだけでは不十分。踵部の外側荷重を是正することで踵部外側への圧ストレスを回避でき，下腿外旋によるシンスプリント症状も改善すると考える。

a 治療内容

1）足底挿板の作製とテーピング

左の踵パッドを包み込むヒールカップ機能を持った足底挿板の作製と，踵パッドの保護テーピングを用い，荷重に伴う脂肪組織の拡散を防止するとともに，踵接地時における踵骨の直立化補正と後足部回内誘導を行った（図42）。後足部回内することで脛骨内旋を誘導し，下腿への捻転ストレスの軽減を図った。中・前足部は，舟状骨パッドとスムーズな母趾への重心の流れが出るように第1・2・3中足骨頭近位に中足骨パッドを貼付した。

2）ストレッチ

左後脛骨筋，長母趾屈筋，長趾屈筋に対して行い，後深方コンパートメント圧の軽減と足関節背屈可動域の拡大を行った。

b 経過

足底挿板の装着により踵接地時の踵骨は直立化し，過剰な外側優位の荷重は是正された（図41b）。足底挿板装着後2週間にて疼痛は完全に消失し，全練習メニューの遂行が可

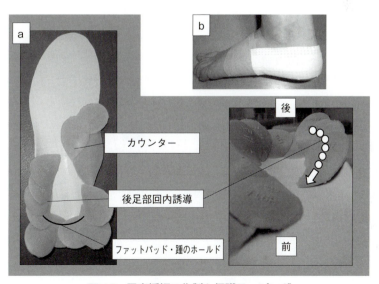

図42 足底挿板の作製と保護テーピング
a. 作製した足底挿板。b. ヒールパッド保護テーピング。

能となっていた．受傷後4か月の踵パッドの超音波画像では，損傷していた脂肪組織は修復され，低エコー領域は消失していた(図40b)．

c 考察

本症例では，左後足部回外接地，ならびに踵外側への反復ないし持続した圧迫刺激の負荷が，左踵パッド外側部の挫滅の原因と考えた．

有痛性踵パッドに対する一般的な治療は，消炎鎮痛薬の投与，ステロイドの局所注射，免荷や安静の指示，運動時にはヒールカップや踵パッドを寄せるテーピングを行い，荷重時のショックの緩和を行うこととされている[66〜68]．しかし，本症例の著明な後足部回外に伴う踵外側の有痛性踵パッドに対しては，どれも対症療法でしかなく，根治するには足底挿板による後足部のアライメントの是正が必須であった．

また，本症例のシンスプリントは回外タイプであり，症状発現機序は後足部の回外接地による下腿の外旋が相対的に内旋した大腿や膝を含めた脛骨上部との間で外捻力が生じた結果と考えられた(図43)[59]．著明な後足部の回外は，踵外側における有痛性踵パッドの惹起にとどまらず，下腿への外旋強制力の反復によるシンスプリントの発症にも関与していると考えられた．双方の症状の緩和には，踵骨の直立化補正ならびに下腿の内旋誘導補正を同時に達成する足底挿板が有効であった．

1) 治療のポイント

下肢アライメント不良のあるランニング障害に対して，病態をよく吟味したうえで足底挿板の目的を明確化すれば，劇的な治療効果が発揮できる．

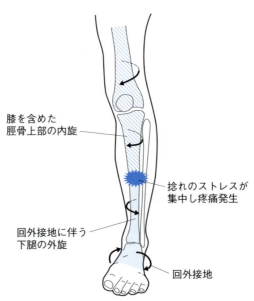

図43　シンスプリントの発現機序
(中宿伸哉，他：当院で扱ったシンスプリントのタイプ分類と足底挿板の成績について．靴の医学 20：40-43, 2006 より一部改変)

2 足関節後方部痛を呈した競泳選手—病態把握におけるエコーの有用性

症例：10歳代の女子，競技種目：競泳個人メドレー（市大会トップレベル）
主訴：右足関節最大底屈時の足関節後方部痛
既往歴：右足関節内反捻挫，右アキレス腱炎
現病歴：競泳のキック動作時での足関節最大底屈位において，足関節後方に疼痛が徐々に出現し競技困難となった．1週間後に当院を受診したが，X線所見では三角骨などの異常所見は認められず，既往歴のアキレス腱炎が疑われていた．
理学所見：右足関節最大底屈時に足関節後方内側に疼痛を認め，同部に圧痛を認めた．足関節底屈に伴う距骨前方移動を徒手的に制動した状態における足関節最大底屈では，疼痛は認められなかった．右足関節他動背屈強制や下腿三頭筋抵抗運動時においても疼痛は誘発されず，アキレス腱自体の疼痛は否定的であった．足関節底屈可動域は競泳選手特有の広い可動域を左右ともに有するが，右側においては底屈可動域が拡大し，逆に背屈可動域は減少していた．
超音波所見：足関節後方からアキレス腱長軸にプローブを当て観察したところ，右側のKager's fat pad（KFP）が左側に比べ全体的に高輝度に描出され，脂肪組織の不整像も観察された（図44）．アキレス腱そのものの腫脹や腱組織の不整像

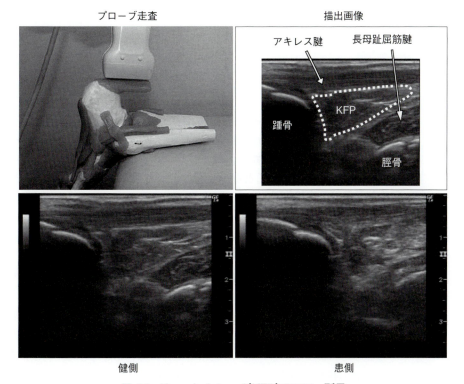

図44　Kager's fat pad（KFP）のエコー所見
足関節の後方から，アキレス腱の長軸に沿ってプローブを当て観察した．中央に見えるKFPが健側に比べ，不整かつ，全体的に高エコーであり，何らかの原因によるKFP損傷が疑われた．

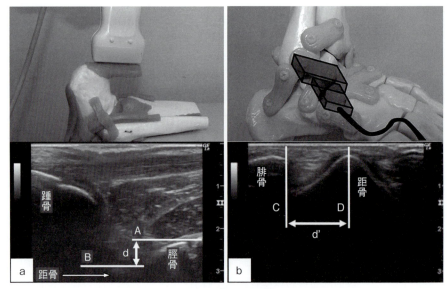

図 45 超音波所見
a. 脛骨後縁・距骨間距離（d）。A：脛骨後縁（脛骨遠位骨端線高位），B：距骨。
b. 腓骨・距骨間離開率（内がえしストレス時 d'－安静時 d'）/安静時 d'。C：腓骨下端，D：距骨滑車頂点。

はみられなかった。また同走査にて，足関節底屈位の脛骨後縁・距骨間距離（図 45a）を計測したところ，左は 6.4 mm であったのに対し右は 10.2 mm であり，距骨前方不安定性が確認できた。さらに，腓骨下端と距骨滑車をランドマークとして前距腓靱帯（anterior talofibular ligament：ATFL）を描出し，安静時から足関節内返しストレスを加えた際の腓骨・距骨間離開率（図 45b）は左 0.04 に対し右 0.20 であった。

> **Thinking Point !!**
> ❶ アキレス腱やパラテノンの異常所見はないため，その他の原因を考えるべきである。
> ❷ エコー所見では KFP が高輝度となり狭小化している。距骨の前方への不安定性に伴う狭小化と考えられることから，距骨の前方不安定性を制動することで KFP のストレスを軽減させたい。

a 治療および経過

ATFL の走行に沿ったテーピングを貼付（図 46a）し，足関節過底屈，底屈に伴う距骨前方移動を制動した。この際，テーピングにはキネシオタイプのものを使用し，競泳に必要な底屈可動域は失わないよう留意した。テーピング下では足関節最大底屈時痛は軽減し，貼付直後のエコー検査にて KFP 像の改善，足関節底屈時の距骨位置の改善を認め，効果を確認した。よってテーピングの使用を条件に練習を許可した。約 1 か月後には足関節最大底屈時の疼痛は消失し，テーピングを使用しなくとも疼痛はなく競技可能となった。この時点での超音波所見では，KFP の輝度，脛骨後縁・距骨間距離，腓骨・距骨間離開率のすべてにおいて改善していた。

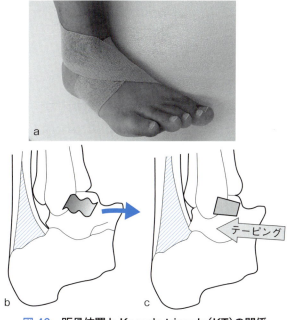

図46 距骨位置とKager's triangle(KT)の関係
a. ATFLに沿ったテーピング。
b. ATFLが伸長している場合、距骨が前方変位しKTは狭小化する。
c. ATFLが正常またはテーピングをした場合。

b 考察

　KFPは、踵骨上縁、アキレス腱前縁、長母趾屈筋後縁で構成されるKager's triangle (KT)を埋める脂肪組織である。足関節運動に伴い機能的に変形することで足関節運動の円滑化や滑液包への圧力軽減などを担うとされている[95, 96]。その機能的変形が阻害されると足関節後方の機能障害を引き起こす一要因となることが予想される。脂肪組織内にはアキレス腱を栄養する血管や神経が多く存在し、KFPそのものが症候性要因となるとする報告もあり[97]、今後は脂肪体機能と疼痛との関連性が注目されるところである。

　競泳選手において足関節の底屈可動域と競泳パフォーマンスとの間には数多くの報告があり、両者の間には有意な正の相関があるとされる[98]。本症例においても、足関節底屈可動域は左右ともに競泳選手特有の広い可動域を有していた。しかし右足関節は、左足関節に比べて底屈可動域は拡大、背屈可動域は減少しており、距腿関節における機能障害が示唆された。超音波観察では底屈時の距骨前方変位量の増加、内がえしストレス時の腓骨・距骨間離開率の増大が確認されたことから、ATFLの伸長の存在が症状発現の一因であることが予想された。ATFLの伸長は距骨前方不安定性を誘発し、足関節後方に位置するKTの狭小化を引き起こす(図46b)。つまり、KTの狭小化がKFPの機能的変形を妨げ内圧を上昇させたうえに、キック動作における過度な足関節底屈運動の反復がKFP自体の損傷をまねき、疼痛を生じさせたと考えた。治療としては、ATFLのリモデリングとKFPの修復を目的とし、テーピングにより距骨前方変位と足関節過底屈を制動することで良好な結果を得られた(図46c)。

　足関節後方部痛の原因は三角骨障害や距骨口蓋側突起のインピンジメントなど様々であ

り，効果的な理学療法を施行するためには他疾患との鑑別や詳細な病態把握が不可欠である．エコーは非侵襲的で患者への負担がなく，短時間での検査が可能であるため，病態の把握に限らず治療効果判定までもが可能であり，非常に有用なツールである．

■ 引用文献

1) Kapandji AI(著)，塩田悦仁(訳)：カパンジー機能解剖学Ⅱ　下肢，原著第6版．pp 188-189，医歯薬出版，2010
2) 坂井建雄，他(監訳)：プロメテウス解剖学アトラス　解剖学総論/運動器系，第2版．pp 448-510，医学書院，2011
3) 中村隆一，他：基礎運動学．第6版．p 269，医歯薬出版，2003
4) 林　典雄：運動療法のための機能解剖学的触診術　下肢・体幹，第2版．p 229，メジカルビュー社，2012
5) 佐藤泰司，他：ヒトの下腿三頭筋の動脈分布について(Ⅰ)—腓腹筋．杏林医会 16：323-339，1985
6) 佐藤泰司，他：ヒトの下腿三頭筋の動脈分布について(Ⅱ)—ヒラメ筋．杏林医会 16：445-471，1985
7) 南郷明徳：競技特性と発症のメカニズム．臨床スポーツ医学 24：1049-1055，2007
8) 田平陽子：下腿の体表観察および下腿三頭筋の肉眼解剖学的観察．久留米医会誌 72：21-31，2009
9) Delgado GJ, et al：Tennis leg clinical US Study of 141 patients and anatomic investigation of four cadavers with MR imaging and US. Radiology 224：112-129, 2002
10) 帖佐悦男，他：エビデンスに基づいたアキレス腱断裂の診断手順．臨床スポーツ医学 24：1057-1064，2007
11) 羽鳥正仁，他：後脛骨筋機能不全の診断と治療(特集　足の外科治療最前線—小児から成人まで)．整・災外 53：1399-1407，2010-11
12) 児玉　亮，他：足関節背屈における長母趾屈筋と距骨の関係に関する考察．総合リハ 37：461-465，2009
13) 壇川順司，他：距腿関節背屈時における距骨の動き．理学療法学 32(Suppl)：165，2005
14) 黒田春香，他：アキレス腱断裂後の理学療法を経験して．みんなの理学療法 21：34-36，2010
15) 塚本正紹，他：足関節骨折術後に claw toe を来した一例．整形外科と災害外科 60：112-116，2011
16) 庄　康嗣：日本人の下腿及び足関節の停止腱の形態について．東京慈恵会医科大学解剖学教室業績集 20：1-24，1959
17) 平石英一：クラシックバレエにおける足部の障害—長母趾屈筋腱損傷．臨床スポーツ医学 21：111-116，2004
18) 川﨑啓二：足底方形筋の肉眼解剖学的観察—長趾屈筋との関係．久留米医会誌 75：17-24，2012
19) 河上敬介，他：下腿部の前面から後外側面にかけて存在する筋の位置．理学療法 22：947-951，2005
20) 笹原　潤，他：母趾底屈強制により長母趾伸筋腱停止部での皮下断裂を生じた1例．日本臨床スポーツ医学会誌 16：S149，2008
21) 守重昌彦，他：長母趾伸筋腱皮下断裂の2例．日本臨床スポーツ医学会誌 16：S148，2008
22) 林　典雄：運動療法のための機能解剖学的触診技術　下肢・体幹，第2版．p 232，メジカルビュー社，2012
23) Towbin R, et al：Teardrop sign：Plain film recognition of ankle effusion. AJR 134：985-990, 1980
24) 富川直樹，他：Pretalar fat pad の impingement が原因と考えられる足関節前方部痛の1症例．整形リハ学会誌 13：S20，2010
25) Towbin R, et al：Teardrop sign：plain film recognition of ankle effusion. AJR 134：985-990, 1980
26) 亀山　泰，他：スポーツ選手の足背外側部痛いわゆる Cuboid syndrome の経験．日本臨床スポーツ医学会誌 7：267-270，1999
27) 大沼郁美，他：足関節捻挫の既往が腓骨筋反応時間および関節位置覚に及ぼす影響．理学療法学 28：S120，2001
28) 川井謙太朗，他：腓骨筋トレーニングにおける足関節角度の影響．日本臨床スポーツ医学会誌 19：S132，2011
29) 小林直行，他：足関節不安定症に対する不安定板トレーニングが下腿筋断面積に及ぼす影響．日本臨床スポーツ医学会誌 15：448-453，2007
30) 君塚　葵：機能解剖　運動．寺山和雄，他(監修)：下腿と足の痛み，整形外科 痛みへのアプローチ，p 22，南江堂，1996
31) Morris JM：Biomechanics of the foot and ankle. Clin Orthop Relat Res 122：10-17, 1977
32) 藤井英夫，他：足の形態と機能．足診療マニュアル，第2版．pp 1-26，医歯薬出版，2004
33) 高倉義典：足の解剖と構築．関節外科 13：7-14，1994
34) 水野耕作：足関節．関節外科 9(増刊)：153-166，1990

35) Castaing J, et al(著), 井原秀俊, 他(訳):図解 関節・運動器の機能解剖 下肢編. pp 152-153, 協同医書出版社, 1986
36) 壇 順司, 他:足関節の運動学(1). 理学療法 24:1235-1240, 2007
37) Kapandji AI(著), 荻島秀男(監訳), 嶋田智明(訳):カパンディ関節の生理学 Ⅱ.下肢, 第5版. pp 154-167, 医歯薬出版, 1988
38) Isman RE, et al:Anthropometric studies of the human foot and ankle. Bulletin of Prosthetics Research 10:97-129, 1969
39) 銅冶英雄:足部運動表示における内がえし(inversion)/外がえし(eversion)の定義―triplane motion か, coronal plane motion か? リハ医学会誌 44:286-292, 2007
40) 小杉真一, 他:足関節・足. 臨床リハ 15:264-271, 2006
41) Seibel MO(著), 入谷 誠(訳):フットファンクション. pp 127-182, ダイナゲイト, 1996
42) Manter JT:Movements of the subtalar and transverse tarsal joints. The Anatomical Record 80:397-410, 1941
43) Root ML, et al:Normal and Abnormal Function of the Foot:Clinical Biomechanics Volume 2. p 478, Clinical Biomechanics Corp, 1977
44) Muller ME, et al:The AO Classification of Fractures. Springer, New York, 1998
45) Chapman MW:Open fractures. In;Rockwood CA (ed):Fractures in Adults, 4th ed. pp 305-352, Lippincott Raven, Philadelphia, 1996
46) 越智隆弘, 他(編):足関節部骨折. NEW MOOK 整形外科 No.8, pp 172, 188-191, 金原出版, 2000
47) 田中 康, 他:下腿骨骨折の病態と整形外科的治療. 理学療法 25:193-200, 2008
48) Lauge-Hansen N:Fractures of the ankle Ⅱ:Combined experimental―surgical and experimental―roentgenological investigation. Arch Surg 60:957-985, 1950
49) Essex-Lopresti P:The mechanism, reduction technique, and results in fractures of the os calcis. Br J Surg 39:395-419, 1952
50) 杉本和也:踵骨の解剖. MB Orthop 8:1-9, 1995
51) 村田雅和, 他:下肢コンパートメント症候群に対する減張切開術の適応. 整形外科と災害外科 59:77-81, 2010
52) 斉藤明義:下腿コンパートメント症候群. MB Orthop 9:117-123, 1996
53) 萬納寺毅智:スポーツによる足の痛み―筋区画症候群. 寺山和雄, 他(監修):下腿と足の痛み, 整形外科 痛みへのアプローチ, pp 216-217, 南江堂, 1996
54) American Medical Association, Committee on the Medical Aspects of Sports, Subcommittee on Classification of Sports Injuries:Standard Nomenclature of Athletic Injuries. p 126, AMA, Chicago, 1966
55) 田島 寶:下腿疲労骨折とシンスプリントに関する研究小史と論点. 日本整形外科スポーツ医学会誌 24:177-183, 2004
56) 新名真弓, 他:シンスプリント(脛骨過労性骨膜炎)の発生に関与する身体要因に関する研究. 臨床スポーツ医学 19:1355-1359, 2002
57) 萬納寺毅智:スポーツによる足の痛み―過労性脛部痛. 寺山和雄, 他(監修):下腿と足の痛み, 整形外科 痛みへのアプローチ, pp 220-224, 南江堂, 2004
58) 伊藤浩充:シンスプリントの機能解剖学的特性. 理学療法 21:388-394, 2004
59) 中宿伸哉, 他:当院で扱ったシンスプリントのタイプ分類と足底挿板の成績について. 靴の医学 20:40-43, 2006
60) 八木茂典:陸上競技選手におけるシンスプリントの評価及び診断と治療. 宗田 大(編):復帰をめざすスポーツ整形外科, pp 281-284, メジカルビュー社, 2011
61) 長谷川絢子, 他:アキレス腱のスポーツ外傷・障害の超音波診断. 臨床リハ 17:620-624, 2008
62) Clement DB, et al:Achilles tendinitis and peritendinitis:etiology and treatment. Am J Sports Med 12:179-184, 1984
63) 福井 勉:スポーツ障害における運動の特徴. 理学療法学 32:275-278, 2005
64) 藤井英夫, 他:足診療マニュアル, 第2版. pp 187-188, 医歯薬出版, 2004
65) 矢部裕一郎, 他:踵部脂肪褥炎の治療. 靴の医学 17:60-66, 2003
66) 石塚忠雄:新しい靴と足の医学. pp 148-151, 金原出版, 1996
67) 石山修盟(監修):誰でもできるスポーツテーピング. pp 72-77, 成美堂出版, 2004
68) 中島幸則:踵部痛および外反母趾のテーピング. 臨床スポーツ医学 23:1373-1375, 2006
69) 永井教生, 他:有痛性踵パッドとシンスプリントを合併した一症例. 整形リハ学会誌 11:155-158, 2008
70) 中山正一郎, 他:有痛性外脛骨症. 関節外科 16:86-92, 1997
71) Veitch JM:Evaluation of the Kidner procedure in treatment of symptomatic accessory tarsal scaphoid Clin Orthop 131:210-213, 1978

72) Leonard MH : Injuries of the lateral ligaments of the ankle. J Bone Joint Surg 31-A : 373-377, 1949
73) Beynnon BD : A prospective, randomized clinical investigation of the treatment of first-time ankle sprains. Am J Sports Med 34 : 1401-1412, 2006
74) 加藤晴康, 他：足関節靱帯損傷三角骨障害. 整形外科 58：963-971, 2007
75) 佐々木資成, 他：当科における新鮮足関節外側靱帯損傷の観血的治療経験. 青森スポ研誌 8：42-44, 1999
76) 神戸太一, 他：競技スポーツ選手の足関節外側靱帯損傷に対する手術的治療. 整形外科と災害外科 48：475-477, 1999
77) 斉藤 伸, 他：足関節新鮮外側靱帯損傷重症例に対する保存療法の短期成績. 東北整災紀要 44：190-192, 2000
78) 井口 傑：外反母趾の病態と治療. 関節外科 14：1079-1085, 1995
79) 内田俊彦, 他：外反母趾に対する足底挿板療法—足底挿板による変形強制の限界. 日足外 17：105-111, 1996
80) 篠田信之, 他：扁平足に外反母趾を合併した症例に対する足底装具の試み. 整形リハ研究会誌 5：41-45, 1999
81) 清水新悟, 他：外反母趾に対する足底挿板療法の短期効果. PT ジャーナル 43：725-730, 2009
82) 工藤慎太郎(編)：運動器疾患の「なぜ？」がわかる臨床解剖学. 医学書院, 2012
83) Davidson AM, et al : A review of twenty-one cases of transchondral fracture of the talus. J Trauma 7 : 378-415, 1967
84) 梅木義臣, 他：距骨骨折の治療成績について. 整・災外 39：859-863, 1990
85) 玉井和哉：足部の骨折と脱臼. 松野丈夫, 他(総編集)：標準整形外科学, 第 12 版. p 824, 医学書院, 2014
86) 高倉義典：足関節部骨折. 越智隆弘, 他(編)：下肢の外傷, NEW MOOK 整形外科. No 8, pp 188-198, 金原出版, 2000
87) 皆川洋至：超音波でわかる運動器疾患. pp 217-219, 227, メジカルビュー社, 2010
88) 佐々木和広, 他：遠位脛腓靱帯損傷の診断と治療. 関節外科 23：109-116, 2004
89) 玉井和哉：外傷総論. 内田淳正(監修)：標準整形外科学, 第 11 版. p 704, 医学書院, 2011
90) 呂 彩子：肺塞栓症の病因としての深部静脈血栓症—ヒラメ筋静脈の重要性. 鳥畠康充, 他(編)：整形外科診療における肺血栓塞栓症. pp 2-6, ライフサイエンス出版, 2009
91) 上野竜一, 他：DVT/PE の診断—その症状から. MB Orthop 23：7-14, 2010
92) 林 典雄, 他：中足骨アーチと足趾屈筋力との関係について. 整形リハ研究会誌 6：9-12, 2000
93) 林 典雄：運動療法のための機能解剖学的触診技術 下肢・体幹, 第 2 版. p 137, メジカルビュー社, 2012
94) 田中康仁, 他：整形外科リハビリテーション実践マニュアル Ⅱ.骨関節の評価とリハビリテーション 足関節および足. Mon Book Orthop 13：125-131, 2000
95) Ly JQ, et al : Anatomy of and abnormalities associated with Kager's fat Pad. AJR 182：147-154, 2004
96) Theobald P, et al : The functional anatomy of Kager's fat pad in relation to retrocalcaneal problems and other hindfoot disorders. J Anat 208：91-97, 2006
97) 熊井 司, 他：腱・靱帯付着部障害の病態と治療法の選択. 整・災外 48：527-538, 2005
98) 田井村明博：体力と水泳パフォーマンスとの関連. 長崎大学教養部紀要(自然科学篇)36：79-90, 1996

■ 参考文献

- 森 於菟, 他：総説・骨学・靱帯学・筋学. 分担解剖学 1, 金原出版, 1982
- 坂井建雄, 他(監訳)：プロメテウス解剖学アトラス 解剖学総論/運動器系, 第 2 版. 医学書院, 2011
- 相磯貞和(訳)：ネッター解剖学図譜, 第 2 版. 丸善, 2001
- Kapandji AI(著), 塩田悦仁(訳)：カパンジー機能解剖学Ⅲ 脊柱・体幹・頭部, 原著第 6 版. pp 188-189, 医歯薬出版, 2008
- 中村隆一, 他：基礎運動学, 第 6 版. 医歯薬出版, 2003
- 越智隆弘, 他(編)：下肢の外傷. NEW MOOK 整形外科 No.8, 金原出版, 2000
- 田中 康, 他：下腿骨骨折の病態と整形外科的治療. 理学療法 25：193-200, 2008
- 市村竜治, 他：踵骨骨折後遺症に対する治療経験. 臨整外 45：289-293, 2010
- 北田 力：北田法による踵骨骨折の治療. MB Orthop 8：55-65, 1995
- 下條竜一, 他：関節の診察法. 関節外科 28(10 増刊号)：44-51, 2009
- 浅野昭裕：運動療法に役立つ単純 X 線像の読み方. メジカルビュー社, 2011

- 宗田　大：膝痛　知る診る治す．メジカルビュー社，2007
- 細田多穂，他（編）：治療アプローチ．理学療法ハンドブック，改訂第4版，第2巻．協同医書出版社，2010

索引

和文

● あ

アキレス腱　181
アキレス腱炎　196
アキレス腱滑液包炎　196
アキレス腱周囲炎　196
アライメント不良，股関節由来の　102
アライメント不良，腰椎由来の　49
圧痕性浮腫　152
圧痕テスト　152
圧迫骨折　25
圧迫療法　153, 212

● い

インナーユニット　12
インピンジメント　158
　──，股関節部での　75, 76
異所性骨化　129

● う

内がえし　185
運動器超音波画像　205

● え

エコー　223
エセックス-ロプレスティの分類　192
エバンス分類　82
エンドフィール，関節可動域の　141
炎症性滑液包炎　197
遠位足根骨間関節　178

● お

黄色靱帯　8
横足根関節（ショパール関節）　178, 185
横断裂　138
横突間靱帯　9

● か

カウンターニューテーション，仙腸関節の　14
カップリング　14
ガーデン分類　80
下位交差症候群　145
下関節突起　7
下双子筋　68
下腿外旋症候群　144
下腿コンパートメント症候群　194
下腿三頭筋　180
可動域改善エクササイズ，股関節の　98
可動域制限，股関節の　92
可動域制限，膝関節の　140
荷重姿勢，立位時の　145
荷重時痛，足関節の　207
鵞足炎　70, 135
鵞足滑液包　135
外傷性浮腫　152
外側楔状骨　173
外側広筋　121
外側広筋斜走線維　121, 158
外側靱帯損傷　198
外側側副靱帯　118, 175
外反股　62, 88
外反膝　126
外反捻挫　175
外反扁平足　197
外反母趾　199
外腹斜筋　12
外閉鎖筋　68
鉤爪趾変形　182
滑膜ひだ　7, 159
間欠跛行　22
寛骨　62
　──の特徴　4
寛骨臼　63
寛骨臼横靱帯　62
寛骨臼回転骨切り術　85
寛骨臼形成不全　64
寛骨臼骨折　31
関節唇　63

関節水腫　161
関節内血腫　161
関節包　64
関節包伸張感　141

● き

逆行性髄内釘　128
弓状膝窩靱帯　118
臼蓋形成不全　75, 94
距骨　173
距骨下関節　177, 185
距骨後突起骨折　203
距骨骨折　201
距骨体部骨折　202
距舟関節　178, 185
距腿関節　175
胸腰椎圧迫骨折　25
棘間靱帯　8
筋区画症候群（コンパートメント症候群）　37, 194
筋スパズム　92
筋肉　16
筋筋膜性腰痛　37
筋攣縮　155

● く

屈曲可動域制限　141
屈伸反復　159

● け

脛骨　115
脛骨骨幹部骨折　186
脛舟靱帯　175
脛踵靱帯　175
脛腓靱帯損傷　207
痙攣終末感　141
頸体角　62
頸膨大　17
血管性間欠跛行　23
限局性骨化性筋炎　129

● こ

コンパートメント　186
コンパートメント症候群（筋区画症候群）　37, 194
股関節　61
　── の安定性　65
　── の運動性　42
　── の外旋　74
　── の外転　73
　── の屈曲　71
　── の伸展　72
　── の内旋　74
　── の内転　73
　── の変性変化　74
股関節唇損傷　76
股関節伸展制限　72
股関節伸展テスト　145
後距腓靱帯　175, 198
後脛距靱帯　175
後脛骨筋　181
後脛骨筋機能不全　181
後脛骨筋腱腱鞘炎　197
後十字靱帯　116, 118
後縦靱帯　7, 18
後仙腸靱帯　10
高位脛骨骨切り術　133
降段練習　164
骨化性筋炎　129, 166
骨棘　74
骨接合術，大腿骨頚部骨折に対する　82
骨軟骨炎　197
骨盤　3
　── のアライメント　40
　── のアライメント異常　49
骨盤傾斜　41
骨盤骨折　29
骨盤大腿リズム　71
骨盤底筋群に対するアプローチ　44
骨盤輪損傷　29

● さ

坐骨　5
坐骨神経　29
坐骨大腿靱帯　64
三角靱帯（内側側副靱帯）　117, 175

● し

ショパール関節（横足根関節）　178, 185
シンスプリント　195, 219
支持練習　163
姿勢指導　18
趾骨　175

趾節間関節　180
膝蓋下滑膜ひだ　125
膝蓋下脂肪体　119, 159
膝蓋骨　115
膝蓋骨開口角　116
膝蓋骨骨折　129, 168
膝蓋支帯　119
膝蓋上組織　149
膝蓋上嚢　118, 148
膝蓋大腿関節　116
　── の運動，屈曲における　125
膝窩筋　123
膝関節筋　122
斜膝窩靱帯　118
種子骨　116
収縮練習，広筋群の　162
舟状骨　173
十字靱帯　118
重心位置　163
縦断裂　138
順行性髄内釘　127
踵骨　173
踵骨骨折　192
踵腓靱帯　175, 198
踵部脂肪褥炎　196
踵立方関節　178, 185
上関節突起　7
上双子筋　68
伸展可動域制限　144
神経性間欠跛行　22
深部静脈血栓症，下腿の　207
人工股関節全置換術　85, 107
人工骨頭置換術　80
人工膝関節全置換術　133
靱帯　16

● す

スクリューホームムーブメント　145
ストレッチ，外側広筋斜走線維の　158
ストレッチ，股関節周囲筋の　98
スプリング靱帯　178
ズーデック骨萎縮　207
すべり症　29
水平断裂　138
髄内釘固定術　189

● せ

脊髄神経　20
脊柱　1
脊柱管狭窄症　55
脊柱起立筋　11
脊椎骨　16
仙棘靱帯　10
仙結節靱帯　10

仙骨の特徴　5
仙腸関節性腰痛　35
仙腸関節痛　10
仙腸関節の構造　9
仙腸関節へのアプローチ　44
線維性関節包　64
前距腓靱帯　175, 198, 224
前脛距靱帯　175
前十字靱帯　116, 118
前縦靱帯　5
前仙腸関節靱帯　10
前内方回旋不安定性　145
前捻角　62
前方移動制限，膝骨外顆の　145

● そ

鼠径部痛　76, 90
　──，股関節屈曲時の　100
阻血性壊死，距骨の　204
創外固定　129
足関節果部骨折　190
足関節後方部痛　223
足関節の底屈運動　183
足関節の背屈運動　183
足底腱膜　178
足底腱膜炎　219
足底挿板の作製　216
足底挿板療法，有痛性足部疾患に対する　213
側副靱帯　118
足根管　200
足根間関節　177
足根管症候群　200
足根骨　173
足根中足関節（リスフラン関節）　179, 186
足根洞症候群　214
外がえし　185

● た

多層包帯法　153
多裂筋　11, 50
大腿筋膜張筋　70
大腿脛骨関節　116
　── の正常運動，屈曲における　124
大腿骨　61
　── の操作，可動域改善エクササイズの際の　100
大腿骨遠位端　115
大腿骨頚部骨折　78
大腿骨頚部短縮　82
大腿骨骨幹部骨折　127, 166
大腿骨前脂肪体　122, 148
大腿骨転子部骨折　109
大腿骨頭　63

大腿骨頭靱帯　62
大腿四頭筋　120
大腿四頭筋セッティング　149
大腿直筋　120
大腿二頭筋　122
大腿方形筋　68
大殿筋　66
大内転筋　69
大腰筋　11
第1足根中足関節　199
第3腓骨筋　182
第5腰椎　3
脱出型ヘルニア　18
棚形成術　85
単顆型置換術　133
短縮　158
短内転筋　69
短腓骨筋　183

● ち

知覚受容器，椎間関節に存在する　8
恥骨　5
恥骨下角　4
恥骨弓　4
恥骨筋　69
恥骨大腿靱帯　64
中間楔状骨　173
中間広筋　122
中足間関節　179
中足骨　173
中足骨頭部痛　216
中足趾節関節　180
中殿筋　67
長趾屈筋　182
長趾伸筋　182
長足底靱帯　178
長内転筋　69
　――のストレッチ　102
長腓骨筋　182
長母趾屈筋　181
長母趾伸筋　182
腸脛靱帯　122
腸脛靱帯炎　70, 136
腸骨　4
腸骨大腿靱帯　64, 72
腸腰筋　70
腸腰靱帯　9

● つ

椎間円板　5
椎間関節　15
　――の構造　7
椎間関節性腰痛　35
椎間結合の構造　5
椎間孔狭窄症　20

椎間板　15
椎間板変性　15
椎弓靱帯の構造　8

● て

ティネル徴候　201
テーピング　224
テールスコーピング現象　82
テコ比　73
デュシャンヌ現象　73
底屈運動，足関節の　183
転子間骨折　80
殿部痛，梨状筋症候群による　54

● と

トレンデレンブルグ現象　73
徒手筋力テスト　210
疼痛，股関節の　90
疼痛，腰椎由来の　39
等尺性収縮　155
突出型ヘルニア　18

● な

内側楔状骨　173
内側広筋　122
内側広筋斜走線維　122
内側膝蓋支帯　156
内側側副靱帯（三角靱帯）　117, 175
内側傍膝蓋アプローチ　135
内反股　62, 88
内反膝　126
内反捻挫　176
内閉鎖筋　68

● に

ニューテーション，仙腸関節の　14
乳頭突起　3

● は

ハムストリングス　122
　――の収縮　148
バンクロフト徴候　207
パウエルズ分類　80
パッティング，前足部の　218
馬尾圧迫症候群　20
馬尾神経　16
背屈運動，足関節の　183
背屈可動域制限，足関節の　204
廃用症候群　26
薄筋　69, 123
反復性等尺性収縮　155
半月板　117
半月板損傷　138

半月板縫合術　139
半腱様筋　123
半膜様筋　123

● ひ

ヒールパッド　196
ヒラメ筋　180
ひまわり法　130
引き寄せ（鋼線）締結法　130, 191
非圧痕性浮腫　152
腓骨　115
腓腹筋　180

● ふ

ファベラ腓骨靱帯　119
プレート固定　128
プロテオグリカン　127
付着部炎　150
浮腫　151, 211
副突起　3
腹横筋　12, 50

● へ

ヘルニア　5
閉塞性動脈硬化症　23
変形性股関節症　72, 83, 107
　――による軟骨変性　75
　――の病期分類　84
変形性膝関節症　132
弁状断裂　138

● ほ

ホーマンズ徴候　207
母趾中足趾節関節　199
縫工筋　70

● ま・も

末梢神経障害　5

モートン病　216

● ゆ

癒着　156
有痛外脛骨　197
有痛性踵パッド　219
有痛性足部疾患　194

● よ

用手的リンパドレナージ　153
腰仙角　3
腰仙骨間連結の構造　9

腰椎回旋　13
腰椎カップリングモーション　14
腰椎可動性に対するアプローチ　44
腰椎屈曲・伸展　12
腰椎骨間結合の構造　5
腰椎側屈　13
腰椎椎間板ヘルニア　18
腰椎のアライメント　40
腰椎のアライメント異常　49
腰椎の安定性　42
腰椎の特徴　3
腰椎分離症　26
腰痛症状，脊柱管狭窄症による　55
腰痛の分類　34
腰部脊柱管狭窄症　22
腰方形筋　11

腰膨大　17
翼状ひだ　125

● ら

ラウゲ-ハンセン分類　207
ラプラスの法則　153
ランナー膝　137

● り

リスフラン関節（足根中足関節）
　　　　　　　　　　179, 186
リスフラン関節障害　216
リフトオフ　124
リラクゼーション　155

リンパパッド　213
梨状筋　68
　── のストレッチ　99
梨状筋症候群　29, 54
離開ストレス，術創部への　148
力学的ストレス　208
立方骨　173

● る

ルーク徴候　207

● ろ

ロッキング現象　139
肋骨突起　3

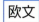

A

anterior cruciate ligament：ACL　116
anterior labral tear test　77
anterior longitudinal ligament　5
anterior talofibular ligament：ATFL　198, 224
anteromedial rotatory instability：AMRI　145
AO 分類　187, 190
──, 寛骨臼骨折の　32

B

bandaging technique　212
Beaton の分類　29
bone-to-bone　141
Burger 病　23

C

C7 plumb line　95
calcaneofibular ligament：CFL　198
cam type　76
capsular feel　141
cauda equina compression syndrome　20
CE 角　84
central portion　18
cervical enlargement　17
Chiari 骨盤骨切り術　85
close-packed position　65, 92
complex hip-spine syndrome　37
compression テスト　137
coronary rotation　125
counter nutation　14
cross over sign　77

D

deep vein thrombosis：DVT　207

E

empty feel　141
Essex-Lopresti の分類　192
eversion　185
extension lag　160

F

fabella　116
facet joint　7
fan-like portion　18
femoroacetabular impingement：FAI　75, 76
femur　61
fibula　115
flap tear　138
flava ligament　8
Freiberg テスト　29, 36
frontal rotation　125

G

Gaenslen テスト　36
grasping テスト　137

H

Hawkins 徴候　203
Hawkins の分類　202
heel height distance：HHD　144
heel pad lesion　196
hip-spine syndrome　37, 94
horizontal tear　138

I

iliolumbar ligament　9
inter transverse ligament　9
interspinous ligament　8
intervertebral disk　5
inversion　185
ischial spine sign　77

K

Kager's fat pad：KFP　177, 223
Kager's triangle：KT　225
Kellgren-Lawrence 分類　132
Kemp テスト　27
knee flexion test（Matles test）　181

L

lateral collateral ligament：LCL　118
Lauge-Hansen 分類　190
lift-off　124
longitudinal tear　138
loose-packed position　65
lumbar disc herniation：LDH　18
lumbar enlargement　17
lumbar spinal canal stenosis：LCS　22
lumbo-pelvic upright sitting　50

M

Macnab の分類　18
manual lymph drainage：MLD　153
manual muscle testing：MMT　210
Matles test（Knee flexion test）　181
medial collateral ligament：MCL　117
metatarsophalangeal joint：MTP jt　199
Mikulicz 線　126

N

non-pitting edema　152
nutation　14

O

Ober テスト　70, 137
os coxae　62
osteochondroplasty　78

P

patella　115
Patrick テスト　36
pincer type　77
pin-point tenderness　27
pistol-grip deformity　77
pitting edema　152
posterior cruciate ligament：PCL　116
posterior longitudinal ligament　7
posterior talofibular ligament：PTFL　198
posterior tibial tendon dysfunction　181
prefemoral fat pad　122
pretalar fat pad　182
PTB 型装具　189

R

RICE 療法（rest, icing, compression, elevation）　153
rotational acetabular osteotomy：RAO　85

S

sacroiliaca dorsalia ligament　10

sacroiliaca ventralia ligament　10
sacrospinale ligament　10
sacrotuberale ligament　10
secondary hip-spine syndrome　37
slump sitting　50
Sneppenの分類　203
spasm　141
springy block　141
subtalar joint　177
supra-patellar tissue　149
sway back posture　50

● T

talocrural joint　175

tarsal tunnel syndrome　200
tarsometatarsal joint : TM jt
　　　　　　　　　　179, 199
tension band wiring 法
　　　　　　　　130, 168, 191
Thompson-Simmond test　181
thrust　132
tibia　115
tissue approximation　141
total hip arthroplasty : THA
　　　　　　　　　　85, 107
total knee arthroplasty : TKA　133
transverse joint　178
transverse tear　138
tripod system　5

● V

Veitchの分類　197
vertebral column　1

● W

Williams 型装具　25
Windlass 機構　178